18€

Cirugía estética sin trampa ni cartón

Jorge Planas Ribó

Cirugía estética sin trampa ni cartón

mr · ediciones

Ilustraciones de interior: Dr. Jorge Planas

Paseo de Recoletos, 4. 28001 Madrid
www.mrediciones.com
Primera edición: Febrero de 2005
ISBN: 84-270-3119-X
Depósito legal: M. 907-2005
Fotocomposición: EFCA, S.A.
Impresión: Gráficas Rógar, S.A.

Impreso en España-Printed in Spain

ÍNDICE

SOLUCIONES SIN BISTURÍ

A la memoria de mi padre, el profesor Jaime Planas Guasch, inspiración, maestro y colega, cuya sabia mano me guió por el fascinante mundo de la cirugía plástica, estética y reparadora.

A mi madre, Montse Ribó, amparo y fortaleza en el camino.

A mis hijos, Alexia y Jaime, con todo mi amor.

AGRADECIMIENTOS

Mi agradecimiento al equipo médico de la Clínica Planas por su colaboración:

Dr. Javier Bisbal (capítulos «Belleza del seno» y «Normalizar el sudor»), Dr. Carlos del Cacho (capítulos «Un problema fastidioso: el exceso mamario masculino» y «Definición de la cintura a los pies»), Dr. Arturo Carbonell (capítulo «Mantener la firmeza facial»), Dr. Jaume Masià (capítulo «Recuperación de los senos tras la mastectomía»), Dr. José Vidal (capítulo «Piernas, rostro y escote: escleroterapia o láser contra los capilares dilatados y las varículas»), Dr. Rafael Serena (capítulos «Normalizar el sudor», «Cutis limpio de años», «Piernas, rostro y escote: escleroterapia o láser contra los capilares dilatados y las varículas» y «¡Fuera manchas cutáneas, tatuajes y cicatrices!»), Dr. Manuel Sánchez (capítulo «Celulitis sin mitos»), Dr. Daniel Llorens (capítulo «Rejuvenecimiento capilar»), Dr. Bayón (capítulo «Antiaging, programa integral individualizado de salud y antienvejecimiento»), Dr. Salazar (capítulo «Estética dental para una bella sonrisa»), Dra. Esther Gil (capítulo «Cutis limpio de años»), Dra. Inma Costa (capítulo «Cutis limpio de años»), Dra. Cristina Schepers (capítulo «Cutis limpio de años») y Srta. Verónica Hirano (capítulo «Siempre impecable sin maquillaje»).

PRÓLOGO

«La belleza ha sido objeto de deseo desde que la humanidad existe.»

Doctor Jorge Planas

Doctor Planas, tiene usted toda la razón. Desde el mismo instante en que su habilidad —o humanidad— se lo permite, el hombre fabrica armas y ornamentos, utensilios ambos fundamentales para la supervivencia. Sí, claro, la belleza también nos ayuda a subsistir. Ya conocemos la ley del más fuerte, ellos se llevan la mejor tajada en todo, atraen a más mujeres, se reproducen más y sus genes perseveran. Y, qué casualidad, resulta que los cánones de estética en la naturaleza van asociados a las características del más fuerte. ¿O vamos a negar la atracción de un cuerpo Danone? El ser humano ha sobrevivido luchando y seduciendo. Por eso, desde que el mundo es mundo, hemos cuidado nuestro aspecto. Cada civilización tiene sus cánones y para alcanzarlos han llegado a vendarse los pies, encorsetarse, deformarse cráneos, cuellos, labios u orejas. ¿Por qué? ¿Realmente compensa tanto sacrificio? Evidentemente sí. Gustarse es una de las bases del bienestar físico y psíquico. Sentirnos atractivos acrecienta la autoestima, fortalece los ánimos y nos ayuda a enfrentarnos mejor al día a día. No es pura coquetería, es salud.

Una de mis obras de teatro favoritas es *Cyrano de Bergerac* de Edmond Rostand. Un ejemplo que nos viene al pelo. El valiente soldado es capaz de aniquilar batallones y desdeñar al mismísimo Richelieu, pero no puede alcanzar aquello que más desea en esta vida, el amor de Roxanne. Y es un problema de narices. Al igual que Góngora, Cyrano es un hombre a una nariz pegado, pero más que superlativo, el apéndice es grotesco. Al menos así lo considera él y no osa cortejar a la señorita por temor al rechazo. Pasará toda una vida junto a Roxanne sin atreverse a hacerle la más mínima insinuación, salvo a través de cartas firmadas con un rostro más agraciado, el de su amigo Christian. Sólo al final ella descubre que su verdadero amor, el autor de las más apasionantes cartas y poemas, no es el abajo firmante efebo, sino el contrahecho Cyrano. Tarde querida, Monsieur de Bergerac ha muerto. La historia nos hace creer que, de haberlo sabido antes, la dama se hubiera lanzado ciegamente a los brazos del soldado. Permítanme que lo dude. La realidad raramente cumple el cuento de la bella y la bestia. Y no por falta de gente capaz de ver más allá de la apariencia física. Roxanne, sin ir más lejos, estaba dispuesta, pero Cyrano nunca hubiera sido feliz a su lado. Su complejo nasal le llevaría a creer que Roxanne actúa por compasión y nunca se hubiera sentido admirado, por mucho que lo fuera. Esa sensación irreal de inferioridad que los defectos físicos pueden llegar a crear destroza una relación. Qué se le va a hacer, así son los complejos.

Qué diferente sería la historia hoy en día. Si en el primer acto nuestro héroe, en lugar de irse al teatro o de pelea, hubiera visitado al doctor Planas, Cyrano se hubiera ahorrado un duelo y ganado una bella damisela. Se acabó el drama. De haber vivido en el siglo XXI, el señor de Bergerac nunca hubiera inspirado una obra de teatro. Sería un gran soldado o un célebre poeta, pero nunca el hombre frustrado que inspiró a Edmond Rostand. Lástima que los tratamientos estéticos de entonces no pasaran de los polvos de arroz.

Actualmente, las preocupaciones de Cyrano de Bergerac serían otras. El problema nasal del caballero tiene solución y él, como todo el mundo, lo sabe: la cirugía. Entra uno en quirófano con la nariz como un mástil, y sale... ¿cómo sale? ¿Duele? ¿Le cambiará la cara? Nuestro héroe estaría hoy luchando contra las dudas, al igual que muchos de nosotros. Tenemos el progreso de la ciencia a nuestro servicio y muy poca información concreta al respecto. No sé hasta qué punto conocen ustedes el tema de la plástica, pero los profanos nos enteramos de los avances por la televisión, la radio, las revistas, las amigas, etc. Según estas fuentes, los resultados de la cirugía estética son desde milagrosos hasta mortales. Por un lado leemos que la liposucción elimina definitivamente la grasa que sobra, adiós a la eterna dieta, y por otro oímos que puede tener un desenlace fatal. ¿Qué pensar? Un día el Botox es la solución no quirúrgica ideal al lifting frontal, al día siguiente es una horrible toxina que te deja de párpados caídos. ¿A quién creemos? Está claro, confíen en el autor de este libro. Él nos hablará de la cirugía estética sin trampa ni cartón, para hacernos entender que los milagros no existen, pero que no por ello hay que cerrar los ojos a todas las posibilidades que nos ofrecen. Gracias a él he podido darme cuenta de que la liposucción en manos expertas no entraña peligro, pero tampoco impide que engordemos si nos atiborramos a dulces. Me ha sorprendido aprender que un lifting es mucho más que un tirón de piel, que puedo mejorar mis pantorrillas con un implante y que mi edad no la determinan mis años, sino mis células.

El doctor Planas cumple ese papel de abogado del diablo y rompe con los mitos que se han ido creando en torno a su especialidad. Lo ha conseguido en un libro ameno, accesible y muy didáctico. A mí, que de medicina no entiendo ni patata, me ha hecho quedar de maravilla con mucha gente, empezando por Teresa. Mi amiga se queja constantemente de que tiene poco pómulo, de lo bien que quedaría con algo más de volumen que camuflara su cara de flauta. Pues el otro día la dejé planchada. Durante una comida mano a mano volvió a sacar el tema, e inmediatamente me vino a la cabeza el capítulo 5 de este libro. Teresa se quedó a cuadros cuando empecé a explicarle que para subsanar su problema tenía hasta tres posibles técnicas: la prótesis de silicona, el autoimplante de grasa o la infiltración de productos de relleno. No sólo eso, fui capaz de contrastarle los resultados, riesgos y beneficios de cada uno. ¿Qué les parece? Pues aún hay más, hasta contesté a sus preguntas. Algo que sólo se consigue teniendo las cosas muy claras..., bueno, y cuando, como en este libro, al final de cada capítulo hay una sección dedicada a las preguntas más habituales. El caso es que fue un éxito.

Vivimos en una sociedad cada vez más demandante, en la que se nos exige presentar nuestra mejor cara en todo momento. Tan es así que cada vez son más los trabajos que dependen de ello. No sólo los/as modelos, presentadores/as, actores, etc., viven de su imagen. Comerciales, vendedores, hasta el puesto de un ejecutivo depende de su apariencia más o menos joven. Según los resultados de un estudio en EE. UU., los ejecutivos de aspecto más enérgico y vital se mantienen más tiempo en puestos directivos y alcanzan mejores sueldos. Una vez más, sobrevive el más fuerte. No es de extrañar que cada vez sean más los hombres que acuden a las consultas de cirugía plástica solicitando retener la juventud.

Pero no sólo necesitamos de la estética por razones profesionales. Nuestra expectativa de vida crece a pasos agigantados. Si a principios del siglo XX la esperanza de vida rondaba los 42,38 años, a comienzos del siglo XXI ya vivimos un promedio de 79,2 años. De ahí que surja la medicina antienvejecimiento, la que nos ayuda a pasar esa montonera de años frescos como una lechuga. Magnífico ¿verdad? Pues lean, lean y aquí aprenderán cómo se hace. Pero sigan leyendo, porque no basta con sumar años. Imagínense, llegamos a los 78 con un cuerpo que marcha como un reloj, sin achaques, pero hay que enfrentarse cada día al reflejo de un rostro arrugado y descolgado. Ni hablar, si vamos a llegar tan lejos que sea con buena cara. Creo que les he comentado alguna vez mi miedo a envejecer. No me apetece nada presenciar cómo pierdo la forma física, se me arruga la cara, me lleno de canas, etc. Por eso me cautivó el personaje de La Bella Otero. La musa de una época, que no quiso envejecer, y, dado que detener el tiempo es imposible incluso para quien enamoró a reyes, decidió retirarse del mundo antes del declive. A partir de los 46 años nadie volvió a verle el pelo, de manera que su recuerdo es siempre el de la más hermosa de las mujeres de la Belle Époque. Menos mal que ahora no hace falta enterrarse en vida para que no nos vean envejecer, porque la idea me seduce bastante poco. Hoy por hoy contamos con varios procedimientos para mantener el tiempo a raya. El doctor Planas les explicará las técnicas para mejorar las arrugas, eliminar manchas y, en definitiva, paliar los estragos del tiempo de forma sencilla. Desde las cremas hasta el lifting, todo cuenta y se comenta.

Como hemos visto, la búsqueda de la belleza nos es innata, tan es así que deja huella como rasgo cultural. Por otro lado un buen aspecto es una demanda social, laboral y, lo que es más importante, es un requisito propio. Estar contentos con nuestra imagen se asocia a bienestar y salud. ¿No me creen? Prueben a arreglarse un día de bajón. Verán cómo desaparece la sensación de pesadez con dos brochazos de colorete. Por último, si vamos a ir llegando cada vez a más y más viejos, necesitamos que sea con buena calidad de vida y una cara presentable. En conclusión, la importancia de la estética es enorme, siempre lo ha sido, sólo que ahora son más las posibilidades y los remedios, pero escasa la información. Para eso está este libro, para conducirles, sin trampa ni cartón, por los secretos de nuestra mejor arma, la cirugía plástica y estética.

CARMEN POSADAS

INTRODUCCIÓN

A lo largo de este libro voy a actuar como auténtico abogado del diablo, presentando ante usted no sólo el resumen de las opciones que la medicina estética y la cirugía plástica y estética pueden brindarle, sino también una relación de los inconvenientes y problemas que cada intervención puede comportar.

Siempre que actuamos sobre nuestro organismo nos exponemos a efectos no deseados. La simple aspirina está contraindicada en personas con el síndrome de Rye, y una infusión de manzanilla demasiado cargada provocará náuseas, en vez de calmar el estómago. Es bueno y necesario saberlo, lo que no significa que cientos, miles de millones de personas deban dejar de beneficiarse del alivio que la aspirina proporciona al dolor de cabeza y síntomas de los estados febriles o de su positivo efecto anticoagulante en determinados casos de dolencias cardiocirculatorias; ni dejaremos de ingerir nuestra deliciosa taza de manzanilla si así nos apetece. De la misma manera, es bueno y necesario conocer qué molestias y efectos transitorios sobre nuestra apariencia puede tener un simple peeling, y si esta técnica para recuperar la tersura de la piel está contraindicada en algunos casos y por qué o las complicaciones que pueden presentarse tras otras actuaciones.

Cuando haya leído este libro podrá seguir adelante sabiendo un poquito más sobre cada opción. Si ha elegido esta lectura porque tiene el deseo de mejorar o recobrar su aspecto, su apariencia personal; si tiene un objetivo determinado (eliminar arrugas, remodelar la nariz, mejorar su línea corporal, etc.), al dirigirse al capítulo correspondiente podrá concentrarse en la explicación detallada de cómo solucionamos su necesidad y luego, en el apartado específico de «turno de preguntas», hallar la respuesta a las dudas que, de acuerdo con mi propia experiencia profesional y la de diversos especialistas, suelen expresar los pacientes.

Allí, al responder a las dudas sobre problemas o complicaciones relativas a cada técnica, he hecho algo muy simple: en todos los casos en que me ha sido posible he reproducido los riesgos incluidos en el denominado «consentimiento informado», el documento que, por exigencias de la ley, recibe y firma todo paciente que va a ser sometido a un procedimiento médico quirúrgico, tanto si es de cirugía plástica, estética y reparadora, como si se trata de cualquier otra especialidad quirúrgica.

He elegido este método por ser probablemente el que mejor garantiza una información más completa sobre riesgos. Aparte de ello, en algunos casos he introducido otras posibles complicaciones o molestias que la intervención puede causar, según mi experiencia, y he hecho lo mismo con aquellas actuaciones de medicina estética que así lo requieran. Quizá queden posibles riesgos por cubrir, pero su probabilidad será francamente remota.

¿Por qué un consentimiento informado? El nombre completo del documento es «consentimiento para procedimientos médico quirúrgicos» (según la Ley General de Sanidad de 1986). Y sólo con leerlo una vez asusta a cualquier paciente por poco medroso que sea, aparte de tener la capacidad de infundirle una profunda desconfianza en la medicina, los médicos y un sistema legislativo que, en apariencia, permitirá al cirujano y su equipo «salirse de rositas» si algo va mal en una operación a pesar de que su cláusula 11 rece así:

> 11. Sé que la firma y otorgación de este consentimiento informado no supone ningún tipo de renuncia a posibles reclamaciones futuras, tanto de orden médico como legal. Sé también que puedo desdecirme de la firma del presente consentimiento en cualquier momento previo a la intervención.

Quien lea la cláusula 11 antes que las demás se estremecerá al preguntarse: ¿qué deben contener las restantes 10 para impulsar las precauciones y advertencias de la número 11?

Como abogado del diablo, estoy encantado dc provocar su prevención. Para ello, reproduciré a continuación buena parte del «consentimiento para procedimientos médico quirúrgicos» conocido como consentimiento informado.

1. Por la presente, yo... (etc., datos)... autorizo al Dr. ... y a los ayudantes por él seleccionados a realizar el (los) siguiente(s) procedimiento(s) o tratamiento(s)...
2. He sido informado por el Dr. ... sobre el procedimiento quirúrgico que yo he solicitado (sigue nombre del

procedimiento) y de sus alternativas, que en su caso serían (sigue lista de alternativas, por ejemplo: «No someterse a la cirugía de rinoplastia» en el caso de las operaciones de rinoplastia, o sea, de nariz).

3. Se me ha informado de los RIESGOS GENERALES de este procedimiento: la infección, la hemorragia y otros más graves pero menos frecuentes. He sido también informado de las consecuencias seguras o probables, como cicatrices o alteraciones de la sensibilidad, que sé que pueden ser temporales o definitivas.
4. He sido informado de que en la cirugía de (sigue el nombre de la misma) los riesgos más graves y frecuentes pueden ser (sigue la definición y explicación de los riesgos y, en el caso de producirse éstos, si se puede requerir tratamiento o cirugía adicional).
5. He sido informado de la existencia de RIESGOS PERSONALIZADOS por enfermedades, hábitos adquiridos y/o tratamientos previos, que en mi caso concreto son…
6. Comprendo que cualquier forma de anestesia, bien local (realizada por el propio cirujano), bien general, epidural o local y sedación (llevadas a cabo por un especialista en anestesia y reanimación), comporta un riesgo y en consecuencia la posibilidad de complicaciones y/o lesiones que pueden llegar al paro cardio-respiratorio. Doy el consentimiento para la administración de los anestésicos que se consideren necesarios o aconsejables.
7. Comprendo, y autorizo, la posible necesidad de modificar durante el acto quirúrgico la intervención planeada, debido a la aparición de circunstancias imprevisibles.
8. Se me ha informado, y acepto, la obtención de documentación gráfica (fotos, películas) para la historia clí-

nica y su utilización para fines exclusivamente científicos, ya que no será revelada mi identidad.

9. He sido informado de que la práctica de la medicina y la cirugía no es una ciencia exacta y, aunque se esperan buenos resultados, no hay garantía explícita o implícita por parte de nadie sobre los resultados que pueden obtenerse. Comprendo que, según los conocimientos actuales de la ciencia médica, existen muchas condiciones variables que pueden influenciar los resultados a largo plazo. Si ello ocurre puede ser necesaria cirugía adicional en el futuro. Ello puede dar origen a costos adicionales a cargo del paciente.
10. La información me ha sido dada de forma comprensible, he podido formular preguntas y me han sido aclaradas las dudas presentadas al leer y/o escuchar la información específica.
11. Sé que la firma... (verlo más arriba).
12. Con todo esto, libremente..... CONSIENTO en los procedimientos indicados y que los lleve a cabo el médico indicado.

(Fecha y firmas: Paciente. Médico responsable)

Es realmente impresionante. Más aún cuando en un espacio en blanco aparecen a continuación los riesgos generales del procedimiento.

Lo que el documento no dice, claro está, es que si bien la lista cubre los riesgos estadísticamente más comunes, ello no significa que sean complicaciones probables. Aquí el lenguaje, también el que acabo de utilizar, induce a confusión. Entendámonos, habrá casos (un porcentaje estadísticamente bajo, muy bajo e incluso extremadamente bajo de pacientes operados) en los que aparezcan. No se trata de que sea común que los pacientes presenten estas complicaciones, ni durante la operación, ni después de ella. De otra forma, mal le iría a la cirugía en general y, particularmente, a la cirugía plástica, estética y reparadora, que no se utiliza para salvar vidas.

El riesgo siempre existe en cualquier opción de vida que adoptemos. He actuado como lo haría un fabricante de automóviles que, en el anuncio de televisión que describe el modelo, incluyese también las recomendaciones y avisos más terribles sobre los riesgos de una conducción temeraria realizados por la Dirección General de Tráfico que tanto nos impactan. Si estas advertencias le asustan y le hacen pensar que no vale la pena exponerse a un riesgo, por lejano que sea, para mejorar su aspecto, daré por muy bien empleado el tiempo invertido en escribirlas. Esta primera consulta le habrá ahorrado dudas. Si en el futuro se decide a concertar una entrevista con un especialista, lo hará con una base de conocimiento de causa.

Para comprender por qué el documento ha sido escrito en estos términos, también debe considerarse lo siguiente: está diseñado parcialmente para salvaguardar los derechos del paciente a recibir información completa y comprensible sobre riesgos (tanto por escrito como verbalmente y hasta alcanzar su comprensión). También cubre las necesidades del médico y sus ayudantes, que deben disponer del margen de autonomía operativa suficiente para tomar decisiones durante la intervención. Además, necesitan estar razonablemente cubiertos ante reclamaciones injustas.

Si alguien piensa por ello que el documento ha recogido ante todo las aspiraciones corporativas de los cirujanos de «cubrirse las espaldas» ante la eventualidad de un error, mala práctica o similar, puede estar tranquilo. La medicina y la cirugía no son ciencias exactas, como bien dice el apartado 9, y es muy cierto que condiciones muy variables pueden influir sobre los resultados a largo plazo. Sin embargo, el médico y su equipo no buscan resultados óptimos (algo que hacen por profesionalidad, vocación, ética y prestigio) en un coto privado, cerrado; lo hacen dentro de un entorno protocolario, controlado, en el que cada paso del proceso de una operación queda registrado, así como los procesos de vigilancia del resultado de la operación y evolución del enfermo durante el postoperatorio inmediato y después. La cláusula 11 no está vacía de contenido real; en la eventualidad de que algo se hiciese mal, el paciente contará con los recursos necesarios para reclamar.

Otros apartados de la Ley de Sanidad se ocupan de ello, estableciendo estrictas condiciones para el ejercicio de la cirugía. Lo mismo ocurre con la práctica de la medicina, general o especializada, como lo es la estética. Igualmente para la autorización de instalaciones y servicios como centros médicos.

Por esta razón es tan importante elegir bien cuando usted se ponga en manos de la medicina, sea cual fuese su ramo. De cómo hacerlo en el caso de la cirugía plástica, estética y reparadora y de la medicina estética, le hablaré más adelante en este capítulo.

Veamos primero si, en el fondo de su conciencia, usted sabe o admite por qué tiene el derecho (o el deber) de cuidarse.

Incluyo aquí, al inicio del libro, unas reflexiones sobre la razón por la que usted debe cuidarse y cuidar su aspecto porque a menudo me he encontrado con pacientes que han tardado en tomar una decisión mucho más de lo que hubiera sido conveniente, dejándolo hasta que ha sido inaplazable. Especialmente aquellas personas habituadas a cuidar siempre de los demás, velar por los suyos, pensar en los otros antes que en sí mismas. Casi todos, una vez realizada nuestra actuación, han comentado lo mismo: «Debería haberlo hecho antes».

1. **Sentirse joven y saludable, física y psíquicamente, es necesario.** Lo es en el ámbito personal para la satisfacción propia, en el ámbito familiar puesto que el contento producido por esta percepción propicia una relación armoniosa, en el terreno profesional para que el rendimiento sea óptimo y el esfuerzo diario no sea asumido como una carga difícil de soportar, y socialmente es importante para hallarse en condiciones de aportar lo mejor de sus facultades al conjunto de la sociedad.
2. **Sentirse atractivo, «cómodo en su piel», es necesario.** Hombres y mujeres somos seres sociales, acostumbrados a emitir y percibir señales de simpatía, cordialidad, tranquilidad y seguridad mediante nuestros rostros, la postura del cuerpo, la energía que transmitimos inconscientemente cuando nuestro estado de salud es el adecuado. **Son estas señales, principalmente las realizadas mediante nuestras facciones, las que nos acercan unos a otros. Buscar el máximo atractivo, la mejor armonía en nuestra cara y en nuestro cuerpo es una decisión razonable, inteligente y adecuada. Nos percibirán como somos realmente, sean los que fueren los años que ya hemos acumulado de vida.**
3. **Liberarse de los complejos y frustraciones es necesario.** ¿Qué se le dice a un bebé, a un niño, para premiarle?:

> «Guapo, guapa». Desde que nacemos, este adjetivo es usado para calificarnos como personas. Adecuadamente o no, se nos indica que somos guapos cuando nos portamos bien, feos si lo que hacemos no es del agrado de los adultos. El concepto de belleza, de nuestra propia belleza, es usado machaconamente en multitud de ocasiones. «Ven, estate quieto, voy a ponerte guapo/guapa», se nos dice cuando se nos peina y acicala. «Es una niña, un niño, muy guapa/guapo y le quiero mucho.» Belleza y amor van de la mano.

No es necesario que siga explicando lo que es una experiencia común a todos nosotros. Lectora, lector: ¿es de extrañar que ambicionemos la belleza física? ¿Por qué no iba a desearla usted? ¿Acaso, cuando era de corta edad, aún en el parvulario, no se ha enamorado de la belleza física de otra personita de su clase admirando una cabellera, unos ojos, una sonrisa?

Y entonces nos miramos al espejo. Porque no somos sordos, desde mucho antes de la edad escolar ya hemos oído y comprendido perfectamente la apreciación que de nuestro aspecto físico tienen los mayores. «Es más guapo que... menos guapa que...» «Si no fuese por esa nariz...» «Lástima de boca, esos labios tan delgados.» «Menudas orejas, esperemos que cuando crezca...» «Pobrecilla, qué carrillos más gordos y las cejas caídas, ha salido a su abuela.»

No es necesario acceder a la adolescencia para tener firmemente implantado un gigantesco complejo de inferioridad por unos pómulos algo hundidos, una boca fea o unas pantorrillas «de palillo». Ni es cierto que alcanzar la madurez psíquica signifique olvidarse de la frustración producida por los defectos, pequeños o grandes, imperceptibles casi o realmente evidentes, que nuestro rostro o cuerpo presentan.

¿De qué sirve conservar frustraciones y complejos por la falta de belleza o armonía física? ¿En qué nos mejora? ¿A quién beneficia? ¿Quién lo merece? ¿Cree merecerlo usted o que lo merece alguien de su familia?

En torno a los cuidados que la medicina y la cirugía estética pueden aportar, ha existido siempre una buena dosis de hipocresía. Si es socialmente aceptable que usted cuide su salud y su cuerpo, lo vigile para evitar la aparición de enfermedades, emprenda los pasos necesarios para sanarlo, invierta el tiempo y esfuerzo precisos para eliminar de él hasta una sencilla verruga por higiene personal y consideración social... ¿Por qué no cuidar también su apariencia?

Mucha gente sufre una serie de miedos, fobias y vergüenzas por los que muchos deciden no hacerlo. No daré una lista exhaustiva entre otras causas porque casi siempre, cuando un paciente ha retrasado un tratamiento o una intervención o confiesa los problemas que ha tenido a raíz de decidirse a llevarlos a cabo, ha sido por las mismas razones; tres razones muy simples que expreso con su voz y explico a continuación:

a) **«Tengo miedo a la anestesia general.»** Es completamente natural. Yo también lo he tenido alguna vez y soy cirujano plástico. Sin embargo, precisamente por ser cirujano sé que cuando me hallo bajo anestesia general, es cuando más seguro estoy para recibir algún tipo de tratamiento quirúrgico. Al recordarlo, me tranquilizo.

Entonces ¿por qué siento una reacción de pánico antes de razonar? Una respuesta probable está en un deseo innato en todos nosotros: el de controlar en todo momento qué estamos haciendo con nuestro cuerpo.

Si lo pensamos fríamente, es completamente absurdo. Pongamos por caso que podamos elegir entre una operación de cirugía mayor bajo anestesia local o general. Si elegimos la local, ¿controlaremos al cirujano, al anestesista, a todo el equipo? ¿Dirigiremos acaso la intervención?

En el platillo contrario de la balanza hay razones de peso para sentirnos más tranquilos con la anestesia general si ésta es la que ha sido elegida en su caso. Hallándonos bajo ella, varios instrumentos de concepción y funcionamiento avanzados y precisos controlan el estado de nuestro corazón, nuestro aparato respiratorio; todas nuestras constantes vitales. El equipamiento y los profesionales reunidos en torno a nosotros están preparados en todo momento para intervenir si alguna de mis respuestas fallase. Nunca habrá a su alrededor un grupo de especialistas y un volumen de máquinas que le controlen ni más, ni mejor.

Lejos están los tiempos del inicio de la anestesia general, la auténtica Cenicienta de la medicina moderna. Olvide su infancia como gas hilarante, sus errores de niñez. Es la técnica más adulta de todas las técnicas modernas y ha ganado la mayoría de edad largo tiempo atrás. Y recuerde que si algo le da miedo a usted de ella es la pérdida de control. Lo admitimos, perderá el estado consciente; así, en vez de vigilarse a sí mismo, tendrá completamente pendientes de usted a un grupo de especialistas expertos durante todo el tiempo: antes de la operación, durante la misma y hasta que los efectos de la anestesia y su estado de inconsciencia hayan pasado. Motivos para sentirse del todo tranquilo. Pero quizá no sea éste el motivo de su miedo.

Quizá el motivo de su miedo a la anestesia sea morir. Es absolutamente normal que este pensamiento le cruce por la cabeza un par de veces o tres antes de someterse a cualquier intervención. Sin embargo, si le martiriza este pensamiento, dígase a sí mismo: «No tengo ninguna obligación de operarme si el motivo es estético y no de salud». Tranquilícese escuchando sus propias palabras, repítase a sí mismo que no se operará y luego, con mucha calma, pregúntese por qué había pensado en la cirugía estética y, concretamente, en aquella determinada intervención.

¿Cuál era la causa para querer cambiar su apariencia? La suya, no la de otros. Familiares, amigos, entorno social o laboral... ¿le habían presionado directa o indirectamente? ¿Tenía usted una causa propia?

De existir esta causa, ¿era propiamente de mejora o únicamente de cambio, como cuando una mujer decide ir a la peluquería para que tiñan su pelo castaño de rubio?

¿Cuándo tomó la decisión de operarse?, ¿fue largamente meditada y fruto de una reflexión serena, mantenida a lo largo del tiempo? ¿Estaba en un momento de grandes cambios en su vida en el que parecía que tuviese la obligación de cambiar? ¿En un momento de tristeza en el que cambiar de apariencia mediante la cirugía era un «caramelo de consuelo», una ilusión para animarse?

Quizá el análisis de sus respuestas llegue a alegrarle de haber sentido un miedo irracional, exagerado, a la anestesia. Nuestra psique hace, a veces, extraños juegos de espejos en los que nada es realidad y ese miedo aparente escondía, en realidad, la «no realidad» de su motivación. Usted no quería aquel cambio, sin darse cuenta se dirigió a él de manera algo forzada, por seguir la opinión de los demás, pero se resistía a reconocerlo para no tener que enfrentarse a la situación y su yo interior ha querido avisarle instilándole un sentimiento de miedo a la anestesia que justificase, ante los otros y ante sí mismo, su rechazo íntimo.

Hay otros casos, otro miedo común relativo a la anestesia: el de «enterarse de todo» a pesar de haberla recibido. El paciente quizá haya oído o leído historias, ciertamente antiguas, de personas que, habiéndose sometido a cirugía bajo anestesia general, han permanecido conscientes y han percibido el dolor a lo largo de parte o toda la intervención.

Si éste es su miedo concreto, permítame que lo aparte ahora mismo de cualquier posibilidad remotamente real. Lector, lectora, esto es simplemente imposible hoy en día y aquí. Cualquier centro médico-quirúrgico autorizado de un país sanitariamente adelantado como España le aplicará una anestesia que le protegerá de tal situación.

b) «Me da miedo no saber (no poder estar seguro de) cómo quedaré.» ¿Vio usted alguna vez *El club de las primeras esposas*, con Goldie Hawn como una de sus protagonistas? La película es de 1996 pero aún puede encontrarse en vídeo puesto que tuvo bastante éxito. Se trata de una comedia en la que tres amigas de mediana edad, cuyos esposos las han abandonado o piensan dejarlas por mujeres más jóvenes, juran vengarse. Goldie Hawn borda un hilarante papel de mujer sexy que, al buscar en la cirugía y medicina estética una ayuda para mantener su aspecto joven, ha sobrepasado los límites razonables. El último retoque para dar mayor volumen a sus labios casi la incapacita para hablar normalmente. Claro está, es sólo una sátira, pero ejemplifica los excesos que se han producido en algunas consultas, allí donde el estricto criterio profesional queda apartado ante la exigencia de una cliente habitual.

He ahí la gran diferencia existente entre unos centros y otros. Un verdadero profesional de la medicina no tiene clientes. Tiene pacientes. Si bien la mayoría no acude a nosotros por enfermedad sino por una necesidad estética, de igual modo son pacientes para nosotros. Una precisión muy importante por una cuestión ética que se traduce en la práctica en una serie de seguridades para usted.

A su pregunta «¿cómo quedaré, doctor?» podremos contestar siempre con una aproximación, nunca con una precisión, tanto si se trata de cirugía estética como de un tratamiento con láser o cualquier otra actuación de medicina estética. La simulación de resultado por ordenador está cada vez más en desuso por parte del cirujano plástico, ya que puede dar lugar a expectativas de resultado irreales. Tampoco serían ciertas las promesas de un resultado milimétricamente idéntico al de otra paciente que usted conozca.

Es así por varias razones simples y la principal es, aunque no la única como verá más abajo, que no hay persona idéntica a otra ni intervención o tratamiento exactamente igual a otro. El cabello aparentemente idéntico de dos mellizos cortado por el mismo oficial de peluquería con la intención de dejarlo igual mostrará pequeñas diferencias. Es comprensible que las diferencias sean mayores si de lo que hablamos es de sacar manchas cutáneas, suavizar arrugas faciales, mejorar la calidad de la piel, remodelar un mentón o una nariz, redistribuir el contorno de las mejillas, devolver la pureza de las líneas al trazado corporal...

Sea como fuere, nunca me ha extrañado que mis pacientes me expresen este temor, el miedo a no saber cómo se verán una vez obtenido el cambio. Es también completamente natural según mi experiencia personal como cirujano plástico. Y es que, por un lado, tenemos la razonable duda sobre si nuestro nuevo aspecto nos agradará, si habremos elegido bien. Por otro, el recuerdo visual de algunos excesos perpetrados en cirugía plástica sobre rostros mundialmente conocidos. Finalmente, una vuelta al mismo miedo básico del ser humano: el de no tener garantizado el control; el control del resultado final.

Como en el caso del miedo a la anestesia, usted se verá obligado a confiar en la experiencia, profesionalidad y ética ajenas. Dé por seguro que el especialista ético se esforzará al máximo para no dar pie a una interpretación errónea de hasta dónde puede llegar su actuación, cuál será el resultado esperable y cualquier otro extremo relacionado con el tratamiento estético, la intervención quirúrgica o las expectativas del programa de antienvejecimiento. Ese especialista nunca habrá hecho ni hará falsas promesas. Pero, aparte de esto, no podrá decirle mucho más. Hacerlo sería asegurarle cómo quedará exactamente y, créanos, si alguien le dice que esto es posible, le está mintiendo.

Una vez leído esto, usted puede estar diciéndose que todo esto está muy bien pero que quiere saber qué haremos para acercarnos lo máximo posible al resultado ideal y también para darle una visión avanzada de cómo quedará. Se lo explico.

En la primera entrevista siempre preguntamos al paciente: «¿Qué resultados espera?», e intentamos profundizar en esta cuestión en todas las visitas previas a la intervención por dos razones: la primera, técnica; la segunda, ética.

Técnicamente hay varios aspectos que se deben establecer. Pongo el ejemplo de un paciente que quiera remodelar su nariz, grande y curva. Estudiando las proporciones y estructura de su cabeza, rostro y cuello (a veces también de todo su cuerpo, gestualidad, y forma de ser) sabremos descartar, junto al propio paciente, el cambio hacia una forma de nariz que en principio le parecía ideal. Siendo su destino estético ideal pasar discretamente desapercibida, la nariz es uno de los componentes del rostro que más carácter imprime. Una nariz pequeña y respingona en un rostro de facciones fuertes, muy marcadas o angulosas, le restará personalidad o parecerá extraña, «postiza». No es un axioma pero suele ser así, y en este caso quizá sea lo más adecuado reducir ligeramente el tamaño y sacar acento a su curva, dotándola de mayor elegancia sin restar su armonía con las restantes características del rostro.

La vertiente ética de nuestra pregunta «¿Qué resultados espera?» es, como ya he indicado, igualmente importante. Aquí, paciente y especialista nos topamos con una dificultad universal: los límites que establece el lenguaje y la imposibilidad de vernos a nosotros mismos como nos ven los demás.

¿Ha intentado alguna vez describir su rostro o cuerpo a otra persona? Si lo hace, probablemente iniciará una discusión. El espejo, las fotografías o las grabaciones, sus únicas guías, mienten por definición; por algo existe la palabra fotogenia. A esta dificultad se añade la de expresar en palabras algo tan inasequible como el concepto de la belleza o la armonía. Según qué actuación estética o quirúrgica desee, será más fácil: «Menos arrugas», «menos grasa corporal». Aun así, cuando entramos en el necesario campo de la visualización interior de un resultado deseado, comienzan los obstáculos.

Por suerte, la larga práctica profesional permite atajar un tanto el camino dando pistas al paciente sobre cómo quedará. ¿Por qué pistas y no seguridades? Sencillamente porque, si bien expreso la certeza, basada en profesionalidad y experiencia, de cuál será el resultado y por mucho que base la exposición de mi afirmación en la muestra de fotografías o el diseño personalizado de simulación del propio rostro o cuerpo del paciente, tanto el lenguaje como su visión interior de lo que queda plasmado ante sus ojos transforman las palabras y lo que está a la vista en una expectativa determinada, que nunca puede ser idéntica en dos personas. Para entenderlo mejor: si usted y yo decimos «el blanco más blanco y puro que existe», y aunque tengamos ambos sobre la mesa una muestra de pintura exhibiendo este blanco, nuestros cerebros captarán de manera sutilmente distinta lo que las retinas recogen.

La experiencia me ha permitido comprobar estas diferencias así como otra cuestión: las expectativas desmesuradas. Una liposucción en los muslos y glúteos, por ejemplo, no cambiará la flacidez de la piel, sino que sólo cambiará la silueta.

Comento hasta el último detalle de estos particulares con mis pacientes, hombres y mujeres, porque comprender sus expectativas, explicar hasta qué punto son factibles e, incluso, debatir hasta dónde son deseables es una cuestión ética, no sólo técnica.

Se equivocaría muchísimo la persona que, desde fuera, creyese que lo que está en juego es sólo la satisfacción de un deseo. Todos los profesionales de esta disciplina le diremos lo mismo: lo que se juega es vital. Cambiando su apariencia, el paciente cambiará poco o mucho su vida ya que presentará ante el mundo y ante sí mismo una afirmación: «Así he querido ser porque así me siento; así soy». Son esta afirmación y esta voluntad y capacidad de definición lo que le cambiarán, mucho, muchísimo más que nuestra actuación en su cuerpo o en su rostro.

¿Imagina usted el gozo que significa trabajar en una práctica que contribuya a permitirle efectuar tal afirmación? No concibo una tarea que hubiera podido darme mayores satisfacciones ni en la que pudiese comprobar diariamente la satisfacción de quienes han acudido a buscar ayuda profesional.

c) «Me da miedo y vergüenza pensar qué dirán u opinarán de mí mi familia y mis amigos.»

¿Creerán que soy un vanidoso?

¿Pensarán que soy muy frívola?

¿Dirán que soy una egoísta por gastar tanto dinero en mejorar mi aspecto?

¿Me reprocharán que logre lo que quiero cuando ellos desean lo que no pueden lograr?

¿Se burlarán de mí mis amigos del colegio, de la universidad o del trabajo?

¿Tengo derecho a seguir adelante cuando sé muy bien que mi marido/mi mujer/mis padres están en contra?

Cerca de un 90 por ciento de nuestros pacientes se ven obligados a lidiar con un íntimo desasosiego: ¿cuál será la reacción en su entorno?

No es una pregunta vana. Un número apreciable de ellos acude a encontrar remedio para lo que sienten como una necesidad profunda, sabedores de antemano de que van a hallar algún nivel de oposición entre sus padres, esposos, hijos y amigos. Oposición que, a veces, no por silenciosa es menos real.

Creo que no es aquí el lugar para exponer la diversidad de causas psicológicas por las que un marido, una esposa, unos hermanos, unos padres o el mejor de los amigos puede hallar incómodo, extraño o indeseable que el otro busque una mejora de su apariencia física, particularmente si lo hace con total autonomía, con independencia de su opinión, deseo o instrucciones como marido, esposa, hermano, padre o amigo. Este libro no va dirigido a ellos ni a los compañeros de colegio, universidad o trabajo.

Pero sí tengo una pregunta para usted que teme la opinión de todos ellos: ¿es cierto que la teme o teme que tengan razón?

Si la teme, si verdaderamente siente miedo y el impulso de retroceder cuando su familia o amigos discrepan seriamente de sus decisiones, sería bueno que reflexionase cuándo entró en sus relaciones este componente negativo y qué puede hacer para remediarlo... o acostumbrarse a olvidarlo y seguir adelante. Algo ha ocurrido que está coartando su libertad de expresión. Algún malentendido hay sobre los límites del respeto, la confusión entre la persuasión y la imposición, el hábito de ceder en pro del bienestar común y las falsas obligaciones. No nos engañemos tampoco, se trata de una situación común. No es síntoma de que el amor familiar o el profundo cariño de la amistad deban ponerse en tela de juicio, todo amor humano tiene un fuerte componente de sentido de posesión que hace difícil el compromiso de mantener el respeto auténtico por el otro. Quizá la mejor respuesta a esta situación, si nada puede hacer para remediarla, es, como decía, mirar hacia otro lado y seguir adelante con lo decidido por usted.

Aunque puede que éste no sea el caso. La cuestión es que las preguntas de ellos (o lo que usted imagina que puedan decir o pensar) tocan una fibra íntima en usted, despiertan un vago eco: las dudas sobre una posible culpabilidad. ¿Será cierto que soy vanidoso, frívola, egoísta, caprichoso, narcisista?, ¿estoy restándoles algo que les pertenece por adjudicármelo a mí? A esto se une la anticipación de la poca o mucha timidez que todos sentimos frente a los demás. Mi decisión acarreará mucha atención sobre mí, mis conocidos y amigos me harán preguntas, quizá un malintencionado pretenda hacer chiste de ello en una reunión... ¿sabré soportarlo?

En este mismo capítulo he intentado explicar lo que sinceramente creo, las razones por las que usted puede decidir cuidar de su aspecto dando paso a la medicina estética o a la cirugía plástica en su vida. No hay mucho más que añadir. Todos tenemos la obligación de intentar ser felices, una condición que forma parte de nuestra salud y que posibilita que hagamos felices a los demás. Si nuestro contento y alegría aumentan cuando al mirarnos al espejo (o vernos en el espejo de los ojos ajenos) contemplamos una imagen favorecida, la imagen deseada, la imagen sentida desde siempre en nuestra imaginación como propia..., ¿a quién le restamos nada? Si alguien finge extrañarse o se sonríe porque su piel, su rostro, su tipo han recuperado o conseguido el tono, la forma o la juventud..., sonríase con él y un poco de él. ¡Qué más quisiera! Usted se siente bien. ¿Es vanidad mostrarse tan joven o hermoso como uno se siente? Pues bueno.

Además, puedo darle un truco para vencer su miedo a lo que piensen los demás, familiares, amigos, colegas o conocidos. Dígase a sí mismo: de estar usted en posición de influir sobre ellos en una decisión igual o similar ¿qué les diría?

Tratar al prójimo como a uno mismo. Dele la vuelta: el prójimo ahora es usted.

¿Pero qué le gustaría cambiar? A mí se me ocurren unas cuantas ideas. Los primeros signos insidiosos del envejecimiento se producen muy pronto, a partir de los 25 años. Aun practicando deporte y llevando una vida sana, la naturaleza sigue su curso implacable. El reloj biológico no puede pararse, pero todos podemos hacer más lento su compás y no dar al mundo muestras de su labor.

Así pues, ¿qué le gustaría cambiar? En mi experiencia, cuando una mujer o un hombre acuden a nuestra consulta están preocupados por uno o más de los siguientes puntos:

— El rostro acusa el paso de los años. Patas de gallo, arrugas faciales, flacidez, manchas cutáneas e hinchazón de los párpados restan frescor a las facciones, que parecen cansadas. La ilusión y energía interior no quedan reflejadas en la cara.
— La línea corporal ha variado, con acumulación de grasa en algunas zonas.
— Existe una insatisfacción específica largamente soportada sobre los rasgos faciales o la forma corporal. Se quiere lograr una mayor armonía de líneas o la corrección de un defecto que afea.
— Desea un cambio estético o de volumen de los senos.
— El paso del tiempo y los hábitos de vida han producido una aceleración de los procesos que conducen a la vejez y la aparición de enfermedades. Se desea una mejora general en la salud, un aumento del bienestar, del estado de ánimo y una mayor calidad de vida.
— Se ha tomado la decisión de vivir adoptando un plan integral de prevención de enfermedades para una vida más sana, larga y llena de energía.
— Un accidente ha causado cicatrices que deben ser mejoradas.
— Las venas varicosas o las delgadas varículas afean la apariencia de las piernas, muslos, pies o manos.
— Manchas cutáneas en las manos le confieren un aspecto envejecido.
— En la visita al dermatólogo se recomienda la eliminación de pequeñas lesiones o verrugas.

—Ha decidido eliminar tatuajes.
—La pérdida de pelo le da un aspecto más envejecido.

En los siguientes capítulos verá cómo resolvemos estas preocupaciones. Antes, sin embargo, una declaración de principios para aclarar por qué estoy en este ramo de la medicina y por qué he querido escribir este libro de divulgación: creo que ganar años no es envejecer en el sentido vulgar de la palabra, no debe serlo.

Envejecer es un proceso irreversible; parecer y sentirse mayor, prevenible y reversible.

¿Por qué dice alguien que se ve o se siente viejo? He oído esta frase de labios de mujeres jóvenes menores de 30 años: mujeres sanas, bonitas, atractivas e inteligentes; de hombres en la flor de la edad y la plenitud de sus fuerzas, y de personas igualmente saludables y activas de ambos sexos de 45 y 55 años, los años en que se está en la cúspide de la vida, el tiempo para disfrutar plenamente de los logros conseguidos sabiendo que queda mucho por vivir, mucho por paladear, mucho aún por descubrir. Sin embargo, algo les impide vivirlo así. Existe una barrera objetiva, real, que no les permite disfrutar de la vida como podrían hacerlo.

Darme cuenta de que existía esta barrera y de cuál era su sustancia me decidió a seguir el camino profesional ya emprendido por mi padre. Muchas son las circunstancias físicas, familiares, sociales, geográficas e históricas que impulsan a los humanos a sentirse felices o desgraciados. Pero hay una común a todos los seres que vivimos en esta tierra: la comprensión de qué hacemos aquí. La Historia está llena de ejemplos de cómo la actitud que adoptamos ante esta cuestión (el *weltanschauung*; el concepto, visión y filosofía de la vida) ha hecho posible o no la alegría y la felicidad de los pueblos. En mi visión particular es la capacidad de (y habilidad para) disfrutar lo que nos dan nuestro cuerpo y mente, la tierra y el universo, lo que hace a un individuo y a una sociedad aptos para ser felices.

La vida es un perenne descubrimiento, un perenne goce, si hemos cuidado nuestro cuerpo y nuestra mente está abierta a la variante belleza de su transcurrir. Me confieso enamorado de la vida y de la belleza, no entendida ésta según los rígidos cánones de la Grecia clásica o de la cambiante moda, sino como la gracia de la armonía, del balance, del equilibrio entre la forma y la expresión. Como profesional en activo de la disciplina de la cirugía plástica y director médico de una institución exclusivamente dedicada al cuidado de la salud y cirugía plástica y estética, satisfago diariamente esta pasión: la pasión de vivir y de ayudar a otros a disfrutar de la vida.

Mi mayor recompensa es el testimonio de alegría de nuestros pacientes tras haberse sometido a nuestros tratamientos, ya sean de medicina estética o de cirugía plástica, estética y reparadora.

Cuando, recientemente, pregunté a un paciente por qué había acudido a nosotros, trasladándose desde Finlandia para una intervención de cirugía plástica, contestó: «Si para elegir automóvil voy sobre seguro, no digamos para esto». Agradezco la confianza otorgada y la inspiración dada por su definición «sobre seguro» que utilizaré aquí.

Porque, si hablamos de cirugía, y de cirugía plástica y estética, para elegir centro médico y especialista usted debe ir «sobre seguro». Como ya he hablado sobre ello, no insistiré en las razones. Haré algo mejor, facilitarle el decálogo profesional de buenas prácticas en cuya definición tuve el gusto de participar no hace mucho junto a otros profesionales de España. Incluyo a continuación su texto, que he modificado sólo muy ligeramente del original para hacerle a usted más cómoda su lectura.

Decálogo de buenas prácticas en cirugía estética

1. Centro en el que se realiza la intervención
Sólo se efectuarán intervenciones de cirugía plástica y estética en un centro hospitalario o clínica legalizado por las autoridades correspondientes del gobierno.

2. Lugar en el que se realiza la intervención
Sea cual fuere su envergadura o importancia, todas las intervenciones deberán ser realizadas en un quirófano habilitado con todas las medidas de seguridad (equipos básicos de reanimación en el caso de intervenciones de cirugía menor, tales como verrugas o pequeños retoques).

3. Profesionales que intervendrán en la operación
Tanto el cirujano plástico como el personal que trabaje con él deben tener la titulación oficial correspondiente.

4. Anestesia
Incluso en los casos en que se trata de anestesia local, en toda operación de cirugía mayor debe estar presente un médico anestesista.

5. Ingreso y postoperatorio
Toda intervención de cirugía mayor requerirá ingreso y vigilancia postoperatoria.

6. Consulta previa

En la primera visita o consulta previa, el paciente será visitado y explorado por el mismo cirujano que vaya a intervenirle más adelante.

7. Consentimiento informado

El paciente firmará un documento con su consentimiento para la intervención, sólo una vez que se considere bien informado y haya comprendido el alcance de la intervención a la que se someterá, así como cualesquiera dudas y riesgos que existan sobre la misma y su resultado.

8. Pruebas preoperatorias

Antes de cualquier intervención, el cirujano y el anestesista dispondrán de las pruebas preoperatorias del paciente que certifiquen que no existe contraindicación médica ninguna para efectuar la intervención.

9. Realización y supervisión del control postoperatorio

El control y seguimiento de la evolución del paciente durante el postoperatorio serán rigurosos y siempre estarán a cargo de personal cualificado del centro y bajo la supervisión directa del cirujano responsable.

10. Informe y recomendaciones

Junto al alta médica, el paciente recibirá las recomendaciones, consejos o precauciones que se deben seguir para su total restablecimiento, si éstos son precisos.

En su búsqueda del centro donde le resulte más conveniente operarse o recibir tratamiento y del especialista adecuado, tenga en cuenta primeramente este decálogo; es su garantía de «ir sobre seguro». Una vez establecido que dicho centro y especialistas siguen los postulados del Decálogo de Buenas Prácticas, intente conseguir la máxima información sobre el centro y quienes lo rigen y trabajan en él. Pregunte a profesionales de la medicina general o de otras especialidades en quienes usted ya tiene puesta su confianza. Inquiera, si puede, a personas que se hayan sometido a cirugía o tratamiento allí y por las mismas manos. No le dé apuro. Un médico cirujano que en su práctica profesional ha devenido un magnífico experto en tratamientos con láser, por ejemplo, puede no haber realizado una cirugía de nariz desde hace diez años, y si es precisamente una remodelación de nariz lo que usted busca, será mejor que se dirija a otro especialista. Haga su pequeña investigación y elegirá con conocimiento de causa en qué manos confía su rostro, su cuerpo, su apariencia y su salud.

Cuanto más sepa sobre el cirujano que le tratará, más tranquilo podrá sentirse. Hay precauciones que son sencillamente básicas. En nuestra profesión, antes de que se hicieran algunos cambios en la ley (el gobierno aprobó el 9 de febrero de 2003 en el Consejo de Ministros el cambio de denominación de la especialidad, que pasa a llamarse cirugía plástica, estética y reparadora) hubo una época de incontrolado intrusismo en unos campos tan delicados como son los de la medicina y la cirugía.

Una fuente primera de información sobre los especialistas es la SECPRE, la Sociedad Española de Cirugía Plástica Reparadora y Estética, con sede social en Madrid y un sitio en la red de internet: www.secpre.org, que puede ser su primer punto de partida.

Éste es mi primer consejo. El segundo: por lo que respecta a la descripción de las intervenciones quirúrgicas y tratamientos, olvídese (parcialmente) de lo escrito en esta obra. Aunque muchas de las técnicas de cirugía plástica y estética, o las de los tratamientos de medicina estética, coincidan con las de otros colegas y el sistema de antienvejecimiento antiaging se practique en otros lugares del mundo, éste no es un libro sobre dichas especialidades ni métodos: es únicamente un libro sobre cómo los enfocamos mis colegas y yo en el lugar donde desarrollo mi profesión. Deseo dejarlo muy claro porque hay dos cuestiones que usted debe saber.

La primera, que no todos los profesionales acometen una operación o un tratamiento y los cuidados del postoperatorio o postratamiento de la misma forma. Los métodos que aquí se describen pueden mostrar pequeñas diferencias con los de otros centros. Si acude allí después de haber consultado este libro y está interesado en conocer estos detalles, será conveniente que pregunte por ellos.

Segunda e incidentalmente: en cuanto al sistema antiaging que describo aquí, no tiene nada que ver con muchos de los métodos de chequeo y vigilancia de la salud anteriormente desarrollados por algunos centros. Cuando lea el capítulo correspondiente, si ha tenido experiencia en otro tipo de chequeos, verá por qué.

Mi tercer consejo gustará a los extrovertidos: hable, hable mucho para preguntar dos veces más. Particularmente en la primera visita, por mucho que crea que ya tiene información suficiente sobre un procedimiento quirúrgico o tratamiento médico. Pregunte todos los pros y contras, haga hincapié en los últimos, cerciórese de que el doctor y usted quieren decir lo mismo cuando hablan de posibilidades y probables resultados, de alternativas y opciones. Escuche atentamente.

Mi cuarto consejo es que no se decida precipitadamente. Antes de pronunciar el «sí quiero», ha de haber contestado en sentido positivo a las siguientes preguntas:

¿Estoy seguro de mis motivos y de que son adecuados? ¿Me hallo en un buen momento físico y psicológico? ¿Mi agenda puede acomodar el tiempo necesario para la preparación, ingreso y el descanso debido del postoperatorio? ¿Necesitaré que alguien me cuide unos días? ¿Ese alguien está disponible? Si las personas de mi entorno están en contra de esta decisión, ¿soy lo bastante fuerte como para aceptar la presión sin derrumbarme? ¿Estoy completamente satisfecho respecto a las garantías que me ofrecen el centro y el especialista? ¿He obtenido toda la información que necesitaba sobre el procedimiento, sus riesgos, el tiempo de baja o ausencia social que significará, cómo debo cuidarme antes y después, si el tratamiento necesita repetirse y cada cuánto, y cuál es el costo monetario? ¿Estoy seguro de haber comprendido las expectativas realistas de esa cirugía o tratamiento y que no estoy sobrevalorando los posibles resultados?

Y mi quinto y último consejo: mucho cuidado con la moda. Es cambiante. Su propia definición, costumbre o estilo actuales lanzan una advertencia implícita a sus seguidores. Las jovencitas que depilaron sus cejas en interrogante y delgado arco a lo Marlene Dietrich en los años cuarenta se arrepintieron ya en los cincuenta... hasta hoy. Una moda actual es, por ejemplo, la de unos senos particularmente grandes. Debe recordarse que el volumen de los senos deseable, para el que se decide una intervención quirúrgica, no es aquel que se lucirá en el escote de una noche, sino toda la vida. Series televisivas, como una muy conocida cuyo argumento se desarrollaba en una playa, hicieron que Brasil pasara de hallarse entre los últimos países de la lista de intervenciones para aumento mamario a ocupar uno de los primeros puestos del ranking. Sin embargo, las modas pasan, mientras que la proporción (estrechamente ligada a la belleza) permanece. Las exageraciones nunca son buenas y, muy particularmente, las que se separan de las líneas que la naturaleza ha marcado como propias.

¿ES MI CASO APTO PARA CIRUGÍA?

1

MANTENER LA FIRMEZA FACIAL

Cuando mira su rostro en el espejo, ¿en qué se fija más, en las arrugas o en el contorno? A partir de los 35-40 años, el 90 por ciento de los pacientes habría contestado que en el contorno porque la flacidez es el resultado generalmente más visible de la evolución que nuestra piel sufrirá con los años. Incluso aquellas personas favorecidas por los genes con una musculatura y una estructura ósea faciales excelentes notan alteraciones en el perfil de su rostro a partir de los 35, si no antes.

Qué duda cabe, además, de que no todos nosotros disfrutamos de una buena predisposición genética a una musculatura y una piel firmes. En muchos casos, además, repetidas alteraciones de peso y volumen empeoran la capacidad de recuperación de nuestra piel, obligada a dilatarse y contraerse sucesivamente para albergar nuestros cambios de masa corporal. El resultado es una creciente flacidez, apreciable en mayor grado en determinadas zonas del cuerpo, muy particularmente en la zona de rostro y cuello.

Para remediarla, las cremas cosméticas, los masajes especiales y los ejercicios sirven sólo hasta cierto punto e, indudablemente, hasta cierta edad. El resultado no es integral, ni tampoco duradero. Para una solución completa y de resultados particularmente duraderos, debe recurrirse al lifting.

LIFTING FACIAL

To lift significa «elevar». El lifting es un procedimiento mediante el que, actuando sobre las estructuras musculares, tejido graso y piel de la cara, se alcanzan dos objetivos: el primero, recolocar en su situación pretérita las estructuras de cuello, mejillas, pómulos y cejas; el segundo, eliminar parte de las arrugas faciales. Con ello, rostro y cuello pierden el aspecto flácido dado por el paso de los años o causado por predisposición genética u otros factores, y se recupera, así, su buen tono.

Procedimiento

El lifting es una de las intervenciones más comunes de la cirugía estética moderna. Los avances de la investigación quirúrgica, de la medicina en general y de la tecnología han hecho de ella una de las operaciones de mayor uso y que más ha evolucionado a lo largo del tiempo.

En sus inicios, un lifting significaba, simplemente, un estiramiento de la piel de la parte del cuello y de la cara. Ahora, es un procedimiento mucho más complejo y completo, que quiere corregir el descolgamiento, flacidez y cierta parte de las arrugas de toda la cara y el cuello de una forma más eficiente, trabajando no sólo la piel, sino también la aponeurosis muscular. Así se consigue un resultado más natural, armónico y duradero. Correctamente realizado, aporta la sensación de que el paciente ha rejuvenecido bastantes años, aun sin perder su expresión y naturalidad.

Cada una de las zonas del rostro (frente, párpados, cara y cuello) recibirá un tratamiento quirúrgico específico. El especialista pone mayor énfasis en el área más afectada, si bien en todos los casos basta con una intervención para lograr la mejora en la apariencia. La preparación habrá incluido un estudio detallado y documentado de las necesidades específicas de lifting del paciente, y se irá trabajando de acuerdo a ellas zona por zona y según las características de cada caso.

Aunque todos los liftings son distintos, describiré a grandes rasgos una operación tipo.

El paciente estará bajo anestesia local con sedación o habrá recibido anestesia general, dependiendo de cada caso particular. La operación se inicia emplazando las incisiones en función de cada caso, pero siempre se esconden al máximo dentro del cuero cabelludo y por detrás de la oreja. Levantamos piel, grasa y SMAS (aponeurosis muscular), lo que nos permite movilizar las estructuras de la cara y desplazarlas en el sentido deseado para no alterar sus características.

Así vemos que, además de tensar la piel (que será la última labor del cirujano), la acción quirúrgica se concentra sobre las estructuras musculares y grasas de la cara y tensa los músculos flácidos, elimina o reubica la grasa de mejillas, pómulos y otros puntos y, en los casos en que por edad se presenta reabsorción ósea del esqueleto facial, se recupera el volumen óseo mediante la utilización de implantes sintéticos o el empleo de lipoestructura (inyección de grasa), aprovechando el tejido adiposo del mismo paciente. Con ello, conseguimos unos resultados de apariencia totalmente natural y muy duraderos.

Debido a la ubicación de las incisiones, las minúsculas marcas de la operación quedarán perfectamente disimuladas. Sólo en algunos casos será necesario dejar una pequeña línea debajo de la barbilla, desde donde se habrá corregido el exceso de grasa, eliminándola, o la flacidez del músculo del cuello denominado platisma, tensándolo y mejorando así notablemente el ángulo cérvico-facial.

Usualmente, la operación de blefaroplastia, o corrección quirúrgica estética de los párpados, se realiza a la vez.

Postoperatorio

El postoperatorio del lifting no es doloroso, pero dura unas 3 semanas, hecho que el paciente debe tener en cuenta al planificarlo en su agenda. Es, además, una de las intervenciones en las que las molestias, realmente moderadas, quedan abundantemente compensadas por los resultados conseguidos en cambio de apariencia y por su probable duración.

Un día después de la intervención, se revisan las heridas. Aquel mismo día, se lava la cabeza. Habitualmente, el alta hospitalaria se lleva a cabo a las 48 horas. A los 4 días, ya pueden retirarse las suturas de los párpados, mientras que las de las orejas se eliminarán transcurridos entre 5 y 7 días. Las del cuero cabelludo necesitan entre 8 y 10 días.

Tras la intervención, la cara presenta edema en un nivel más o menos acusado dependiendo del paciente y de las características del propio lifting. Los primeros días no puede actuarse sobre la hinchazón excepto con la aplicación local de frío durante las primeras horas. Siempre recomendamos que, a partir del quinto día, una esteticista especializada efectúe masajes de drenaje linfático sobre la zona, distribuidos en dos o tres sesiones por semana (aunque cuantas más sesiones se realicen, mejor es para la recuperación). De esta forma, el proceso inflamatorio será menor y el tiempo de recuperación más corto.

Si alguien de su entorno familiar va a someterse a un lifting, no se extrañe al ver que los primeros días la cara presenta un aspecto lo bastante magullado como para haber intervenido en alguna película con Stallone, Jackie Chan o Van Damme (la comparación fue sugerida por el hijo adolescente de una paciente). En general, todo el proceso es poco doloroso. Según los pacientes, lo que más les ha molestado es la sensación de tirantez causada por la hinchazón de los primeros días, que hace percibir la tensión de la piel. Esa apariencia aparatosamente magullada en realidad engaña y corresponde a la inevitable aparición de hematomas, principalmente en la zona de los párpados. Los moretones tardarán entre 2 y 3 semanas en desaparecer gradualmente. A partir de la semana, podrá utilizarse maquillaje corrector, lo que facilitará el regreso a la vida laboral y social, que suele poder efectuarse transcurridas 3 semanas desde el lifting.

Precauciones tras la intervención

Obviamente, deberá evitarse la exposición directa a la luz solar o podrían presentarse problemas de pigmentación en las áreas que han quedado enrojecidas. Para proteger estas zonas de la piel, recomendamos a nuestros pacientes el uso de filtros solares de pantalla total.

Aparte de ello, el paciente debe abstenerse de efectuar toda actividad vigorosa durante 4 semanas aproximadamente.

Resultados

Basta con dos meses, por regla general, para que el proceso de cicatrización finalice por completo y puedan comprobarse los resultados definitivos de la intervención. El efecto rejuvenecedor sobre el aspecto facial del paciente es realmente notable. En algunos casos, el lifting puede llegar a retrasar visualmente el reloj de la apariencia en 15 años, una aseveración que merece ser tomada con toda prudencia, ya que se trata del resultado óptimo y cada caso es distinto de los demás. No obstante, uno de los comentarios más frecuentes hechos por algunas pacientes femeninas en

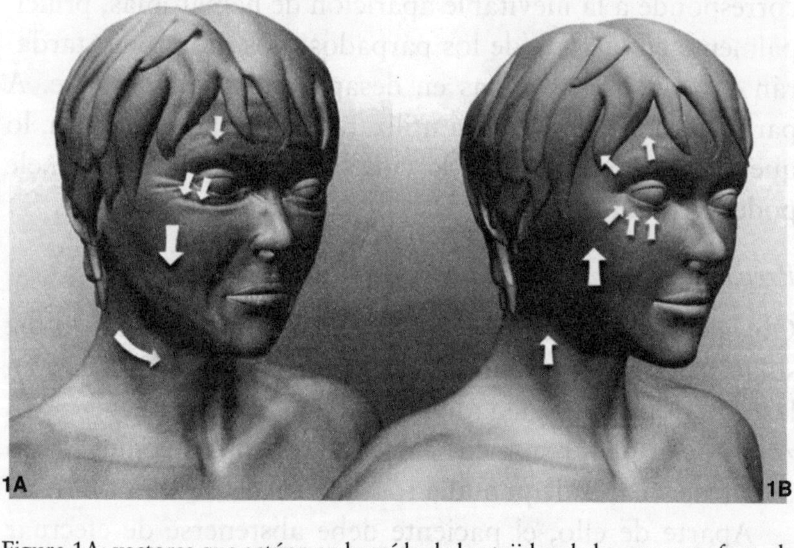

Figura 1A: vectores que actúan en la caída de los tejidos de la cara por efecto de la gravedad.
Figura 1B: vectores de tracción para corregir mediante la cirugía los signos de envejecimiento de la cara y el cuello.

la última visita de control ha sido que, al ver su nueva imagen en el espejo, han cambiado buena parte de su ropero por modelos más juveniles, de acuerdo con su nueva apariencia.

Rejuvenecer no es, sin embargo, el fin que se persigue, por mucho que los resultados parezcan negarlo y nuestros pacientes declaren verse y sentirse mucho más jóvenes, «haber perdido años». Para el especialista, el objetivo principal es «devolver». Devolver significa retornar lo que se tuvo. Trabajamos para conferir al paciente la luz, forma y textura que eran suyos antes de que la ley de la gravedad actuase

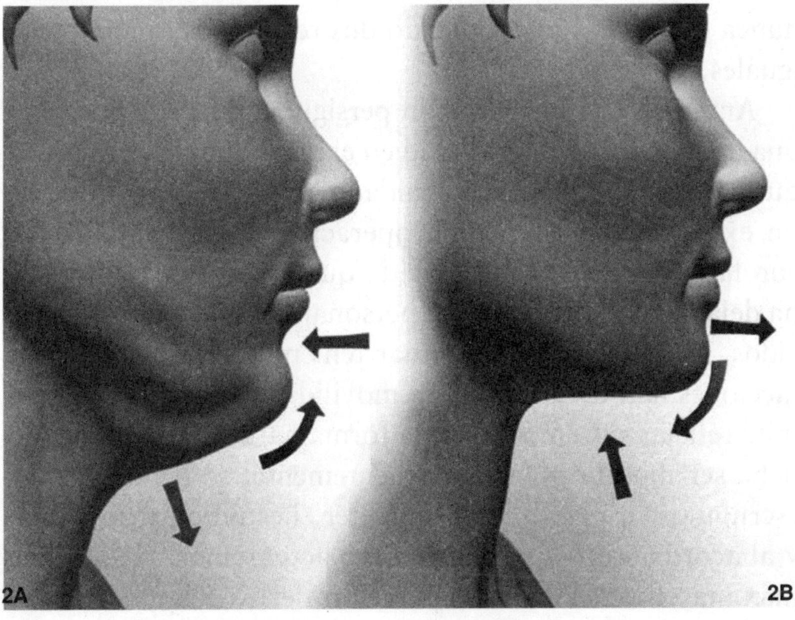

Figura 2A: vectores que actúan en la caída de los tejidos de la cara por efecto de la gravedad.
Figura 2B: vectores de tracción para corregir mediante la cirugía los signos de envejecimiento de la cara y el cuello.

sobre su rostro y cuello, marchitando la piel, relajando y distendiendo los músculos que le dan soporte.

Que lo logremos en mayor o menor medida no depende únicamente de nuestra pericia, nuestra larga experiencia. Cada rostro es distinto, en cada paciente aceptamos un reto en el que se incluye la salud de todo su organismo, la forma y estado de la estructura y musculatura de su cara, el estado e historial de su piel, su capacidad de cicatrización, etc. Por ello no hay dos intervenciones idénticas. No existen dos liftings exactamente iguales. Lo que significa que, aunque el nivel de satisfacción de los pacientes sometidos a un lifting es mayoritariamente igual y muy alto, en puridad y como especialistas tampoco podríamos afirmar nunca que se hayan producido dos resultados exactamente iguales.

Ante todo, la intervención persigue lograr sus fines con una apariencia de naturalidad en el resultado. Esto significa que evitaremos con mucho cuidado los excesos. El lifting de un experto jamás será una operación de «estiramiento», con la extraña apariencia rígida que a veces este concepto ha dejado ver en las caras de personajes públicamente conocidos. El rostro debe continuar teniendo expresividad, sus facciones han de mantener la movilidad natural que le permite reflejar sus emociones; la forma natural de sus ojos no debe ser modificada. Consecuentemente, se debe ser muy escrupuloso y prudente al acometer el estudio de cada caso y al acordar con el paciente cómo actuaremos. Se busca la máxima eficiencia de recuperación de los relieves faciales que los vectores de envejecimiento han escondido, siempre poniendo el énfasis en la naturalidad del resultado.

La duración del efecto revitalizador y rejuvenecedor del lifting es la pregunta estrella, la que formulan todos los pacientes cuando hablamos del posible resultado, o ya después del postoperatorio y alcanzado el beneficio final.

La respuesta es ésta: generalmente, no es necesario repetir el lifting hasta al cabo de un mínimo de 10 años, particularmente si la calidad de la piel es buena y la persona lleva un ritmo de vida de estrés moderado a bajo, que incluya hábitos saludables de nutrición y descanso, así como moderación en la exposición a los rayos solares.

Dicho esto, debo matizarlo. Con el lifting hemos actuado contra las consecuencias de la ley de la gravedad, la flacidez. Esta ley no suspenderá sus principios tras la intervención y las distintas estructuras de la cara seguirán sufriéndolos. Si se ha comprendido el principio de la intervención, se comprenderá también que, aunque la cirugía cree un proceso que retarda el efecto del descolgamiento de los tejidos, no lo elimina. El cirujano no puede poner el disco rojo de stop al tiempo.

LIFT SEGMENTAL

La flacidez casi siempre comienza por la parte superior del rostro y, en algunos casos de pacientes jóvenes, o de edad superior pero mejillas y contorno firme, no es necesario realizar un lifting completo de rostro y cuello para devolver a la cara su aspecto firme y recolocar tejidos o piel destensados.

En estos casos, podemos optar por un lifting parcial, que denominamos lift segmental o por segmentos, dividiéndose éstos según la zona de la cara en superior, medio e inferior. El superior es el exclusivamente realizado en la zona de la frente, el medio cuando se precisa abarcar solamente el segmento de las mejillas y el inferior cuando el paciente precisa únicamente un tratamiento en la zona del cuello, sin alterar otras áreas.

Procedimiento

El procedimiento seguirá las pautas ya descritas, adecuadas en cada caso al segmento que se tratará. Las intervenciones suelen tener una duración de entre 1 y 2 horas, dependiendo de la zona que se va a tratar.

Postoperatorio

Puesto que es más reducida la intervención, el postoperatorio será más rápido que con un lifting completo, en el sentido de que el edema y los hematomas serán menores. El tiempo necesario para la recuperación, sin embargo, es prácticamente el mismo, ya que de lo que se trata es de esperar a que se produzca la cicatrización, baje la inflamación y se resuelvan las sufusiones hemorrágicas. El drenaje linfático profesional sigue siendo necesario puesto que ayuda a disminuir el edema y a que la recuperación sea más rápida.

Precauciones tras la intervención

Serán las mismas que las de un lifting completo, o sea, protección de la piel ante el sol y abstención de efectuar actividades físicas de esfuerzo. Puede reemprenderse la vida normal a la semana de la intervención, aunque todavía se observará inflamación en la zona operada. Para disimularla, no hay inconveniente alguno para el uso de un maquillaje adecuado.

Resultados

El resultado del lifting segmentario es muy satisfactorio para el paciente. Todos aquellos que deseaban esta intervención tienen centrado su problema con precisión en una sola zona, cuya apariencia previa a la operación no encajaba con el aspecto firme y más joven del resto de su cara.

Respecto a la duración del resultado, vale lo indicado para el lifting completo. Tanto en uno como en otro caso, se advierte siempre de lo mismo al paciente: cada persona es un mundo, cada paciente es un caso distinto. Sus genes, la evolución de su salud hasta ahora y en el futuro y sus hábitos de vida influirán en la duración de los resultados.

COMBINACIÓN DEL LIFTING CON OTROS PROCEDIMIENTOS

Es frecuente que el paciente decidido a hacerse un lifting quiera algo más o que, al recibir la explicación detallada del alcance de la intervención y sus resultados, pida información sobre la solución de los problemas que un lifting no puede resolver por sí solo: corrección de las arrugas de los labios, aumento labial, suavización o eliminación de las patas de gallo u otras arrugas de expresión.

Por esa razón, se suelen asociar al lifting tratamientos como el resurfacing, o eliminación de arrugas, tanto del labio superior como de la zona periocular o de la frente mediante láser; el aumento de labios a través de infiltraciones, y el maquillaje permanente (micropigmentación) para la mejora estética de las cejas, línea de ojos o perfil de los labios.

También es frecuente el caso de pacientes que se deciden a realizar un lifting conjuntamente con una operación de cierta importancia, como la rinoplastia (aunque es desaconsejable si el lifting ha sido total). Pero también ocurre lo contrario; ya que se someterán al lifting, aprovechan la oportunidad para que efectuemos un procedimiento menor como la corrección de los agujeros para pendientes de las orejas que, por descolgamiento del lóbulo o debido a un desgarro, necesita una intervención. De esta forma y dado que el lifting comporta mantenerse unos días alejado del entorno laboral y social, el forzoso descanso es aprovechado más eficientemente.

MEJILLAS CAÍDAS Y DESCOLGAMIENTO DEL CUELLO CON O SIN PAPADA

La parte más baja de las mejillas, los carrillos, es un área que tiende a bajar y descolgarse muy visiblemente en algunos individuos y, si los años han traído subida de peso, la grasa parece acumularse allí. En otras personas, es la zona del cuello la que parece acumular todo el depósito de grasa del que carece el rostro, en una papada que transforma el volumen del cuello en algo incongruente con respecto a las facciones. Pero también, aunque no se acumule mucha grasa, a veces por alguna razón la piel debajo de la barbilla y hasta el inicio del escote se ha distendido mucho más que el resto y cuelga en pequeños pliegues. Cuando acuden en busca de ayuda, unos y otros a veces nos dicen: «Quisiera un lifting sólo de este trozo, lo demás no me preocupa tanto». Si usted tiene alguno de estos dos problemas, le gustará saber que hay diversas opciones entre las que buscar una solución.

Comencemos por los carrillos. En ocasiones, la flacidez y descolgamiento, o la acumulación de grasa, no constituyen el problema real. Éste radica en la estructura de la cara, con una mandíbula muy ancha que acentúa lo estrecho de los pómulos y quizá también de la frente, la boca pequeña, los labios finos y una barbilla huidiza. Si los carrillos, aun sin tener grasa ni estar descolgados, están muy llenos, esta desproporción les hará parecer enormes, particularmente a los ojos del interesado, que habrá soportado bromas sobre su aspecto. «¡Tengo cara de anuncio de neumáticos Michelin!», se quejaba un paciente con estas características. Otros mencionan al hombre de Netol o a los espejos deformantes de las ferias.

Siempre digo que el secreto de la belleza está en la armonía, el de la armonía radica en la proporción y, aunque no podamos transformar en gráciles Apolos y bellísimas Afroditas a todos nuestros pacientes, tenemos recursos para suavizar y reequilibrar los pequeños defectos. En estos casos, primero estudiamos si es posible hacerlo mediante una reasignación de proporciones o mediante la combinación de varias soluciones.

Si el paciente no es joven y su piel lo bastante elástica y de buena calidad, la opción es un lifting facial, que permitirá recolocar las estructuras profundas y tensar la piel.

Otra posibilidad es la colocación de un implante en los pómulos si éstos no tienen la proyección suficiente. El implante puede ser de grasa del propio paciente o de una prótesis sintética. Estamos hablando de la remodelación facial, una tarea que, como la de la escultura, escapa a la red de las palabras. La técnica seguida en las incisiones puede describirse, pero lo importante serán las decisiones que se habrán tomado con antelación, al estudiar minuciosamente cada relieve, cada sombra, cada punto de luz, en todas las posiciones y niveles del rostro que se va a remodelar en busca de aquella armonía.

El descolgamiento de la piel del cuello y la papada excesiva, como problemas aislados del resto de la cara, también tienen soluciones conjuntas o individuales: un lifting específico en el que las incisiones se realizan sólo detrás de las orejas y se elimina la piel flácida sobrante, dando mayor definición y limpieza de línea al cuello; y una liposucción de la grasa de la papada que puede realizarse junto al lifting, o sin recurrir a él, si el paciente tiene una piel lo bastante elástica como para volver de nuevo a su posición original gracias a la técnica que empleamos en la propia liposucción.

Turno de preguntas. Lifting

¿En qué casos estaría contraindicada la intervención?
Cualquier intervención quirúrgica está desaconsejada en caso de padecer alguna enfermedad que pueda interferir con el proceso quirúrgico o con la anestesia.

¿Qué riesgos están asociados a la operación?
Son, aunque infrecuentes, riesgos específicos de esta intervención el cambio de sensibilidad en la piel de la zona, no recuperándose por completo la disminución de la sensibilidad de la piel que se observa en el postoperatorio; la alteración de la cicatrización, que haría poco estéticas las cicatrices y exigiría un tratamiento adicional; la acentuación de la asimetría existente en la cara, muy rara pero posible; las paresias y parestesias nerviosas (pérdida temporal o permanente del movimiento o sensibilidad de alguna parte de la cara) por lesión de los nervios motores y sensi-

tivos; la pérdida de cabello en las zonas próximas a las cicatrices; el seroma, o acumulación de fluidos bajo la piel, que necesitaría de tratamiento posterior para drenarlos, y, excepcionalmente, la necrosis cutánea, que requeriría procedimientos adicionales.

Además, una intervención quirúrgica comporta siempre un cierto riesgo. Los más graves en toda operación son las hemorragias, la infección y la reacción adversa a la anestesia. Algunos riesgos serán descartados cuando recopilemos su historial en la clínica, previamente a la operación; por ejemplo, desórdenes graves de presión sanguínea o hemofilia, que la desaconsejarían.

¿Cuál es la mejor edad para hacerse el primer lifting facial completo o un mini-lift?

Resulta muy difícil generalizar cuando en nuestra experiencia cada paciente es un caso absolutamente individual, único en sus características. Podríamos apuntar a que, para la mayoría de la población, las mujeres se beneficiarían de un lifting a partir de los 40 años y los hombres a partir de los 50. Ello no obsta para haber intervenido rostros femeninos de 35 y masculinos menores de 45 en los que la flacidez apuntaba hacia una edad muy superior. Ni, al contrario, tener pacientes de 60 años a quienes aconsejamos que no se hagan un lifting completo.

¿Debo prepararme de algún modo?

Sí, es muy aconsejable que hidrate la piel a fondo para prepararla durante varias semanas antes de la intervención. A esta hidratación contribuirá también internamente si bebe mucha agua durante el mismo período, algo que le ayudará en el proceso de eliminación de la anestesia.

El cirujano ya le advertirá sobre la prohibición de tomar anticoagulantes como la aspirina y sus derivados, o fármacos con vitamina E, que también pueden alterar el proceso de coagulación sanguínea y, por consiguiente, la cicatrización.

Respecto a la cicatrización, es conveniente que sepa que si pone en sus comidas más alimentos ricos en las vitaminas B, C y K, estará ayudando a su organismo a acelerarla.

Un último consejo es la supresión total del tabaco (o bajar al máximo su consumo) como mínimo durante las 3 semanas anteriores a la intervención y las 3 posteriores. Debo recordar que el tabaco perjudica seriamente la evolución cicatricial. También recomiendo la máxima reducción, o supresión total, de las bebidas alcohólicas.

¿Qué medicamentos deberé evitar antes y después de la operación?

La preparación incluirá instrucciones específicas y una revisión de los medicamentos que utilice.

¿Me recetarán algún medicamento para el postoperatorio?

Los usuales tras una intervención quirúrgica para ayudarle a rebajar la hinchazón, prevenir infecciones y minimizar las molestias.

¿Es doloroso hacerse un lifting?

No, la intervención no resulta muy dolorosa, de ahí que pueda realizarse en muchos casos con anestesia local y sedación. Desde luego, debe esperar algunas molestias, pero pueden asumirse perfectamente y son de corta duración.

¿Estaré mucho tiempo en la clínica?
Entre 1 y 2 días solamente, el tiempo necesario hasta poder retirarle los drenajes.

¿Los moretones en la cara serán lo bastante aparatosos como para impedirme reemprender pronto mis actividades habituales?
Pueden serlo los primeros días. Si bien no son demasiado aparentes en la mayoría de pacientes, es razonable que espere tener un cierto nivel de equimosis, hinchazón y hematomas tras la intervención. De todas formas, al cabo de una semana podrá disimularlo con maquillaje. Si se trata de una mujer, que no suelen llevar el pelo muy corto, su arreglo adecuado contribuirá a disimular cualquier imperfección.

¿Cuánto deberé esperar para teñirme el cabello?
Debe esperar 3 semanas.

Llevo el pelo muy corto. ¿Se notarán mucho las cicatrices de la oreja?
No, excepto al principio, en la fase de cicatrización aguda. En la mayoría de las personas intervenidas no son muy aparentes, pero también hay soluciones para los pacientes cuya calidad de piel no permite una cicatrización perfecta desde el punto de vista estético. Si la cicatriz ha quedado

demasiado distinta de color al resto de la zona, podemos recurrir a sesiones de láser para igualar la tonalidad de la piel y rebajar cualquier minúscula rebaba que pueda haberse producido.

¿Cuándo podré usar gafas de nuevo? ¿Y lentes de contacto?
Las gafas, desde el principio. Las lentes de contacto se pueden utilizar 15 días después de la intervención.

¿Cuándo podré tomar el sol y rayos UVA?
No antes de que hayan desaparecido los moratones y, a partir de entonces, siempre con cremas de protección solar.

¿Cuándo podré ir a la piscina, al gimnasio y practicar deporte?
Una vez transcurridas 4 semanas desde la intervención.

¿A partir de cuándo podré viajar tras la intervención?
En realidad, a partir de la semana.

¿Deberé tomar precauciones especiales para dormir, como usar almohadas para elevar la cabeza o no apoyar la cara?
No necesariamente. Tras la realización de un lifting de cuello, aconsejamos la utilización de un collarín blando los primeros días.

¿Cuándo podré volver a trabajar?

Si quiere, podrá volver a sus actividades habituales a la semana. Tal como he mencionado, todavía se observarán los efectos de la inflamación, que siempre pueden ser disimulados con maquillaje.

¿Podré repetir el lifting pasados unos años?

Sí, en principio puede realizarse otro lifting con un intervalo mínimo de 7 a 10 años.

Un buen especialista sabrá cómo enfocar esta intervención de forma que su labor se concentre en los puntos más necesitados de retoque y la recreación de volúmenes y puntos de luz, junto a una tensión adecuada de la piel, sin perder de vista la naturalidad del resultado final.

Si acude al especialista habiéndose sometido ya a uno o dos liftings en el pasado, estudiará su caso con atención. Le aconsejará en pro o en contra según la edad de su piel y su calidad. El resultado del primer lifting es mejor cuanto más joven y de mejor calidad es la piel del paciente (al decirlo, no estoy recomendando liftings a una edad temprana, sino que presupongo que se ha tratado de un lifting necesario). De este resultado dependerá también, probablemente, el de intervenciones sucesivas.

¿El lifting solucionará todas mis arrugas?

Para las arruguitas que quedan, puede optar por las soluciones no quirúrgicas de medicina estética, singularmente el resurfacing con láser y peelings. El sistema IPL es un *flash lamp* que realiza una homogeneización de la piel, dotándola de un brillo y tono que ilumina y llena de vida el rostro.

2

CUIDAR EL PODER DE LA MIRADA: PÁRPADOS CAÍDOS, HINCHAZÓN, OJERAS Y BOLSAS

El aspecto de la zona de los ojos es el que confiere una apariencia mayor o menor de descanso y viveza al rostro. Los párpados son un elemento importante en el área periocular, responsable de nuestro elemento más comunicador, que es la mirada. En un rostro joven, los estragos causados por una mala noche son poco visibles, pero siempre se acusarán en la zona de los ojos. Los párpados inferiores y superiores se hinchan, aunque sea sólo ligeramente y, como consecuencia, las bolsas de los ojos se hinchan y dan una sensación de falso cansancio.

El paso de los años hace inevitable el envejecimiento mucho más rápido de esta zona que de otras áreas de nuestra cara y cuerpo. Los párpados siempre acusan los primeros síntomas de la edad. La piel del párpado superior y de la cola de la ceja (su extremo más cercano a la sien) descienden y el efecto de la gravedad se suma al de la aparición de las primeras arrugas de expresión, las patas de gallo. El párpado inferior también manifiesta un exceso de piel y se hincha debido a la aparición de las bolsas.

El rejuvenecimiento de esta área es primordial para lograr una apariencia de nueva juventud en todo el rostro. La solución de estos defectos pasa por la cirugía, una intervención denominada blefaroplastia.

La blefaroplastia es una de las operaciones más comunes en cirugía estética y no todos los casos corresponden a una necesidad puramente estética. En los ancianos, el marcado descenso de la piel hace que ésta acabe por reposar sobre las pestañas superiores e interfiera con la visión periférica del paciente, que sólo recupera tras la intervención. Pero existen también otras motivaciones, como la del piloto de

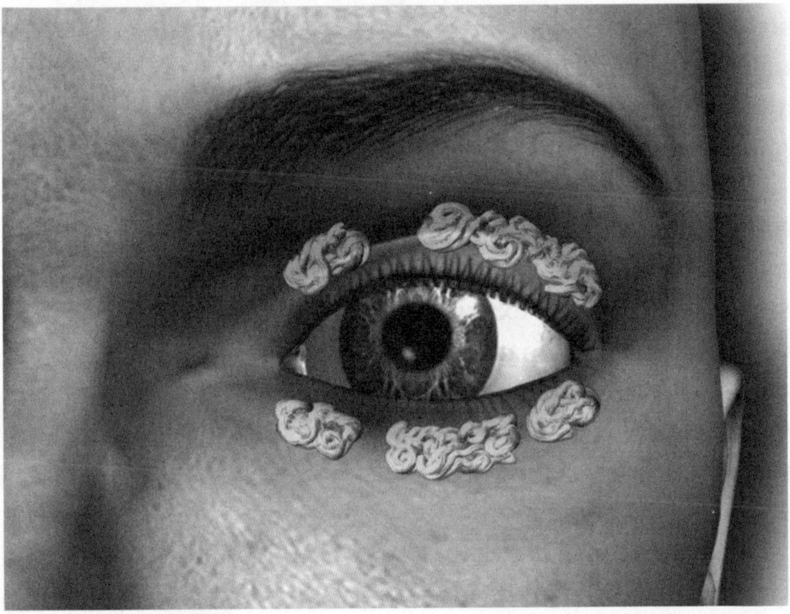

Figura 3: distribución de los compartimentos grasos en los párpados.

aviación que acudió a mi consulta tras oír el comentario de un pasajero: «La verdad, no sabía si subir porque el piloto parece no haber dormido».

LA BLEFAROPLASTIA

El procedimiento quirúrgico para corregir el exceso y caída de piel y formación de bolsas en los párpados es distinto según se trate del párpado superior o inferior. Generalmente, cuando intervenimos uno también actuamos sobre el otro.

Párpados superiores

La intervención se efectúa con el paciente bajo anestesia local y una sedación suave. El propósito es suprimir un exceso de piel y, si es necesario, extirpar las bolsas de grasa existentes, que pueden llegar a ser del tamaño de una semilla de albaricoque y cuya ubicación sobre el ojo corresponde normalmente al ángulo interno del mismo.

Antes de intervenir, el cirujano habrá marcado con una tinta especial la piel que se eliminará, señalándola al milímetro. Para ello, el especialista dibuja sobre el párpado el trozo que debe ser extirpado. El dibujo recuerda la forma de una ceja, con la parte más gruesa sobre el extremo externo del ojo y estrechándose gradualmente hacia el canto interno, cerca de la nariz. A continuación se aplica un antiséptico al área, seguido por el anestésico local y se pasa a efectuar la intervención.

La operación se lleva a cabo con un bisturí convencional. La incisión se efectúa cuidando que quede ubicada en el pliegue del párpado y sin sacar piel de la ceja. Se elimina la piel marcada como sobrante y se abre el músculo orbicular del párpado superior para sacar de debajo la grasa que causa la hinchazón. A continuación, se restaura el músculo orbicular a su tensión normal mediante la propia sutura.

Párpados inferiores

Así como el principal problema de los párpados superiores es el exceso de piel, en los inferiores es la existencia de bolsas de grasa, cuyas dimensiones pueden llegar a ser muy grandes. Estas bolsas se encuentran situadas en tres compartimentos distintos: interno, medio y externo. El tamaño de la grasa que albergan puede ser equivalente a una aceituna, de manera que, eliminándola, se corrige el defecto que envejece la apariencia del área inferior del ojo.

Hay dos vías para acceder a esta grasa. Uno de los métodos consiste en realizar una incisión justo bajo las pestañas. Se sacan las bolsas de grasa, se retira la piel sobrante y se realiza una fina sutura de la incisión.

El segundo método utiliza la vía transconjuntival, con una pequeña incisión, sacándose la grasa a través de la conjuntiva, o sea, la mucosa interna del párpado. No es necesaria sutura puesto que dicho tejido cicatriza muy bicn por sí mismo. Es el procedimiento típico de elección para personas menores de 45 años, que no necesitan que se extirpe piel. Las grandes ventajas de esta técnica son que no deja cicatriz y que no puede cambiar la forma de los ojos.

Postoperatorio

Una vez finalizada la operación, el paciente reposa en el centro clínico 24 horas. Debe regresar también a él al cabo de 4 días para que se le retiren los pequeños puntos de los párpados superiores e inferiores si la intervención no ha

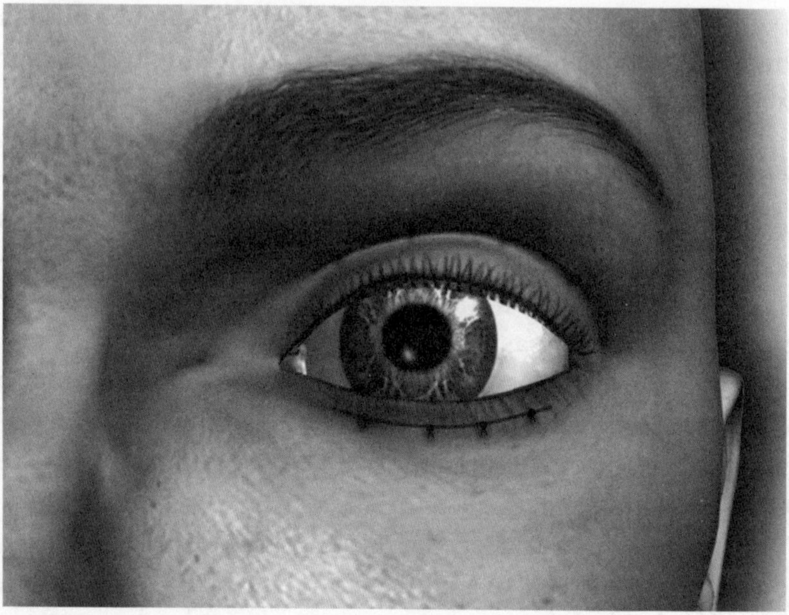

Figura 4: cicatrices resultantes de blefaroplastia clásica.

sido efectuada por vía transconjuntival. Durante su estancia, se le habrán aplicado compresas frías.

Si la intervención se realiza por vía transconjuntival, no es necesario el ingreso en la clínica.

Las molestias para el paciente son mínimas. La anestesia local con sedación es totalmente suficiente para combatir el malestar propio de la operación. Ésta dejará probablemente edema y hematomas sobre la zona palpebral, pero suelen remitir al cabo de 5 días o como máximo una semana. Al quinto día, el paciente puede utilizar un poco de maquillaje para disimular cualquier resto de hematoma o la marca de la pequeña cicatriz, si aún resulta visible. Una marca que, como mucho, tardará 2 meses en resultar prácticamente imperceptible. Nunca podrá utilizarse maquillaje antes de ha-

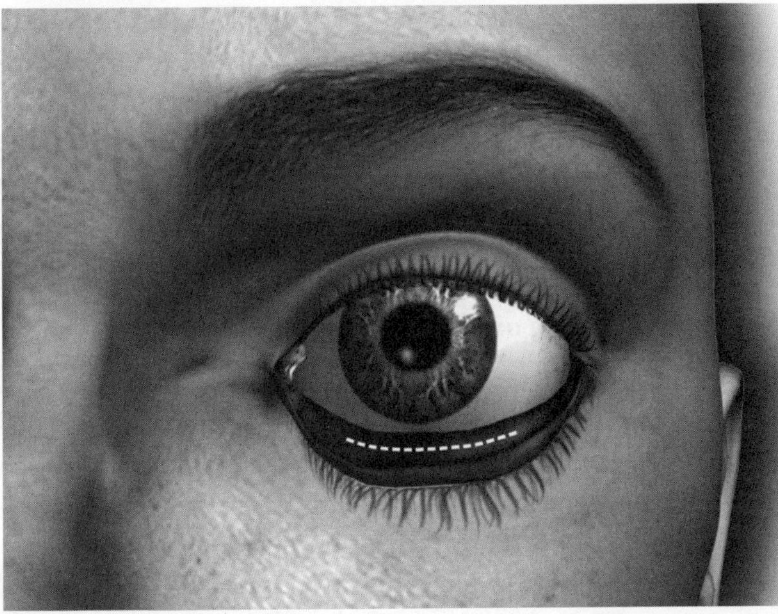

Figura 5: vía de acceso de la blefaroplastia transconjuntival que no deja cicatriz visible.

ber retirado los puntos, excepto si la intervención ha sido transconjuntival.

Sea como fuere, una semana basta para que el paciente pueda reincorporarse a sus quehaceres habituales sin temor a que los demás se aperciban de que se ha sometido a tratamiento porque vean alguna señal, excepto la propia desaparición de bolsas y exceso de piel en los párpados. Es normal que, durante algunos días, experimente un poco de lagrimeo.

El área debe protegerse del sol durante un tiempo. Al principio mediante el uso de gafas, pero pasadas 2 semanas bastará con una crema fotoprotectora de alta graduación, que en el caso de las señoras pueda usarse como base para maquillaje.

El momento de maquillarse por completo de nuevo será crucial para las pacientes, acostumbradas a utilizar las pinturas para conseguir unos efectos específicos en la zona de los ojos. Idealmente, deben dejar que la esteticista las guíe porque el sistema que habrán seguido ya no será válido y podrán realzar mucho mejor la recobrada expresividad y vivacidad de la mirada con una nueva forma de maquillarse.

Precauciones tras la intervención

Las precauciones serán las usuales en todo caso de intervención quirúrgica, prohibiéndose durante las primeras 3 o 4 semanas el ejercicio físico y la exposición solar. La única precaución excepcional que deberá tener en cuenta el paciente es la ya indicada prohibición inicial de tomar el sol.

Una precaución especial durante los primeros días es la de descansar sentado, reposando la cabeza, y dormir con la cabeza en posición elevada o semielevada.

Resultados

Una de las características menos conocidas de esta intervención es que las bolsas de grasa no suelen reaparecer. Los resultados, por tanto, no únicamente son espectaculares, sino también de larga duración. El rostro parece haber perdido muchos años, la mirada tiene una mayor intensidad y expresividad y la belleza de la juventud se ha recuperado. Lo mismo puede decirse de la actuación sobre los párpados superiores. No una, sino varias veces he oído de mis pacientes una frase parecida a la de «Hay veces que yo misma me recortaría esa piel que sobra de ahí arriba». Son actuaciones que generan un sentimiento muy satisfactorio.

No hace mucho tuve un caso poco usual. Acudió a la consulta un paciente que quería eliminar unas antiestéticas bolsas de grasa, tan prominentes y grandes que le causaban problemas para usar determinado tipo de gafas. Una vez hechos patentes los resultados, el efecto de rejuvenecimiento fue tan evidente que su esposa, anteriormente muy reacia a someterse a cualquier intervención o tratamiento, pidió inmediatamente una blefaroplastia para eliminar las suyas y acabó por combinar la operación con un tratamiento para solucionar las arrugas del contorno de los ojos. Declaró: «¡Yo no quería, pero no voy a permitir que mi marido parezca más joven que yo!».

CORRECCIÓN DE LAS OJERAS OSCURAS

Las ojeras oscuras pueden estar causadas por dos condiciones; la primera, una pigmentación distinta de la zona; la segunda, la transparencia excesiva de la piel, que muestra la tonalidad del músculo y de los vasos sanguíneos subyacentes. En el primer caso, es posible utilizar tratamientos de peeling (véase el capítulo 5). En el segundo, no hay ninguna solución quirúrgica.

COMBINACIÓN DE LA BLEFAROPLASTIA CON OTROS PROCEDIMIENTOS

Es bastante común que los pacientes acudan al cirujano con una petición bastante inespecífica: rejuvenecer el aspecto de su rostro o de la cara, cuello y escote. Cuando nuestra experiencia nos indica que la satisfacción de su deseo pasa por más de un procedimiento, así se lo indicamos, y también es bastante frecuente que ello ocurra. Si bien un cierto porcentaje de nuestros pacientes necesita de una sola intervención o tratamiento, la mayoría combina más de una necesidad estética; los párpados superiores han comenzado a caer al mismo tiempo que lo hace la frente y se han acentuado las bolsas bajo los ojos, las arrugas de expresión y las de las mejillas, que muestran cierta flacidez.

Podemos combinar la blefaroplastia con el lifting completo o con uno segmentario que actúe solamente en el área de la frente, contribuyendo a dejar terso el tercio superior del rostro. También se puede combinar con intervenciones para elevar y recuperar la lozanía de los pómulos y la parte alta de las mejillas, en la que los tejidos se vuelven flácidos y caen con el paso de los años.

En la mayoría de las ocasiones en que se produce una blefaroplastia junto con otro procedimiento, se programa conjuntamente con lifting, si se quiere corregir la flacidez de la cara, o un peeling o láser si se desea mejorar las arrugas faciales.

Turno de preguntas

¿En qué casos estaría contraindicada la intervención?

Únicamente si, por cuestión de salud, fuera previsible algún problema que pueda afectar a su reacción a la anestesia, el proceso quirúrgico o la recuperación. Es importante no fumar o reducir el consumo de tabaco tres semanas antes y después de la intervención, ya que influye en la calidad de la cicatrización.

¿Qué riesgos específicos presenta la blefaroplastia?
Como en toda intervención, las hemorragias y la infección son los principales riesgos, pero sumamente infrecuentes.

Aparte de estas complicaciones, si quien opera no es experto, podría eliminar un exceso de piel del párpado superior y el paciente experimentaría dificultades para cerrar el ojo. Si el mismo error ocurriese con el párpado inferior, se produciría ectropión o eversión, o sea, el párpado se giraría hacia abajo.

Hay otros posibles problemas: si se saca demasiada grasa del párpado inferior, el rostro puede adquirir un aspecto ojeroso y macilento, demasiado cóncavo. Otro sería que la cicatrización presentase dificultades, que hubiese una alteración de la cicatrización con cicatrices de aspecto poco atractivo.

¿Qué edad es la más adecuada para esta intervención?
No hay una edad adecuada, porque algunos pacientes manifiestan el problema de bolsas prominentes bajo los ojos a una edad bastante temprana, mientras que otros conservan un aspecto casi perfecto de ambos párpados hasta tener una edad avanzada.

Para prepararme para la operación ¿debo ir al oftalmólogo o tener en cuenta alguna otra cosa?
No es necesario que vaya al oftalmólogo, pero se explorará si tiene una correcta producción de lágrimas. No hay necesidad de más preparación para esta operación que el seguimiento de las normas usuales para someterse a cirugía.

Mientras me operen estaré despierto. ¿Qué sentiré?
Si la intervención es bajo anestesia local, usted permanecerá despierto pero sedado. No experimentará ningún dolor, ya que se inyectará anestesia en la zona que se va a intervenir. Tampoco verá ningún instrumento ni las manos del cirujano o de su equipo. En la intervención por vía transconjuntival, se protegerán sus ojos con unos lentes de contacto especiales (protector ocular) después de ponerle unas gotas anestésicas.

Como en toda intervención, sea bajo anestesia local o general, se controlará su actividad cardíaca, para lo cual se colocarán electrodos en su pecho. También llevará el aparato indicador de presión en un brazo y un indicador de oxígeno que colocaremos en un dedo. La piel de la zona alrededor de los ojos quedará protegida con unos paños estériles.

¿Qué medicamentos deberé evitar antes y después de la operación?
El cirujano le dará instrucciones específicas para que se abstenga de ingerir anticoagulantes (la aspirina es uno, otro la vitamina E de algunos fármacos, pero hay más) con suficiente antelación y, si está tomando medicación, la revisará.

¿Qué medicamentos me darán durante el postoperatorio?
Antibióticos de prevención durante 5 días.

¿Cuándo podré usar gafas? ¿Y lentes de contacto?
Podrá usar gafas a las 24 horas. No intente ponerse lentes

de contacto durante los primeros días hasta que el médico lo autorice.

¿Cuándo podré leer y ver la televisión?
Al cabo de 24 horas podrá ver la televisión, pero deberá esperar a que transcurran 48 para leer. Tenga en cuenta la prohibición de usar lentes de contacto.

¿No podría tomar el sol y rayos UVA protegiéndome con gafas solares?
Durante el primer mes, no. Por muchas precauciones que tome, los rayos podrían originar manchas oscuras en la zona operada y éstas tardarían meses en desaparecer.

¿Cuándo podré maquillarme la zona operada?
Al quinto día.

¿Cuándo podré reemprender mi vida laboral?
Al quinto día, puesto que no tendrá ya los puntos de sutura.

¿Cuándo podré viajar?
Puede hacerlo al segundo día, pero tenga en cuenta que deberá acudir a la clínica para sacarse los puntos de sutura cuando hayan pasado 4 días desde la intervención.

¿Parecerá distinta la forma de mis ojos?
Es posible que la perciba como ligeramente distinta, un cambio sutil, y dependerá de varios factores: por ejemplo, las decisiones previas, como la de elevar la cola de las cejas caídas o realizar también un lifting segmentario en la frente.

Éste será uno de los puntos que discutirá con el cirujano con anterioridad. Pero lo más corriente es que, sencillamente, el paciente perciba la renovada vivacidad y expresividad de los ojos y cómo han recuperado la forma de antaño.

¿Por qué hay dos métodos distintos para operar los párpados inferiores?

El método transconjuntival sólo es efectivo si el propósito de la intervención es eliminar los depósitos de grasa que han formado las antiestéticas bolsas. Si, además de ello, existe un exceso de piel que deba ser extirpado, esta vía no es la recomendable, puesto que no es posible tensar la piel por la vía transconjuntival. Entonces, se recurre a la incisión debajo de las pestañas y, tras cortar el exceso de piel, se tensa en dicho punto.

¿Realizan operaciones de los párpados superiores a personas asiáticas para crear el pliegue caucásico?

Efectivamente, ésta es una operación que puede realizarse y que es más común en países con un alto índice de inmigración, como Estados Unidos o en el propio Oriente. El procedimiento usual es realizar una incisión sobre el párpado superior, eliminando piel, músculo y a veces tejido graso, tras lo cual se realiza una sutura temporal o permanente en el músculo subyacente para crear el pliegue del párpado superior inexistente en la mayoría de los orientales.

¿Es seguro repetir una blefaroplastia pasados los años?

La intervención sobre los párpados superiores puede repetirse. Realizamos la de los párpados inferiores con el objetivo de sacar la grasa de las bolsas que allí se forman y, en nuestra experiencia, esta grasa no vuelve a aparecer hasta pasado mucho tiempo.

Suelo dormir muy profundamente y siempre sobre un lado. ¿Cómo puedo evitar mover la cabeza hacia aquel lado durante los días del postoperatorio?
Puede dormir de lado y no ocurrirá nada malo, aunque los primeros 4 días, cuando todavía llevará puntos de sutura, es más aconsejable que duerma boca arriba. Si cree que le será difícil, recuerde que el inconsciente puede ser manipulado con mayor facilidad de lo que usualmente suponemos. Si, tras la intervención, siempre que desee dormir se concentra varios minutos diciéndose a sí mismo que lo hará relajado y cómodo a la par que absolutamente inmóvil y que su sueño será reparador, así ocurrirá.

Créame que este pequeño truco funciona. Aparte de ello, puede comprarse un cojín en forma de U, los típicos para ayudar a personas que padecen dolores en la zona cervical, y encajarlo entre otros cojines duros que no le permitan el movimiento.

3

NARIZ BIEN FORMADA

La nariz es el rasgo que mayor carácter imprime al rostro humano. Consecuentemente, es la intervención más frecuente en cirugía estética.

Hace años, cuando un paciente deseaba una rinoplastia pero no se atrevía a confesar la motivación estética, acudía a la clínica quejándose de dificultades respiratorias por desviación del tabique nasal. Afortunadamente, hoy día, ni hombres ni mujeres consideran necesario utilizar ese pretexto. La nariz es la parte más destacada de la cara. Su equilibrio resaltará el del resto de las facciones, su desproporción restaría armonía o atractivo a las demás. Consecuentemente, se presta a la corrección de sus defectos estéticos toda la atención que merece, sin olvidar su importantísima función como órgano respiratorio.

Esto significa que una operación de nariz siempre es única, porque no hay dos narices iguales. La rinoplastia es quizá la intervención más debatida y analizada previamente entre paciente y cirujano y, antes de decidir qué forma se buscará para la nariz, se habrá analizado todo el conjunto de la cara.

La nariz debe pasar desapercibida y dejar el protagonismo a la mirada y la sonrisa. Ahora bien, si es desproporcionada con respecto al resto de la cara, cobrará ese excesivo protagonismo, por lo que el cirujano debe buscar un resultado natural y conseguir un tamaño proporcional al resto de las facciones o, en otras palabras, un tamaño armónico con el conjunto del rostro. Así, huirá de las narices respingonas, pinzadas, que muestran los orificios, demasiado pequeñas; en resumen, que puedan llevar el letrero de «nariz operada».

Quizá se trate de la operación que necesite de un mayor sentido artístico por parte del cirujano, que ha de considerar las características específicas de la raíz, dorso, punta, alas nasales en visión lateral y dorsal, los diversos ángulos existentes, y además el plano facial, con particular interés sobre el mentón y su proporción con la nariz. No describiré aquí todo lo que se analiza para decidir cómo será la intervención porque sería excesivamente largo, pero como las rinoplastias son intervenciones muy comunes, puede que los lectores encuentren interés en un par de datos.

Un dato interesante es que la raíz nasal (el punto del que arranca a partir de la frente) es la que determina la proyección y la longitud aparente de la nariz. Por esta razón, las narices de las estatuas clásicas griegas nos parecen siempre largas. La raíz de las mismas comienza muy arriba, en la frente. Y también nos parecen más grandes en el sentido horizontal (o sea, muy proyectadas hacia delante) algunas narices que, en realidad, no lo son tanto, pero que tienen una raíz baja, cuyo arranque está bastante hundido entre los ojos.

Otro dato es que la punta es el elemento más importante y difícil, en él la capacidad de retracción de la piel juega un papel decisivo. En una rinoplastia nunca tocamos la piel. Ésta debe acomodarse a la nueva estructura cartilaginosa que le sirve de soporte. Si la piel es fina y conserva una buena elasticidad, tendrá una capacidad de retracción que conseguirá una adaptación correcta y la reducción deseada, pero si se trata de una piel sebácea, gruesa y poco elástica, sus posibilidades de retracción serán menores y, por tanto, la posibilidad de reducción también será menor.

Todo cuenta. Un milímetro más de raspado de un dorso de la nariz cambiará completamente el resultado. Además, el cirujano plástico debe tener en cuenta otros muchos factores antes de operar. No necesita el mismo enfoque una persona baja, muy delgada, con una cara de pequeñas dimensiones y el cabello fino y de escaso volumen, que otra alta, de figura sólida, rostro de facciones amplias, estructura ósea prominente en los puntos de luz (pómulos, mentón y punta de la nariz) y una espesa y voluminosa mata de pelo. No se estudia únicamente la nariz, no es tan sencillo. Se la analiza situándola en el marco del rostro para conseguir proporción y armonía.

En mi práctica profesional, realmente hallo esta intervención un reto constante, porque, al ser cada nariz única, el plan operatorio exige un estudio perfectamente detallado y confieso que, a veces, aprovecho cualquier lugar público, sobre todo los ascensores, para fijar mi absorta atención en las narices de la gente (tengo la suerte de mi lado, nunca me han llamado la atención por mi mirada obsesiva).

Tras esta digresión, no le extrañará al lector que aclare que se trata de una de las intervenciones que realizo con mayor placer personal, aunque no sea la única en la que disfrute.

RINOPLASTIA Y SEPTOPLASTIA

Se denomina rinoplastia a toda intervención quirúrgica estética de la nariz, si bien dentro de esta esfera hay actuaciones muy diversas. En puridad, la rinoplastia es la cirugía estética de la nariz, mientras que la septoplastia es la cirugía funcional, destinada a corregir desviaciones del tabique nasal. Muchas veces, se combinan en un solo acto quirúrgico con finalidades diversas: incrementar el volumen de la nariz o de alguna de sus partes, disminuir el tamaño general o la curvatura del perfil, reducir el tamaño exagerado de los orificios nasales, estrechar la base ósea...

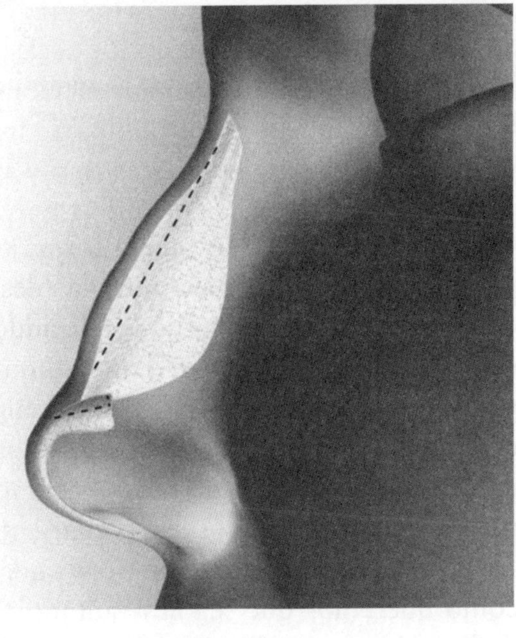

Figura 6: línea de marcaje del futuro perfil del dorso y la punta nasales después de la rinoplastia.

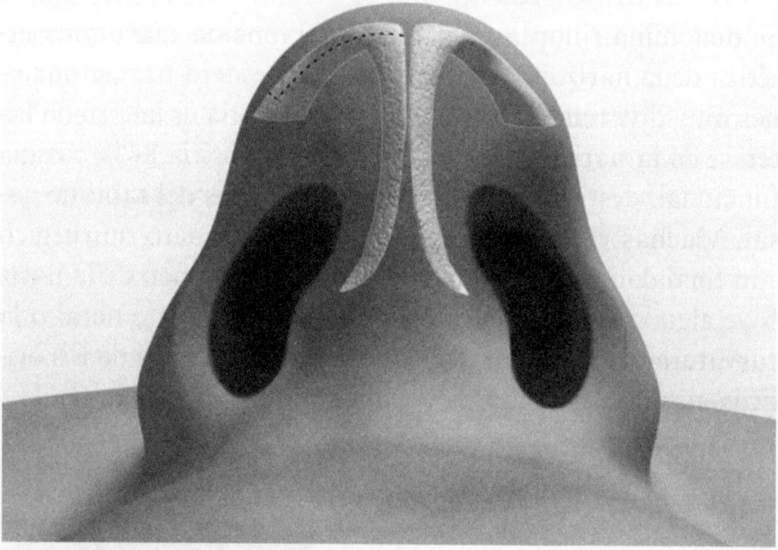

Figura 7: línea de marcaje de la zona a extirpar de los cartílagos de la punta para su remodelación.

Procedimientos de la rinoplastia

La corrección quirúrgica de la forma o tamaño de la nariz puede tener lugar por vía interna (desde el interior de los orificios nasales) o externa, realizándose la pequeña incisión en la base de la nariz. En ninguno de los casos se efectúa antes de los 16 años, para dar tiempo a que se concluya el desarrollo de la estructura ósea.

Incluso en el caso de mayor actuación, la intervención no es muy prolongada; suele oscilar entre 1 y 2 horas.

El tiempo de preparación previa a la decisión final sobre cómo queremos que sea el resultado es largo. Pongo gran dedicación en estudiar junto al paciente cómo será la nariz resultante y en qué medida afectará al conjunto de sus facciones. Muchas veces, la nariz parece demasiado grande porque el rostro presenta una barbilla retraída junto a unos pómulos o mejillas ligeramente hundidos. Se trata entonces de buscar un equilibrio sin centrarse únicamente en una rinoplastia de reducción de volumen. La respuesta puede hallarse en una remodelación del conjunto.

Cuando el propósito de la rinoplastia es reducir el volumen de los orificios nasales, bastará con eliminar un par de pequeños pliegues de la piel de la base. Si se trata de disminuir el tamaño de la nariz, el cirujano limará los huesos y los estrechará. Además, la punta de la nariz suele ser mejorada según lo necesite, dependiendo de si es ancha, caída o propulsada.

Procedimientos de la septoplastia

La obstrucción de las vías de paso de aire en la nariz por desviación del tabique nasal puede solucionarse mediante la septoplastia. Para corregirla, el cirujano efectuará una única incisión dentro del orificio nasal y una resección de la parte del tabique que esté obstruyendo el paso del aire. Las incisiones serán internas y el procedimiento será rápido, no más de 30 minutos. Esta intervención se efectúa bajo anestesia local con sedación o bajo anestesia general.

Postoperatorio de la rinoplastia

La intervención exige 24 horas de ingreso en la clínica. Pueden presentarse hematomas e hinchazón los primeros días. El cirujano habrá protegido la nariz con una férula de escayola que la sujetará durante unos 8-10 días. Los tapones de esponja suelen retirarse a los dos días.

Postoperatorio de la septoplastia

El paciente también queda ingresado en la clínica las primeras 24 horas. Las vías respiratorias nasales están bloqueadas con tapones los tres primeros días y el paciente tiene que respirar por la boca.

Naturalmente, en ambos casos existe la precaución recomendada de evitar toda situación que ponga en peligro al paciente de recibir golpes en la nariz, un recordatorio particularmente necesario en el caso de que haya bebés en casa. Quien haya recibido un puntapié inesperado en la cara, propinado por uno de esos angelitos de escasos meses de vida, sabrá perfectamente a qué me refiero. En mi caso, al haber tenido dos hijos sé perfectamente de qué estoy hablando.

Resultados

Los resultados son ya apreciables al cabo de 2 semanas, pero los restos de hinchazón de una rinoplastia duran bastante tiempo, de 4 a 6 meses. Hasta entonces no podrá decirse que sea el resultado final.

La espera de esta evolución para alcanzar esta visión final no suele ser percibida como un largo período por parte del paciente porque, cuando se retira el yeso, es altísimo el índice de satisfacción. Al ser la nariz un rasgo absolutamente determinante del perfil y que marca en todo momento el carácter y definición del rostro, la consecución de los cambios deseados resulta muy particularmente gratificante.

El gran poder de adaptación que tenemos ante cualquier cambio de nuestra imagen queda demostrado en estas intervenciones aún más que en cualquier otro procedimiento de cirugía plástica o de tratamiento médico-estético. Con algunos de mis pacientes tengo un trato frecuente, por amistad o profesionalmente. Pues bien, he observado en bastantes ocasiones el auténtico cambio de modo de tomarse la vida, de carácter, que ha aparecido en quienes se han sometido a una rinoplastia, particularmente si lo han hecho muy convencidos y deseosos.

Uno de estos casos nos ha quedado grabado en la mente a todo el equipo por la singular espontaneidad de las declaraciones de la paciente involucrada, y la sencillez de las frases con las que descubrió su más íntimo pesar anterior a la intervención, durante los largos años en que soportó un rasgo facial como un motivo de diaria amargura.

Se trataba de una joven de 25 años a la que se practicó una rinoplastia para elevar y dar mayor volumen al puente de la nariz en la zona de su arranque, entre las cejas, donde se manifestaba excesivamente hundida. El defecto genético, siendo claramente observable, no resultaba estéticamente tan desagradable como para mover a ese rechazo instintivo con el que los humanos a veces respondemos ante determinadas diferencias físicas. A pesar de su fealdad, más bien podría calificarse el efecto resultante como un poco gracioso, quizá por la juventud de la paciente, dc la misma forma en que nos parece graciosa la naricita de un niño; su nariz quedaba más pequeña y corta de lo normal. No era bonito pero tampoco provocaba un sobresalto.

La joven aceptó contestar una encuesta anónima a la que hemos sometido durante un tiempo a los pacientes, como base para realizar un estudio psicológico sobre las alteraciones relacionadas con la autopercepción de la imagen corporal. El cuestionario contiene 18 preguntas y citaré aquí alguna de sus respuestas:

—Decidió operarse porque...

No me creía como los demás. No tenía confianza en mí misma. Trataba de disimular el problema no saliendo. Creía que era diferente, lo asumía y punto.

—¿Cómo había afectado (el problema físico) a su relación con amigos y conocidos? *Desde pequeña, cada día, si lo había olvidado por un momento, los demás me hacían darme cuenta (del problema) otra vez. No he tenido un solo día de olvido.*

—Se operaría de nuevo para mejorar algo de su físico.

¿Para qué? Ya soy feliz. No tengo por qué operarme más, todo lo demás me gusta.

—¿Cambiará en algún aspecto su futuro tras haberse operado?

Mi futuro ha cambiado al ciento por ciento. Mi futuro son todo sonrisas.

«Mi futuro son todo sonrisas.» Debo confesar que, llegado este punto, me embargó la emoción. En muchas ocasiones, nuestros pacientes se abren a nosotros expresando su tristeza por una deformidad, las consecuencias estéticas de un accidente o, simplemente, un rasgo facial o corporal que les atormenta, al ser percibido como signo de fealdad por sí mismos o por su entorno. Cuando ven el resultado de las intervenciones, su alegría es una recompensa extraordinaria. Pero las palabras de esta joven me llenaron de particular gratitud por haber aprendido una profesión que me permite desterrar esa tristeza, generalmente oculta, y abrir a la fruición la vida de otros. Su patente alegría (la vida es «todo sonrisas») es tan contagiosa que aún hoy día, releyendo esas palabras, no puedo evitar sonreír.

Turno de preguntas

¿Qué contraindicaciones hay a la operación de rinoplastia?
Sería una contraindicación temporal todo proceso que comporte el riesgo de congestión nasal, como el catarro o la gripe. Tanto la piel de la nariz como su entorno deben estar libres de procesos infecciosos. Es importante no fumar o reducir el consumo de tabaco tres semanas antes y después de la intervención, ya que influye en la calidad de la cicatrización.

¿A partir de qué edad puedo operarme?
El proceso de osificación de los huesos de la cara finaliza entre los 15 y los 17 años. El especialista sabrá decirle si ya es candidato para la intervención.

¿Qué riesgo tienen las operaciones de la nariz?
Una intervención quirúrgica comporta siempre un cierto riesgo. Algunos de ellos serán descartados cuando recopilemos su historial en la clínica previamente a la operación.

Respecto a los riesgos específicos de esta intervención, los principales son la asimetría y las alteraciones en las vías respiratorias altas. En cuanto al primero, debo señalar que el rostro humano es siempre asimétrico, aunque no lo percibamos así. Esa asimetría persistirá tras la operación pero podría producirse asimetría visible en la nariz. En cuanto al segundo riesgo, la operación podría generar cambios que dificultasen el paso normal del aire por la nariz, riesgo muy infrecuente.

¿Qué complicaciones puede presentar una rinoplastia?

Puede producirse la rotura de pequeños vasos sanguíneos en la nariz, lo que causaría manchitas rojas en la piel que pueden después tratarse con láser. Es una complicación poco frecuente.

También es posible que tenga la sensación de respirar peor, particularmente si se ha sometido a una reducción de nariz o del tamaño de los orificios nasales. Hasta que el período de recuperación de los tejidos no haya concluido, puede tener esta molestia.

¿Es cierto que las operaciones de la nariz son más dolorosas que las demás intervenciones en la cara?

Las operaciones de nariz no suelen ser en absoluto dolorosas. La única incomodidad es la de no poder respirar durante 2 días por la nariz.

¿Cuánto tardaré en poder maquillarme?

Podrá maquillarse inmediatamente.

¿Podré usar gafas tras la operación?

Tan pronto como se retire el yeso podrá usarlas.

¿Podré usar lentes de contacto después de una septoplastia o rinoplastia?

Sí, inmediatamente.

¿Cuándo podré tomar el sol y rayos UVA?
Durante el primer mes, deberá evitar toda exposición a los rayos solares y ultravioletas. Podrían quedar manchas oscuras que tardarían meses en desaparecer.

¿Cuándo podré ir a la piscina y el gimnasio o practicar deporte?
Es aconsejable evitar el ejercicio físico durante el primer mes.

¿Puedo viajar en avión inmediatamente?
Sí, pero ha de recordar que debe volver a los 2 o 3 días para que se le retiren los tampones.

¿Qué medicamentos deberé evitar antes y después de la operación?
Como antes de toda operación, debe abstenerse de ingerir aspirinas u otros anticoagulantes durante 3 semanas antes de la intervención. De todas formas, la preparación incluirá instrucciones específicas y una revisión de los medicamentos que utilice.

¿Me recetarán algún medicamento para el postoperatorio?
Los fármacos habituales en el postoperatorio de una rinoplastia son los antiinflamatorios si ha sido un caso en el que se ha inflamado más de lo normal la zona intervenida. Es raro que se necesiten analgésicos para el dolor. En ocasiones se recetan antibióticos de prevención durante seis días.

¿Cuánto tardaré en poder respirar por la nariz?
El apósito de taponamiento se retira a los 2 o 3 días. Al principio, es natural que se formen algunas costras en el interior de la nariz y el propio edema de la intervención hará un poco difícil la respiración. El cirujano ya lo habrá previsto y le recomendará, según sea su proceso, un tratamiento específico para ayudar a que el proceso final de curación y desinflamación sea lo más rápido posible. En conjunto, no se trata de más que unos pocos días.

¿Tendré que dormir semiincorporado algunos días?
Le será más cómodo dormir con la cabeza un poco incorporada la primera noche, si bien no es estrictamente necesario.

¿Cuándo podré reincorporarme a mi vida laboral?
Pueden reemprenderse las actividades habituales al cabo de sólo 10 días, cuando el cirujano retire el yeso (a menos que no le importe ser visto con una férula en la nariz, en cuyo caso a partir del tercer día ya puede ir a trabajar si su trabajo no requiere esfuerzo físico). Para cuando hayan pasado los 10 días, la hinchazón y los hematomas visibles ya habrán desaparecido y el aspecto de la nariz será lo bastante bueno. Naturalmente, debe evitarse todo aquello que pueda significar un golpe en la nariz durante este tiempo.

4

OREJAS: SI NO BONITAS, DISCRETAS

Las orejas de soplillo, con otros defectos de forma o excesivamente grandes casi siempre originan problemas psicológicos que hacen poco grata la relación social.

En los niños, esto es especialmente importante. El niño quiere, ante todo, integrarse en el grupo y su ajuste psicológico dependerá en gran parte del éxito que tenga en incorporarse sin grandes esfuerzos a su entorno escolar y lúdico. Cualquier diferencia que no se considere como una característica positiva o envidiable servirá para que le señalen o para que se burlen de él. Y las burlas en el entorno infantil son crueles y frecuentes. Con su particular sinceridad, en la consulta los niños desgranan una serie de epítetos y anécdotas que, en demasiadas ocasiones, mantienen casi en secreto ante sus padres. Con la mejor intención, cuando el niño regresa del colegio uno de los primeros días y se queja ante ellos de que los compañeros le han llamado Dumbo, el padre o la madre minimizan la importancia del incidente. «Qué más da lo que te digan los demás», o «el niño que te diga eso es un maleducado», o «tú no escuches», o «macho, por qué haces caso, si tienes las orejas más grandes, pues oirás mejor que él», y una frase célebre: «Sólo los maricas se preocupan de esas cosas». En el consuelo que dan los padres a las niñas entran otras frases. «Pues tú tienes unos ojazos que ya quisiera tener ella.» «No debes ser tan vanidosa.» «Todos los niños son unos brutos.» Se niega la realidad, se recurre a diversas triquiñuelas, todo excepto enfrentarse con el hecho de que el niño o la niña sienten vergüenza y tristeza por acarrear lo que perciben como un estigma físico, algo que les hace distintos a los demás, se sienten como el patito feo.

Sea como fuere, el niño o niña se acostumbran a callar... hasta que llega a la consulta. Hay un dato extremadamente significativo: la mayoría de las correcciones de la oreja en asa las solicitan (y muy insistentemente) los mismos niños. Y no es de extrañar, a «Dumbo» le siguen apodos tan cariñosos y bien pensados como el de «Azucarero» y «Taxi con las puertas abiertas», y cada niña o niño con las orejas demasiado grandes o separadas del cráneo tiene que escuchar, una o varias veces al día, la pregunta de si va a echarse a volar.

Realmente, es innecesario dejar que su humillación prosiga, máxime cuando la intervención quirúrgica para solucionar estos problemas (tanto en niños como en adultos) resulta extremadamente sencilla y sus resultados, excelentes.

Además de esta operación, la cirugía estética de la oreja tiene otros fines. También intervenimos para mejorar la forma y acortar el lóbulo (que con la edad parece crecer y cuelga) y corregimos los desgarros o mala ubicación de los agujeros para pendientes. No todos podemos aspirar a tener unas orejas bonitas, pero sí podemos lograr que su apariencia sea discreta.

CIRUGÍA DE LA OREJA EN ASA

La oreja prominente o en asa, popularmente conocida como «oreja de soplillo», es un defecto genético bastante frecuente. Su causa puede estar localizada en dos puntos concretos de la oreja, el antehélix y la concha. El primero es la zona superior central del órgano; cuando carece de curvatura (el pliegue característico), la oreja se presenta en asa. La concha es el área cóncava del cartílago auricular que se halla en contacto con el cráneo; si presenta un ángulo demasiado abierto con relación a éste, o si está demasiado desarrollada, la oreja queda despegada de la cara. Cerca de un 80 por ciento de las anomalías de la forma de la oreja corresponden a la falta de pliegue en el antehélix.

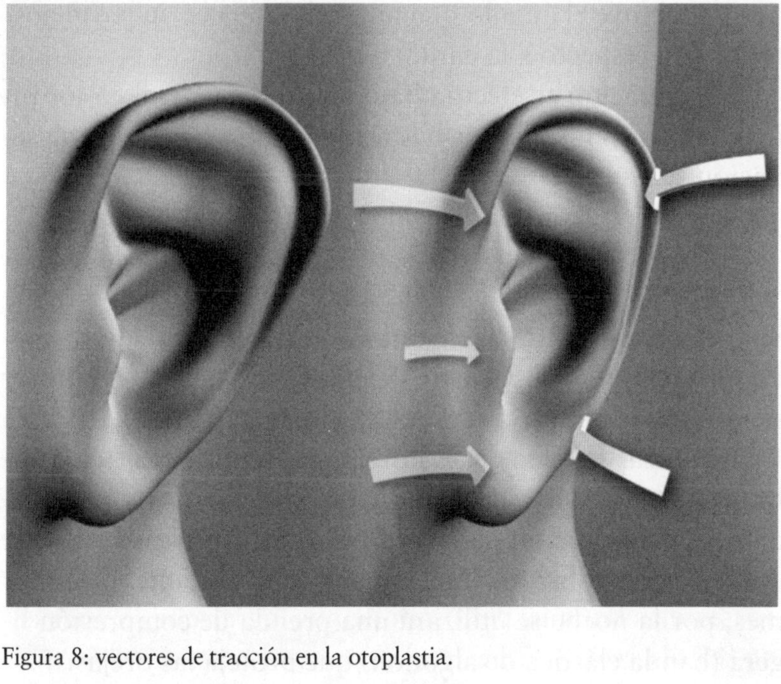

Figura 8: vectores de tracción en la otoplastia.

Los avances de la cirugía han permitido que las operaciones para corregir defectos estéticos de las orejas sean actuaciones exentas de complicaciones en la inmensa mayoría de los casos.

Esta intervención ha sido objeto de la creación de diversas técnicas por parte de los especialistas. La que utilizamos con mayor frecuencia para corregir la falta de curvatura en el antehélix se inicia efectuando una incisión en la parte posterior de la oreja, a través de la cual accedemos al punto donde debería hallarse la curvatura, que suturamos con unos puntos no reabsorbibles. Esto hace que el cartílago vaya doblándose sobre sí mismo, creando el pliegue deseado.

Si se trata de un problema de la concha, colocamos puntos que traccionan hacia atrás esta parte del cartílago, lo que disminuye el ángulo que forma la oreja en su parte posterior con respecto a la cara.

La operación se efectúa bajo anestesia general en los niños, si bien en los adultos basta con anestesia local y una sedación suave.

La intervención sobre las dos orejas dura 1 hora.

Postoperatorio

Sólo es necesario un día de estancia en la clínica. La recuperación es rápida: el paciente lleva un vendaje 24-48 horas y se retiran los puntos de sutura al cabo de 10 días.

Al retirar el vendaje, las orejas presentan una ligera inflamación que va remitiendo a lo largo de los siguientes días. Por precaución contra movimientos bruscos y golpes con la mano o brazos durante el sueño, durante el primer mes, por la noche se utilizará una prenda de compresión ligera (banda elástica de algodón) que proteja las orejas.

Las orejas son una zona delicada respecto a la percepción del dolor. El niño, que recibirá tratamiento con antibióticos como sistema preventivo de infecciones, también será tratado con analgésicos para disminuir el dolor, pero éste sobrepasa el nivel de la mera molestia y los familiares han de tenerlo presente y deben actuar con tacto y paciencia hasta que haya remitido. Es muy difícil juzgar qué molestias físicas padece otra persona. Los niños, afortunadamente, no suelen tener memoria del dolor originado por las operaciones y, bien conducidos, son más espartanos que muchos adultos. Un trato animoso, una oferta de entretenimientos tranquilos y la suficiente dosis de compañía bastarán para lo más importante: que el niño se tranquilice al serle recordado que el dolor pasará.

Hay que tener en cuenta un dato al respecto: si bien el dolor desaparece en unos días, las orejas permanecerán sensibles durante un par de meses.

Resultados

Lo que es indudable es que el niño no se resiente de haber pasado dolor tan pronto como ve los resultados de la operación. Los he tenido en la consulta, niños y niñas, mirándome con ojos brillantes y reprimiendo a duras penas saltitos de alegría. Movidos como el azogue, expresan su gozo en las frases de gratitud más encantadoras que un cirujano plástico pueda oír jamás. No se les ha liberado de un (a veces discutible) pequeño defecto estético; se les ha liberado del peso de la diferencia, de la humillación, de la vergüenza.

Para hablar de ello, tengo mi propio ejemplo. Fui operado por mi padre durante unas vacaciones veraniegas. Recuerdo aún hoy perfectamente la satisfacción que me produjeron las miradas atónitas de mis compañeros de colegio al emprender el nuevo curso. No daban crédito a mi nueva imagen. En mis oídos aún resuena el truncado «Hola, Dumb...» de uno de ellos, que dejó en el aire el final del apelativo tantas veces repetido al fijarse en el cambio. Fue un momento triunfal.

REDUCCIÓN DEL LÓBULO

Esta pequeña parte de la oreja acusa la edad de manera indefectible. La pérdida de firmeza de la piel queda reflejada en el alargamiento de los lóbulos, que adquieren un aspecto pendular. La reducción del lóbulo suele hacerse para corregir este proceso del envejecimiento, aparte de otros casos en los que el lóbulo presenta un tamaño exagerado como malformación congénita.

El procedimiento es muy sencillo, consiste en la extirpación de parte del área y su sutura. Intervenir sobre los dos lóbulos lleva cerca de 30 minutos y, si no forma parte de una actuación de conjunto con un lifting, suele realizarse con anestesia local.

Postoperatorio

El postoperatorio tampoco presenta complicaciones, no deben guardarse precauciones especiales y los pequeños puntos de sutura se retiran al cabo de 10 días. Es una intervención que no crea molestias de ningún tipo, por lo que es innecesaria la medicación.

Resultados

La cicatriz, corta y fina, queda ubicada en la parte superior del lóbulo, disimulándose perfectamente.

En cuanto al cambio de aspecto, es curioso comprobar cómo una pequeña operación en la que hemos actuado sobre un área de extensión tan reducida y de importancia poco aparente puede aportar un cambio muy positivo al conjunto de rostro y cabeza. Ciertamente, los detalles hacen el todo.

CORRECCIÓN DE LOS AGUJEROS PARA PENDIENTES

Los agujeros que se hacen a las niñas para la colocación de pendientes pueden desgarrarse por accidente o crecer por descolgamiento del lóbulo y uso de pendientes muy pesados.

La corrección de esta situación consiste en la sutura del agujero existente y en la apertura de un nuevo agujero. Es una intervención extremadamente simple y que, una vez finalizada, no requiere prácticamente cuidado especial, excepto la observación de precauciones de higiene para prevenir la infección.

Turno de preguntas

¿En qué casos estaría contraindicada la intervención?

Si se padece una enfermedad que pueda interferir con el proceso quirúrgico o con la anestesia. Es importante no fumar o reducir el consumo de tabaco tres semanas antes y después de la intervención, ya que influye en la calidad de la cicatrización.

¿Qué riesgo presenta la cirugía de oreja?
Ante todo, el mismo que cualquier intervención quirúrgica, principalmente el de infección y hemorragia. Los riesgos específicos de la operación son el cambio permanente de sensibilidad en la piel, que es excepcional. En casos muy infrecuentes, las orejas pueden quedar ligeramente asimétricas o distintas en cuanto a su separación del cráneo, si bien es importante señalar que casi nadie tiene las orejas ubicadas de forma totalmente paralela, ni con idéntico ángulo de salida respecto al cráneo. También puede ocurrir que se produzca una recidiva, o sea, que las orejas vuelvan a despegarse, lo que es muy raro en niños y menos raro en adultos.

Un riesgo específico, aunque muy poco frecuente, es la formación de un hematoma y la necesidad de eliminarlo. Una señal de alarma que detectaría la posibilidad de que se hubiera formado el hematoma sería el aumento comparativo de dolor de una oreja con respecto a la otra. En los raros casos en que aparece, suele ocurrir durante las primeras 24 horas desde la intervención, razón por la que se suele ingresar preventivamente 1 día a todos los pacientes para su control.

¿Qué edad es la más adecuada para la cirugía de orejas en asa?
A los 5 años es un momento ideal. A esa edad, las orejas ya tienen el tamaño de las de un adulto.

Aunque al lector pueda parecerle extraordinario, en varias ocasiones he tenido pacientes adultos que se han decidido a dar el gran paso tras años de usar pegamento cada mañana para pegar las orejas al cráneo. Es una lástima, en todos los sentidos, por la molestia padecida y por el complejo que deben de haber soportado para actuar así tanto tiempo. Además, si se espera a una edad adulta para efectuar la intervención, al cartílago le resultará más difícil adaptarse a la remodelación, ya que será más rígido. En casos muy infrecuentes, esto obligará a repetir la intervención en una o en las dos orejas. Por todo ello se recomienda que estas intervenciones se efectúen a una edad temprana.

¿Debo prepararme de algún modo?
No es necesaria una preparación especial.

¿Qué medicamentos deberé evitar antes y después de la operación?
Como antes de toda operación, le indicaremos que se abstenga de ingerir aspirinas u otros anticoagulantes durante tres semanas antes de la intervención. El cirujano le dará una orientación más adelante.

¿Es cierto que las orejas pierden sensibilidad los primeros días?
Sí, se produce este efecto, pero se recupera la sensibilidad al cabo de pocas semanas.

¿Podré usar gafas inmediatamente después de la operación? ¿Y lentes de contacto?
Durante los primeros días, no use gafas para no presionar la zona, la patilla le molestará. Si tiene auténtica necesidad, pida ayuda a un especialista para conseguir algún tipo de lentes que no carguen peso ni presión sobre la

zona de las orejas, abriendo mucho la patilla. Respecto a los lentes de contacto, siga usándolos como siempre.

¿Debo cortarme el pelo antes de la operación?
No, en absoluto. De hecho, es mejor que lo lleve largo, porque así tapará las orejas durante las primeras semanas después de la intervención, cuando suelen estar algo inflamadas.

¿Podré ducharme y lavarme el pelo al día siguiente?
Podrá lavarse el pelo normalmente, procurando que no se mojen las orejas. La única restricción mientras lleve los puntos de sutura es la no utilización del secador de aire caliente en toda la zona.

¿Me recetarán algún medicamento para el postoperatorio?
Los usuales tras cualquier intervención: antibióticos para evitar la infección y analgésicos.

¿Tendré que dormir con la cabeza incorporada?
No, no es necesario.

¿Cuándo podré tomar el sol y rayos UVA?
Al cabo de 1 mes.

¿Cuándo podré viajar?
En seguida, pero debe recordar que tiene que acudir periódicamente a la consulta durante las primeras semanas.

¿La intervención puede afectar a mi capacidad auditiva?
No, en absoluto. Se interviene únicamente sobre el cartílago exterior al conducto auditivo.

¿Cuándo puede volver el niño a la escuela? ¿Qué pasará si le dan un golpe jugando?
Idealmente, el niño debe quedarse en casa 1 semana tras la intervención. Los primeros días puede sentirse muy molesto, pero, además, debe prevenirse la posibilidad de infección por polvo, siempre presente en las zonas de juego de las escuelas. También se evitará la posibilidad de que reciba un golpe antes de que la cicatrización haya finalizado.

Si jugando con sus compañeros el niño recibe un golpe en la oreja una vez transcurrido el tiempo del postoperatorio, obviamente le dolerá, pero no tiene por qué ocurrir nada especial; la oreja no se deformará por ello.

¿Cuándo puede el adulto reemprender su vida laboral?
Podría hacerlo 3 días después de la intervención. Ahora bien, tenga en cuenta que se sentirá molesto, porque las orejas son una zona en la que el dolor es percibido con mayor intensidad. Si puede programar la intervención dándose un poco más de tiempo, 1 semana, tanto mejor.

5

MENTÓN, PÓMULOS Y MEJILLAS: RESTABLECER EL EQUILIBRIO

Las suaves protuberancias de las mejillas, zona malar (pómulos) y barbilla son tan importantes para la armonía del rostro como los ojos, la nariz o el óvalo. Haga la prueba ante un espejo con una buena luz. Con la ayuda de una o dos manos, «estreche» sus mejillas, suba el mentón, haga más plana su barbilla, retroceda y adelante el mentón. Con cada cambio, un nuevo rostro. Actores y maquilladores profesionales conocen bien estos secretos y los utilizan de muchas maneras para dar carácter a un personaje. Los cirujanos los hemos estudiado a fondo, aunque desde otro prisma: nuestro objetivo es dotar de armonía o de mayor belleza al rostro, a veces crear el contraste de volumen que resalte una facción de otro modo desapercibida y, sobre todo, proporcionar dimensiones. Así de simple.

LAS SOLUCIONES

Si existe una solución, es que hay un problema. Los posibles problemas pueden ser tan distintos que los agrupo aquí, puesto que las soluciones son variaciones sobre un mismo tema: o bien deberemos aumentar el volumen o se necesitará disminuirlo, sea de arcada mandibular, zona de pómulos o mentón. También se puede aumentar en un punto mientras se disminuye otro.

En la zona facial alta de mejillas y pómulos, podríamos decir que aumentar tiene mucha mayor demanda que disminuir. El problema puede venir dado por unas mejillas demasiado rollizas, aunque por regla general éstas son bonitas y se mantienen firmes. Es más usual que el paciente acuda en busca de una solución a sus pómulos planos, cuya línea se interrumpe bruscamente. Nunca he tenido pacientes en busca de la supresión de pómulos altos, que suelen considerarse una ventaja estética, si acaso, vienen al centro a corregir sus pómulos poco definidos.

El mentón, sin embargo, es otra cosa y la proporción de barbillas huidizas que debo intervenir es mucho mayor a las barbillas excesivamente rotundas, para las que se me pide consejo y solución.

Para la mejora estética de los pómulos planos, existen variantes quirúrgicas. Los pómulos pueden ser rediseñados quirúrgicamente mediante un relleno hecho a medida. La diferencia radica en el material implantado.

Existen tres diferentes opciones. La primera es la prótesis de silicona sólida con forma de pómulo, que se introduce por una incisión (efectuada o bien debajo de las pestañas o bien dentro de la boca) y que deja emplazada la prótesis encima del hueso malar. La segunda es el aumento del pómulo mediante lipoestructura, inyectando grasa del propio paciente en la zona con una jeringa. Esta grasa puede ser extraída de cualquier parte del cuerpo en la que se encuentre en exceso, pues se necesita poco volumen de extracción para realizar la corrección del pómulo. Por último, la tercera opción será la inyección de alguno de los materiales sintéticos autorizados mediante infiltraciones con jeringa.

En el primer caso (prótesis de silicona sólida), el tiempo operatorio es de una hora. Se requiere anestesia local y sedación y el paciente debe quedar ingresado en la clínica durante 24 horas. No es necesario que el paciente lleve a cabo cuidados especiales. El control médico y la retirada de los puntos de sutura se efectúan 4 días después de la intervención.

La intervención en el segundo caso (lipoestructura) dura unos 45 minutos y se practica bajo anestesia local y sedación. El tiempo que el paciente debe estar ingresado y los días que debe esperar para que se le retiren las suturas son los mismos.

La tercera opción (infiltración de productos de relleno) sólo precisa anestesia local y no es necesario el ingreso en la clínica. No exige ningún cuidado postoperatorio.

Cuando se utiliza cualquiera de las dos últimas opciones (grasa propia o infiltraciones de relleno) el resultado es completamente natural, tanto a la vista como al tacto; no es posible percibir la diferencia con el tejido propio.

Es cierto que, en ocasiones, con la lipoestructura parte de la grasa propia inyectada puede ser reabsorbida por el organismo, lo que requerirá una segunda actuación que se efectuaría al cabo de 6 meses. Contra esta infrecuente desventaja, está el hecho de que (al igual que con las infiltraciones de materiales sintéticos de relleno) el médico y el paciente pueden optar por adoptar un acercamiento gradual al resultado final, rellenando la zona poco a poco en sucesi-

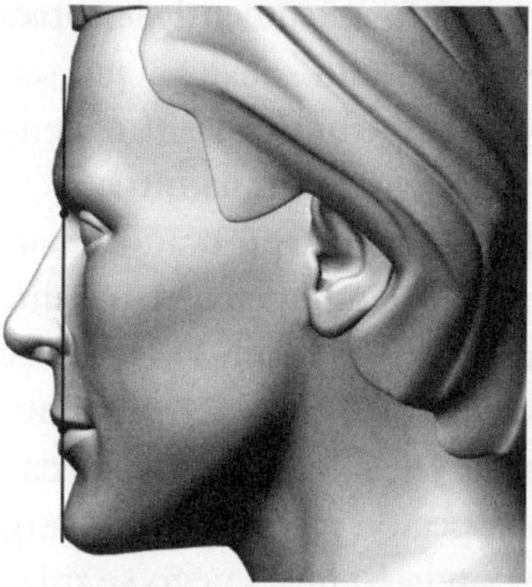

9A

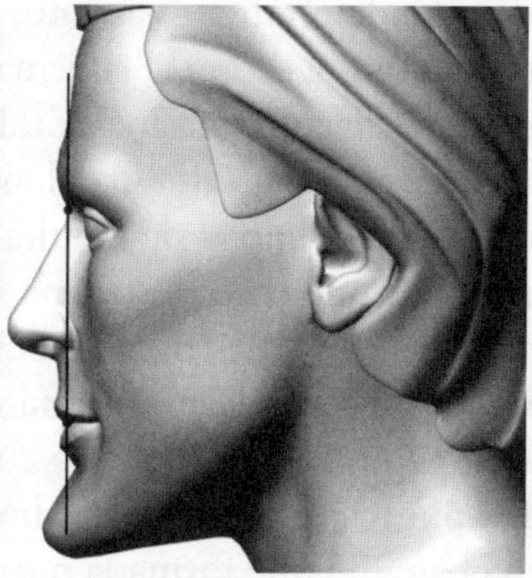

9B

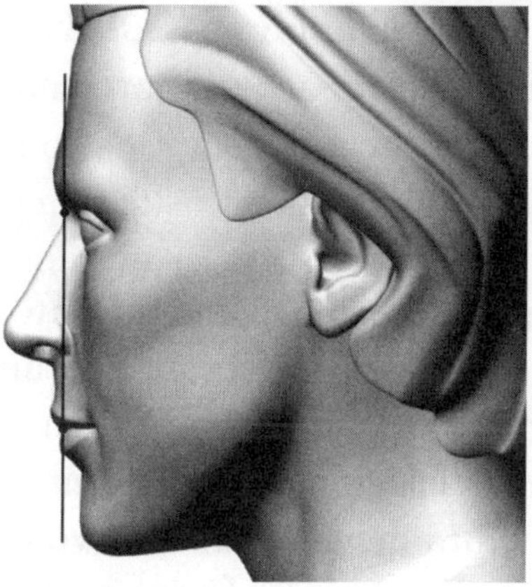

9C

Figura 9A: marcando dos puntos, uno entre los labios y otro en el ángulo nasofrontal, y trazando una recta entre ellos, se obtiene el punto óptimo de situación del mentón.

Figura 9B: si el mentón excede esa línea, se puede corregir retrocediéndolo.

Figura 9C: si el mentón no llega a la línea, puede corregirse aumentándolo.

vas sesiones, de manera que el paciente vaya controlando cuál será el resultado estético final.

Lo indicado anteriormente sirve también para rellenar la punta de un mentón retraído. Son idénticos los procedimientos, el tiempo y las demás condiciones. Se trata de una intervención bastante frecuente.

Cuando el caso es distinto, y se trata únicamente de corregir una punta de barbilla demasiado grande, ancha o puntiaguda, se efectúa una incisión bajo la barbilla o dentro de la boca, se esculpe el hueso del mentón y se sutura la incisión.

En mis tiempos de facultad, me enseñaron cómo determinar de qué caso se trataba mediante un apoyo visual que reproduciré aquí (figs. 9A, 9B, 9C) para que el lector se aclare. Se toma la fotografía del perfil facial (del perfil auténtico, no el habitual tres cuartos) y sobre ella se marcan dos puntos: uno entre el labio superior y el inferior y otro en el ángulo que forma la nariz con la frente. Luego se traza una línea recta vertical entre los dos puntos y hacia abajo. El mentón debe hallarse en esa línea. Si la sobrepasa, la barbilla es demasiado protuida; si no llega, para proporcionar el rostro se podría aumentar el mentón.

Resultados

Aunque el aumento del mentón es apreciable de inmediato, los resultados definitivos no pueden verse hasta pasado un mes. Es interesante ver el cambio que llega a producir en el aspecto general del rostro la remodelación de uno o ambos de estos dos puntos de la estructura facial. Todos los volúmenes parecen distintos: nariz, ojos, boca y frente toman otra proporción, incluso el tamaño de la cara se altera visualmente. Los juegos de luces y sombras son totalmente nuevos e, incluso bajo un foco de luz profesional que impide la apreciación de relieves, la distinta absorción de la luz que tienen los nuevos contornos hace patente la transformación. A veces lo comparo con un cuadro: si éste está mínimamente torcido, algo nos molesta sin saber qué es y sólo cuando alguien lo endereza nos apercibimos de lo antiestético que era tenerlo mal colocado.

Recuerdo el caso de unas mellizas idénticas barcelonesas, a quienes llamaré aquí María y Luisa aunque éstos no son sus verdaderos nombres. Eran bastante agraciadas, el único defecto que tenían era un mentón pronunciadamente puntiagudo del que María, mucho más presumida que su hermana, se sentía muy disgustada. Luisa se casó con un tejano y se fue a vivir a un rancho en Estados Unidos, mientras que María permaneció en Barcelona. Una o dos veces al año, una de las hermanas cogía un avión e iba a visitar a la otra. Cuando tenían unos 30 años, remodelé la barbilla de María, que no dijo nada a su hermana pues Luisa siempre se burlaba de María. Cuando ésta se quejaba de que su barbilla era demasiado puntiaguda, Luisa le contestaba: «Será la tuya porque la mía es perfecta».

Cuando Luisa vino a visitarla, ya habían pasado 3 meses desde la operación y María lucía el resultado final. El asombro de Luisa al comprobar cómo este cambio había mejorado el aspecto de la cara de su hermana fue tal, que programó su siguiente estancia en Barcelona para ser operada.

Turno de preguntas

¿Qué riesgo tienen estas operaciones y tratamientos?

Ante todo, están los riesgos comunes a toda operación: los derivados del uso de anestesia, hemorragias e infecciones. En el caso concreto de los implantes (prótesis de silicona e infiltración de materiales sintéticos), el riesgo específico es la asimetría entre ambos pómulos por estar ligeramente colocados en distinta posición.

¿En qué casos o circunstancias están específicamente contraindicadas estas operaciones?
Si padece una enfermedad que pueda interferir con el proceso quirúrgico o anestésico.

¿A qué edad puedo operarme?
El proceso de osificación de los huesos de la cara finaliza entre los 15 y los 17 años. El especialista sabrá decirle si ya es candidato para la intervención.

¿Qué medicamentos deberé evitar antes y después de la operación?
Como antes de toda operación, le indicaremos que se abstenga de ingerir aspirinas u otros anticoagulantes durante las 3 semanas anteriores a la intervención. De todas formas, la preparación incluirá instrucciones específicas y una revisión de los medicamentos que utilice.

¿Me recetarán algún medicamento para el postoperatorio?
Los fármacos habituales tras cualquier intervención: antibióticos para evitar la infección y, raramente, analgésicos para paliar el dolor.

¿Tendré mucho dolor?
Es una intervención que apenas da molestias.

¿Cuándo podré viajar?
Tan pronto como esté fuera del centro clínico, si bien debe

tener en cuenta que en dos de las tres opciones deberá volver allí para que le retiren los puntos de sutura una vez transcurridos 4 días desde la intervención.

¿Podré usar gafas o lentes de contacto después de un implante en los pómulos?
Sí, inmediatamente.

¿Cuánto tardaré en poder maquillarme en cada caso?
El día después de la intervención.

¿Cuándo podré tomar el sol y rayos UVA?
Al cabo de un mes.

¿Cuándo podré ir a la piscina, al gimnasio y hacer deporte?
Al cabo de 2 semanas, pero se debe practicar cada ejercicio con moderación y de forma progresiva.

¿Cuándo podré reemprender mi vida laboral y social?
Podría hacerlo el día siguiente si quisiera, pero si se ha sometido a una implantación de prótesis o a una lipoestructura, debe tener en cuenta que la zona tratada estará ligeramente inflamada durante unos 10 días.

6

BELLEZA DEL SENO

Los senos juegan un papel tan importante en la identificación de hombres y mujeres con la esencia femenina, que cerca del 30 o el 40 por ciento de las intervenciones quirúrgicas estéticas en nuestro país que se realizan en mujeres pertenecen al ámbito de la cirugía de mama.

AUMENTO DEL VOLUMEN

Un volumen mamario insuficiente es fuente de una gran incomodidad psíquica para muchas mujeres, puesto que les impide percibir el pleno desarrollo y fuerza de su feminidad.

Para aumentar el volumen mamario sólo existe una posibilidad admitida, el implante de prótesis. Ningún otro procedimiento es lícito y mucho menos los hormonales, que pueden acarrear graves consecuencias físicas. En cuanto a las prótesis mamarias, deben ser de marcas reconocidas y autorizadas por el Ministerio de Sanidad de cada país.

Procedimiento

La operación se efectúa bajo anestesia general. El procedimiento para colocar el implante varía según el caso.

Fundamentalmente variará la forma y tipo de prótesis, que puede ser redonda, o alargada con forma de lágrima, y de cubierta lisa o rugosa. También puede variar en su contenido, puede tener desde suero fisiológico hasta gel de silicona de distintas densidades. Previamente, el especialista habrá aconsejado a la paciente sobre la elección apropiada para cada caso, y le informará también de las ventajas e inconvenientes de cada tipo de prótesis.

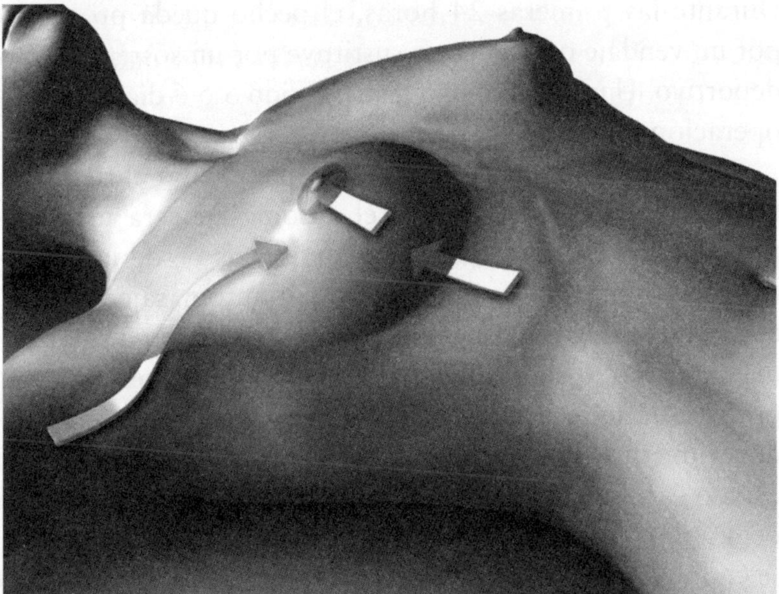

Figura 10: diferentes vías de abordaje en el aumento mamario.

Luego debe decidirse si se situará detrás mismo de la glándula mamaria o tras el músculo pectoral, una decisión que dependerá de las características físicas de la paciente y de la forma y volumen de sus senos antes de la intervención.

Finalmente, se determinará la vía de introducción, con tres opciones: la areola (con una discreta incisión semicircular en la zona de cambio de pigmentación cutánea), la axila o el surco que se forma bajo los senos. Sea cual fuese el punto elegido, las cicatrices serán mínimas. A no ser que la paciente tenga areolas muy pequeñas, nuestra preferencia sería introducir los implantes por la areola.

La intervención requiere únicamente 1 o 2 días de ingreso en la clínica.

Postoperatorio

Durante las primeras 24 horas, el pecho queda protegido por un vendaje que luego se sustituye por un sostén de tipo deportivo. Una vez que han transcurrido 5 o 6 días desde la operación se retiran los puntos de sutura.

Para una recuperación correcta y para evitar el riesgo de endurecimiento de los senos, el automasaje será muy importante. Una vez transcurridos unos días desde la operación, se enseña a la paciente a efectuar automasajes diarios, que se intensificarán progresivamente hasta llegar a su máxima duración a los 30 días. Después se debe continuar su práctica durante 2 meses más. Los masajes impedirán el endurecimiento de los pechos. Su finalidad es distender la capa o cápsula de tejido conjuntivo que se forma alrededor del implante, evitando así que se contraiga y que, con ello, se endurezca la mama.

La contractura de la cápsula es poco frecuente, entre un 6 y un 7 por ciento solamente, contra la cual, además, nuestro departamento de investigación ha desarrollado una eficaz terapia de ultrasonidos. El primer mes realizamos sesiones semanales sobre las pacientes operadas y, con ello, hemos conseguido disminuir a menos del 3 por ciento el índice de posibilidad de dicha complicación.

Por lo que respecta a las molestias del postoperatorio, en la operación para el aumento de volumen varían según la ubicación de la prótesis. Si la prótesis se coloca sobre el músculo, las molestias son menores; si se coloca por debajo del mismo, pueden ser más acusadas, ya que el músculo es un elemento más sensible.

Que haya molestias es completamente natural. Éstas son debidas a la reacción del organismo ante la manipulación de la zona, con una respuesta inflamatoria cuya duración puede oscilar entre 2 y 4 semanas. De todas formas, para suprimir el dolor suele bastar una medicación analgésica de potencia media durante los primeros días.

Resultados

Conseguir o recobrar las formas que se consideran más propias de la condición femenina constituye un auténtico placer para las pacientes. A menudo oigo frases, principalmente de las pacientes más jóvenes, como: «¡Por fin existo en todas partes! En el gimnasio o la playa era transparente».

Recuerdo particularmente a una paciente muy guapa, extraordinariamente atractiva, que se decidió a aumentar el volumen de su pecho cuando rondaba ya los 40 años. Estaba casada, sin hijos y, con la excepción de unos senos demasiado pequeños, tenía muy buen tipo. Tenía también una excelente musculatura de fondo típica de una buena deportista. Me confesó que, a partir de su matrimonio, había fomentado la afición al montañismo con su marido, un deporte por el que ella no sentía predilección, pero así evitaba los veraneos en el mar o en la piscina para no tener que enseñar su pecho liso y compararlo con las turgencias de otras mujeres. «Mi esposo es un hombre maravilloso y tenemos una relación fantástica, soy yo quien se siente mal», confesó. Padecía un auténtico complejo.

La insistencia de la moda y de los medios de comunicación sobre determinadas formas corporales, unida a nuestra experiencia profesional ya considerable, hacen que no me extrañe que una mujer desee incrementar el tamaño de su seno. Ahora bien, nunca recomendaré un aumento de volumen que crea injustificado o exagerado. A veces, si la paciente ha insistido en ello, se colocan prótesis ligeramente más grandes de lo que, desde el punto de vista del profesional, hemos sugerido en un principio. Pero no pasamos de ahí y, por regla general, la paciente acaba por darse cuenta de que una proposición de mayor volumen no aportaría belleza a su línea y que, además, con el paso del tiempo desencadenaría una caída de los pechos.

Turno de preguntas
Aumento del volumen

¿En qué casos estaría contraindicada la intervención?

Cualquier intervención quirúrgica está desaconsejada en caso de padecer alguna enfermedad que pueda interferir con el proceso quirúrgico o con la anestesia. Por ello es imprescindible realizar una exploración médica completa que debe incluir un estudio mamario con mamografía.

Además, la intervención no se realizará nunca antes de que la mama esté completamente desarrollada.

¿Qué riesgos están asociados a la operación?

Al igual que en cualquier otra operación, los riesgos más graves son las hemorragias, la infección y la reacción adversa a la anestesia. En cuanto a los principales riesgos específicos a esta intervención, éstos son: la contractura capsular, que provoca el endurecimiento de la mama y se debe a una retracción o estrechamiento del tejido que forma el organismo alrededor de la prótesis; la pérdida o disminución de sensibilidad de alguna zona del pecho o del pezón que resultasen permanentes; o, al contrario, que desarrollasen hipersensibilidad. También hay alteraciones de la cicatriz, que puede requerir un tratamiento adicional corrector después de la cirugía.

¿Qué ocurrirá si se produce una contractura capsular?

Cuando se realiza un implante, el organismo envuelve la prótesis implantada en una capa de tejido conjuntivo. En la inmensa mayoría de los casos, esta capa (denominada cápsula) tiene las paredes delgadas y deja suficiente espacio libre a la prótesis para distenderse, y así conserva el tacto blando adecuado. Pero en un pequeño porcentaje de mujeres, la cápsula se retrae, se hace gruesa y resta espacio suficiente a la prótesis, provocando su endurecimiento. Este endurecimiento, que puede darse en diferentes grados, llega a ser perceptible al tacto e interfiere en la movilidad natural de la mama.

¿Qué solución tiene la contractura de la cápsula?
Se han clasificado en cuatro grados distintos la textura o dureza de la mama, y la solución que se aplicará irá de acuerdo a cada nivel. El grado 1 es una prótesis blanda y, por tanto, no tiene contractura capsular. Damos el grado 2 a una cápsula un poco dura. En este caso, la solución pasa primero por sesiones de ultrasonido y, luego, por masajes en los que se aprieta la mama con las manos para relajar la cápsula, ablandándola, y producir su rotura externa.

Los grados 3 y 4 corresponden a cápsulas muy duras. En el nivel 4, esta circunstancia ha hecho que la prótesis se desplace hacia arriba y hacia un lado, deformando la mama. En ambos grados, la solución está en una operación. Hay que hacer una intervención para resecar total o parcialmente la cápsula, con lo que vuelve a haber espacio suficiente en la mama para que la prótesis se distienda de nuevo y quede así blanda otra vez.

Cuando esto ocurre, el cirujano debe explicar a la paciente que sus probabilidades de repetición de la complicación ya no son del 2 al 3 por ciento, sino mucho mayores.

¿Cuál es el principio de la terapia de ultrasonido contra la contractura de la cápsula?
El ultrasonido tiene tres efectos, térmico (el efecto calor, que ablanda los tejidos), bioquímico (con liberación de histamina, que contribuye al mismo fin) y mecánico, que envía repetidas ondas de sonido contra la cápsula en una acción que recuerda la de la litotricia para romper las piedras

del riñón. Estos tres efectos ablandan la cápsula que envuelve la prótesis.

¿Puede producirse contractura en un solo pecho, o siempre ocurre en ambos?
Existe la posibilidad de que ocurra sólo en uno o en los dos.

¿Cómo notaré que se está produciendo una contractura capsular?
Se produciría un endurecimiento del pecho.

¿Puede haber contractura una vez transcurrido un año o más desde la intervención?
Sí, la contractura es posible en cualquier momento y no se sabe aún por qué algunas mujeres la producen y otras no. Pero si transcurridos 6 meses desde la operación no hay signos de endurecimiento, es más improbable que se produzca.

¿Por qué produce una cápsula el cuerpo?
Ante la invasión de un cuerpo extraño, nuestro organismo siempre reacciona intentando destruirlo o expulsarlo. Ése es el mecanismo por el que nuestros anticuerpos destruyen los virus o los tejidos expulsan los trocitos de cristal que han entrado tras un accidente. Ahora bien, nuestro cuerpo no puede destruir ni expulsar la prótesis implantada, por tanto opta por su tercer método de protección, el aislamiento. Aísla la prótesis formando un tejido cicatricial que la envuelve como una cápsula.

¿Mi cuerpo puede rechazar la prótesis?
No, puesto que no es un órgano o elemento biológico capaz de provocar reacciones antigénicas.

¿Qué medicamentos deberé evitar antes y después de la intervención?
Lo mas importante es que el cirujano tenga conocimiento de toda la medicación que la paciente tome antes de la operación. Algunos medicamentos simples como la aspirina pueden dar lugar a trastornos de la coagulación y con ello a hemorragias. Otros pueden tener importancia para la anestesia. El cirujano y el anestesista le dirán la pauta que debe seguir con su medicación.

Si los pechos no quedan simétricos, ¿hay remedio?
Sí, en tal rara eventualidad puede efectuarse una intervención de retoque. Una ligera asimetría es normal y la tiene la mayor parte de las mujeres no operadas. Si tras la intervención la asimetría fuese evidente, se corregirá quirúrgicamente.

¿Cuántos años duran las prótesis?
En teoría, pueden durar toda la vida. Pero es imprescindible su control periódico para la observación de su estado. Últimamente se habla de la necesidad de cambiarlas cada 10 años, pero en la actualidad no existe ninguna base científica para afirmar esta necesidad. Tenemos pacientes que se intervinieron hace más de 30 años en nuestra clínica y que tienen las prótesis intactas.

¿Cómo puedo controlar su estado?
Mediante las mamografías habituales. No es necesario aumentar la frecuencia de las mamografías.

¿Puede un fuerte golpe provocar problemas por causa de la prótesis?
Únicamente en el caso de un accidente muy grave en el que se rompiese parte de la cápsula. Al hallarse ésta adherida a la prótesis, podría producirse una hernia de su contenido. Es una hipótesis muy poco probable.

¿Puede explotar si voy en avión?
Corrió la voz de tal eventualidad por las palabras pronunciadas por una conocida actriz. La respuesta es un «no» categórico. De otra forma, ninguna azafata de vuelo podría pensar nunca en una intervención de aumento de pecho.

¿El peso de la prótesis hará que me caiga el pecho?
No cuando el tamaño de la prótesis es el correcto para la paciente.

Es cierto que se conocen casos en los que la exigencia de unos tamaños exagerados ha causado que, al cabo de los años, el seno caiga. Se trata de prótesis exageradas en su tamaño, algunas hechas excepcionalmente a medida para pacientes que las solicitan así. Será criterio del cirujano dar curso o no a esas solicitudes.

No hace mucho, el peso de las prótesis mamarias causó algo más grave aún. Los hechos fueron publicados en la prensa a finales de 2002. Se trata del caso de una pareja de

Estados Unidos que hacía vídeos eróticos y pornográficos. Él era el productor y ella actriz. El marido exigió a la mujer que se operase en diversas ocasiones para que tuviese cada vez más y más pecho, y ella llegó a usar implantes de unos tres a cuatro kilos. Esta presión sobre el sistema respiratorio fue excesiva y, una noche, murió asfixiada. El marido está ahora pendiente de juicio en aquel país.

¿Podré seguir dando de mamar?
Normalmente, sí.

¿Puedo saber anticipadamente cómo quedaré?
Por regla general, lo que el cirujano suele hacer es dejar que la paciente vea su archivo de casos (anónimo), en el que busca fotografías del «antes y después» de pacientes con unas características corporales similares para que la paciente se haga una idea.

Dicho esto, subrayaré que, dejando aparte la idea que pueda formarse con la visión de este archivo, lo principal para la paciente es atender a la explicación previa del cirujano y no darse por satisfecha hasta haberla comprendido sin dejar resquicio a la duda, ya que se referirá a su caso concreto y se extenderá sobre las posibilidades y las limitaciones.

¿Existe un tamaño ideal para cada persona?
Podría decir que sí, si bien matizo que la respuesta contesta al punto de vista profesional y en ningún modo pretende establecer cánones de belleza a los que deba aspirar una mujer.

Normalmente aconsejo utilizar una prótesis cuyas dimensiones correspondan a las medidas de la mama preexistente. Para establecer estas dimensiones, se miden la longitud, altura y proyección deseada y, con ello, se puede elegir el tamaño del implante con toda exactitud. Se trata, simplemente, de llenar de la forma más natural posible el pecho preexistente a la operación.

También es útil realizar pruebas de volumen con la paciente antes de la intervención, rellenando el sujetador para obtener la talla que se quiere. Estas pruebas son útiles porque dan una idea bastante exacta del volumen deseado.

¿Deberé usar sujetadores especiales?

Sí, una vez transcurridas 24 horas desde la intervención recibirá un sujetador sin aros, como un sujetador de deporte. Se aconseja a las pacientes que lo utilicen durante el primer mes, tras el cual ya pueden usar los que tengan costumbre, incluso los de aros.

El uso del sujetador que le proporcionarán hará que la paciente se sienta más cómoda; el pecho está hinchado y la prenda da una sujeción que alivia, a la par que contribuye a su recuperación. Durante las 2 o 3 primeras semanas, incluso debe dormir con él.

¿Cuándo podré volver a usar mi sujetador habitual?

Normalmente, una vez transcurridas 3 semanas desde la intervención.

¿Podré dormir boca abajo?
A partir del mes, cuando la zona ya esté cicatrizada, puede hacerlo.

¿Pueden operarme si tengo la menstruación aquel día?
No hay ningún inconveniente.

¿Deberé hacer ejercicios especiales para ayudar a la recuperación?
Aparte de los automasajes ya descritos, ningún otro.

¿Cuándo podré depilarme las axilas?
Después de una semana.

¿Hay algún tratamiento cosmético que ayude a que las cicatrices se suavicen?
Sí, y son esenciales. El cuidado de la piel antes y después de la operación influirá poderosamente en el resultado final del aspecto de las cicatrices. Le recomendaremos lo más adecuado para su caso y para la evolución de la cicatriz. Hoy día existe un auténtico arsenal a disposición del cirujano y el paciente para ayudar a que la cicatrización sea rápida y las marcas mínimas, aunque el resultado final es imprevisible, depende de factores personales y de cada piel.

Lo primero que buscamos es un método de compresión de la cicatriz. La compresión continuada de la zona es importantísima, sea cual sea el sistema utilizado. En la actualidad se utilizan para ello láminas de silicona o de poliuretano que deberán llevarse largo tiempo. Luego, hay diversidad de cosméticos, desde los aceites esenciales, con resultados particularmente excelentes en el caso del aceite de rosa mosqueta, hasta las cremas cicatrizantes y reparadoras.

La cicatriz tiene un período evolutivo largo, de modo que para valorar su resultado debemos dejar pasar varios meses. Si tras este tiempo se aprecia la cicatriz roja o pigmentada, puede tratarse con láser. Cuando la cicatriz alrededor de la areola esté ya blanca, puede tratarse con micropigmentación para hacerla casi invisible.

¿Me permitirán las cicatrices usar bikini y tomar el sol sin su parte superior?

No tendrá problemas para usar bikinis pequeños, ya que las cicatrices quedarán completamente cubiertas. Tomar el sol sin sujetador protegiendo la cicatriz de los rayos está permitido a partir de la tercera semana. Tomar el sol directamente sobre la línea de la cicatriz sólo será posible un año después de la intervención.

¿Cuántos días es prudente que espere para viajar?

Puede hacerlo el día siguiente. Recuerde, sin embargo, que será citada para los controles postoperatorios durante la primera semana.

¿Cuántos días es prudente que espere para levantar pesos?

Deberá esperar un mes, aproximadamente.

¿Podré usar la bañera o debo ducharme los primeros días?
Usar la bañera no es recomendable al principio porque las cicatrices no deben mojarse los primeros días. Recomiendo duchas rápidas protegiendo la zona de la cicatriz.

¿Cuándo podré ir a la piscina y al gimnasio?
Después de 1 mes desde de la intervención.

¿Cuándo podré ir a darme un masaje corporal?
A partir de la semana de la intervención, se podrá realizar un masaje y es recomendable el masaje de drenaje linfático manual. Recibirá instrucciones respecto a la continuación de esos masajes, su duración individual y cuánto tiempo debe mantenerlos.

¿Las mamografías serán igualmente fiables? ¿Debo hacérmelas con más frecuencia?
Es posible que las mamografías necesiten alguna proyección más para cubrir los espacios que podrían tapar las prótesis. En cuanto a la fiabilidad de este procedimiento diagnóstico, no queda alterado y no es necesario aumentar su frecuencia. Si existiera alguna duda sobre el diagnóstico con la mamografía, puede recurrirse a la resonancia magnética.

¿Llevar una prótesis mamaria puede producirme cáncer?
No, en absoluto. Está totalmente demostrado que no hay ningún tipo de relación entre el cáncer y la prótesis de mama.

¿Cómo puedo saber qué me han implantado?
En todas las operaciones en las que se efectúa un implante mamario, hay que exigir al cirujano que le entregue un comprobante, según la normativa del Ministerio de Sanidad y Consumo, en el que tienen que estar incluidos los datos del implante colocado, o sea, la marca, el volumen, etc., así como los del cirujano que ha realizado la intervención.

¿Cuándo podré reincorporarme a mi vida laboral?
Dependerá del tipo de trabajo que realice. Si trabaja en un despacho, tras un ordenador, o efectúa una labor de estilo similar, puede volver a su puesto una vez transcurridos 2 días desde la intervención. Para las profesiones que exigen movimientos que involucran al pecho, o cierto esfuerzo, como el de peluquera, masajista o puericultora, es conveniente esperar a que hayan pasado de 7 a 10 días.

FIRMEZA Y TURGENCIA: ELEVAR LOS SENOS CAÍDOS

El atractivo de un pecho ampuloso, abundante, queda contrarrestado muy pronto por los efectos de la fuerza de la gravedad. Todas las mamas de gran tamaño tienen tendencia a caer. Sin embargo, que el pecho haya caído no es una queja privativa de las pacientes con mayor desarrollo de los senos, ya que los cambios de peso, los embarazos y el paso del tiempo ocasionan fácilmente una pérdida de la firmeza y turgencia del seno e incluso de su volumen. En realidad, es la piel la que tiene una gran importancia en el futuro estético de una mama; en la práctica, es lo único que sostiene todo el peso de los senos y, por ello, de su calidad y elasticidad dependerá que puedan caer más o menos.

Por lo tanto, no siempre que la paciente cree que su pecho está caído es así. A pesar de la evidencia visual que le indica los cambios que sus mamas han registrado, el pecho puede estar simplemente vacío debido a la atrofia postgravídica o a la disminución de tejidos después del embarazo. Si alguna lectora duda en este momento cuál es su caso, la remito a la «prueba del bolígrafo», un experimento casero infalible y muy sencillo. Coja un bolígrafo o, en su ausencia, un lápiz de grosor similar y colóquelo bajo la mama, horizontalmente con respecto al pecho. Si la presión de la mama lo mantiene allí, el seno está caído y deberá elevarse. De lo contrario, el pecho está bien situado; y si se lo ve caído es que está vacío, ha perdido volumen.

Clasificamos la caída de la mama en varios grados según la posición del pezón con respecto al surco submamario. En función de éstos y del volumen de la mama, su tratamiento puede requerir procedimientos diferentes. Cuando la mama es pequeña y la caída es mínima, es muy probable que con un implante de prótesis sea suficiente. Si la mama es pequeña, pero la caída es grande, deberá elevarse y remodelarse, y suplementarla o no con una prótesis, según sea el deseo de la paciente respecto al volumen final. En el caso de que la mama sea grande, deberá elevarse y reducirse de volumen al mismo tiempo en una sola intervención.

Procedimiento

La corrección quirúrgica de los senos caídos pasa por la remodelación de la mama y ésta se efectúa bajo anestesia general.

La intervención consistirá esencialmente en subir la areola y el pezón hasta el vértice de la nueva posición de la mama y en conseguir firmeza y turgencia, subiendo, modelando y fijando su contenido y extirpando la piel sobrante. La cantidad de piel que debamos extirpar para lograr la turgencia de la mama condicionará el tamaño de la cicatriz residual, que podrá limitarse a una cicatriz vertical o en casos extremos a una cicatriz en forma de T invertida. La operación exige de 1 a 2 días de ingreso en la clínica.

Postoperatorio

En general estas operaciones tienen un postoperatorio muy agradecido. No son dolorosas y las molestias que pueden ocasionar son paliadas fácilmente con analgésicos corrientes. Las pacientes salen de la clínica con un sujetador que les hace de vendaje y, a excepción de movimientos que repercutan de forma directa en el pecho, podrán tener una actividad bastante normal.

En los primeros días puede haber una cierta inflamación y pueden presentarse hematomas cutáneos. Ambos se irán marchando de forma progresiva.

Los puntos de sutura se retiran a los 10 días. Durante un tiempo, deberemos cuidar las cicatrices. Para ello, dependiendo del caso, se utilizarán láminas de silicona, algunas cremas específicas o un tratamiento con láser para intentar lograr el mejor resultado posible, es decir, que queden muy disimuladas.

Resultados

La satisfacción de las pacientes con el resultado suele ser muy buena, ya que la forma, turgencia y firmeza del seno son excelentes.

A partir de entonces, la mama evolucionará de forma natural con la edad, cambios de peso y los cambios que el paso del tiempo producen en la piel. Adelgazará o engordará cuando la paciente adelgace o engorde, y se volverán más blandos sus tejidos cuando los de todo el cuerpo lo hagan con el transcurrir de la vida. Pero el resultado de la intervención se mantiene a lo largo de muchos años.

Las cicatrices son un hecho inevitable siempre que se ha hecho una intervención. No podría decir que son invisibles, porque esto no es cierto, pero sí que quedan fácilmente escondidas por la ropa (incluso por pequeñas prendas de baño) y, sobre todo, que con el paso del tiempo van mejorando de forma espontánea.

Tras la operación, en algunas zonas de la mama puede quedar una disminución o pérdida de sensibilidad. Ésta, por lo general, se va recuperando con el tiempo.

Turno de preguntas

¿En qué casos estaría contraindicada la intervención?

Cualquier intervención quirúrgica está desaconsejada en caso de padecer alguna enfermedad que pueda interferir con el proceso quirúrgico o con la anestesia. Por ello es imprescindible realizar una exploración médica completa que debe incluir un estudio mamario con mamografía.

Una contraindicación a tener en cuenta sería la de practicar la intervención en grandes fumadoras, ya que, como sabemos, el tabaco perjudica la circulación capilar periférica y, con ello, los procesos de cicatrización.

¿Qué riesgos están asociados a la operación?

Primero, los mismos que cualquier intervención quirúrgica, esencialmente hemorragias, infección y complicaciones relativas al uso de anestesia.

En general son intervenciones con un bajo índice de complicaciones posteriores. Sin embargo, en cuanto a los riesgos específicos de esta operación, uno sería el citado cambio en la sensibilidad del pezón y la piel del seno. Otro riesgo es el de la alteración de la cicatriz. Toda cirugía implica cicatrices, algunas más visibles que otras. A pesar de que se espere una buena cicatrización, pueden producirse anomalías en la piel y los tejidos subcutáneos de la zona, y que las cicatrices tengan un color diferente al tono de la piel que se encuentra a su alrededor. En algunos casos, esto supondrá un tratamiento o una intervención quirúrgica para corregir esa alteración. Finalmente, existe el riesgo de que se perciba una asimetría entre los senos. Una leve asimetría es normal en la mayoría de las mujeres, pero si tras la intervención resultara evidente una diferencia en la forma, tamaño y simetría del seno y del pezón de las mamas, se haría necesario practicar cirugía adicional para corregirla.

¿Qué medicamentos deberé evitar antes y después de la intervención?

Lo más importante es que el cirujano tenga conocimiento de toda la medicación que la paciente tome antes de la operación. Algunos medicamentos simples como la aspirina pueden dar lugar a trastornos de la coagulación y con ello a hemorragias. Otros pueden tener importancia para la anestesia. El cirujano y el anestesista le dirán la pauta que debe seguir con su medicación.

¿Puedo saber anticipadamente cómo quedaré?
Por regla general, lo que el cirujano suele hacer es dejar que la paciente vea su archivo de casos (anónimo), en el que busca fotografías del «antes y después» de pacientes con unas características corporales similares para que la paciente se haga una idea.

Dicho esto, subrayaré que, dejando aparte la idea que pueda formarse con la visión de este archivo, lo principal para la paciente es atender a la explicación previa del cirujano y no darse por satisfecha hasta haberla comprendido sin dejar resquicio a la duda, ya que se referirá a su caso concreto y se extenderá sobre las posibilidades y las limitaciones.

¿Deberé usar sujetadores especiales?
Una vez transcurridas 24 horas desde la intervención, recibirá un sujetador sin aros, como un sujetador de deporte. Se aconseja a las pacientes que lo utilicen durante el primer mes, tras el cual ya pueden usar los que tengan costumbre, incluso los de aros.

El uso del sujetador que se le proporcionará hará que se sienta más cómoda; el pecho está hinchado y la prenda proporciona una sujeción que la alivia, a la par que contribuye a su recuperación. Durante las 2 o 3 primeras semanas, incluso debe dormir con él.

Cuando vuelva a usar el sujetador habitual, ¿no habrá cambiado mi talla?
Si la operación sólo ha tenido el objetivo de elevar los senos, es probable que no, pero a la vez es posible que por la nueva posición y turgencia de los senos se le adapte mejor algún otro tipo de sujetador distinto al que llevaba antes.

¿Podré dormir boca abajo?
A partir del mes, cuando la zona ya esté cicatrizada, podrá hacerlo.

¿Pueden operarme si tengo la menstruación aquel día?
No existe contraindicación para ello.

¿Podré seguir dando de mamar en el futuro?
En principio sí. Siempre puede darse la eventualidad de que se produzca una reducción de la posibilidad de lactar. Aunque la mama sigue su curso normal, la intervención comporta la transposición del complejo areola-pezón a cierta distancia de su ubicación. Para efectuar esto, deben desconectarse parcialmente los conductos de la leche, llamados galactoforos, de ahí que se advierta a las pacientes sobre este posible efecto: la posibilidad de perder la capacidad de lactar.

Si en el futuro tengo un hijo, ¿cuando me suba la leche dolerá más? ¿Puedo tener problemas?
No, ni le dolerá más ni tendrá problemas debido a la operación.

¿Será muy doloroso el postoperatorio?
Aunque cada persona tiene un umbral de dolor distinto, me atrevo a afirmar que no. Experimentará las molestias típicas de la cicatrización y una sensación de magullamiento, pero ésta no es una intervención realmente dolorosa.

¿Deberé hacer ejercicios especiales para ayudar a la recuperación?
No, ninguno.

¿Cuándo podré depilarme las axilas?
Una vez que se retiren los puntos de sutura.

¿Hay algún tratamiento cosmético que ayude a que las cicatrices se suavicen?
Sí, y son esenciales. El cuidado de la piel antes y después de la operación influirá poderosamente en el resultado final del aspecto de las cicatrices. El cirujano le recomendará lo más adecuado para su caso y la evolución de la cicatriz. Hoy día existe un auténtico arsenal a disposición del cirujano y el paciente para ayudar a que la cicatrización sea rápida y las marcas mínimas, si bien es cierto que el resultado final de las cicatrices depende de factores personales, de cada piel, por lo que es imprevisible.

Lo primero que buscamos es un método de compresión de la cicatriz. La compresión continuada de la zona es importantísima, sea cual sea el sistema utilizado. En la actualidad se utilizan para ello láminas de silicona o de poliuretano que deberán llevarse durante 2 meses. Luego, hay diversidad de cosméticos, desde los aceites esenciales, con resultados particularmente excelentes en el caso del aceite de rosa mosqueta, hasta las cremas cicatrizantes y reparadoras.

La cicatriz tiene un período evolutivo largo, de modo que para valorar su resultado debemos dejar pasar varios meses. Si tras este tiempo se aprecia roja o pigmentada puede tratarse con láser. Cuando la cicatriz alrededor de la areola esté ya blanca, puede tratarse con micropigmentación para hacerla invisible.

¿Me permitirán las cicatrices usar bikini y tomar el sol sin su parte superior?

Podrá usar bikini sin reparo, ya que las cicatrices quedan perfectamente cubiertas con el sujetador más pequeño. Con respecto a tomar el sol sin sujetador, algunas pacientes lo hacen una vez transcurridos 1 o 2 años desde la operación, tiempo necesario para que la evolución de la cicatriz se haya completado.

¿Cuándo podré tomar el sol y rayos UVA?

Al mes de la operación.

¿Cuántos días es prudente que espere para viajar?

Puede hacerlo el día siguiente. Recuerde que será citada para los controles postoperatorios durante la primera semana.

¿Cuántos días es prudente que espere para levantar pesos?

El movimiento de los brazos no queda restringido por la intervención, pero sí los movimientos o esfuerzos que repercutan directamente en el pecho. Hasta que las heridas estén curadas no debe levantar pesos, no puede pensar en levantar al niño en brazos o llevar maletas llenas de ropa. Es sólo una cuestión de comportarse prudentemente hasta que la cicatrización se haya completado.

¿Podré usar la bañera o debo ducharme los primeros días?

Durante los primeros 10 días, es recomendable que el agua toque lo menos posible las cicatrices, por lo que recomiendo a mis pacientes duchas rápidas, protegiéndose la zona de la cicatriz.

¿Cuándo podré ir a la piscina y al gimnasio?

Transcurrido un mes podrá hacerlo con total libertad.

¿Cuándo podré darme un masaje corporal?

El masaje ya comenzará en la propia clínica. Para que las mamas se deshinchen cuanto antes, se pondrá en manos de una esteticista especializada en masaje manual de drenaje linfático. Recibirá instrucciones respecto a la continuación de esos masajes, su duración individual y cuánto tiempo debe mantenerlos.

¿Las mamografías serán igualmente fiables? ¿Debo hacérmelas con más frecuencia?

Serán exactamente igual de fiables y no es necesario hacerlas con mayor frecuencia que la previamente indicada por su ginecólogo o senólogo.

¿Cuándo podré reincorporarme a mi vida laboral?
Dependerá del tipo de trabajo que realice. Si trabaja en un despacho, tras un ordenador, o efectúa una labor de estilo similar, puede volver a su puesto una vez transcurridos 2 días desde la intervención. Para las profesiones que exigen movimientos que involucran el pecho, o cierto esfuerzo, como el de peluquera, masajista o puericultora, es conveniente esperar que hayan pasado de 7 a 10 días.

REDUCCIÓN DEL VOLUMEN

Aunque la moda varía también en cuanto a la línea corporal, no cabe duda de que, si un seno lleno es estéticamente agradable y símbolo de sensualidad femenina, la hipertrofia mamaria provoca tantas molestias psíquicas como unos pechos casi planos. Las mujeres que la padecen, especialmente durante la adolescencia y juventud, se sienten siempre conscientes de su cuerpo y les parece que la atención de los demás está fija en sus voluminosos senos.

Por otro lado, un tamaño excesivo del seno comporta diversas molestias físicas, desde las marcas del sujetador en los hombros y las dorsalgias, hasta los eczemas bajo el pecho. La sensación que el peso de los senos produce en las mujeres excesivamente dotadas fue descrita por una paciente como: «Llevar siempre un bebé colgado mamando de cada pecho». Cuando fue operada, las primeras palabras que pronunció al despertarse fueron «¡Al fin libre!», con una sonrisa de oreja a oreja.

Procedimiento

El procedimiento quirúrgico para la reducción de volumen es muy parecido al ya descrito para corregir los senos caídos. Aquí no se trata únicamente de elevar, sino también de suprimir parte de la masa del pecho, pero la operación sigue los mismos pasos. La intervención consistirá esencialmente en subir la areola y el pezón hasta el vértice de la nueva posición de la mama, reducir el volumen necesario de tejidos y conseguir firmeza y turgencia subiendo, modelando y fijando el contenido restante.

En cuanto a las señales que la operación dejará sobre la paciente, la cantidad de piel que debamos extirpar para lograr la turgencia de la mama condicionará el tamaño de la

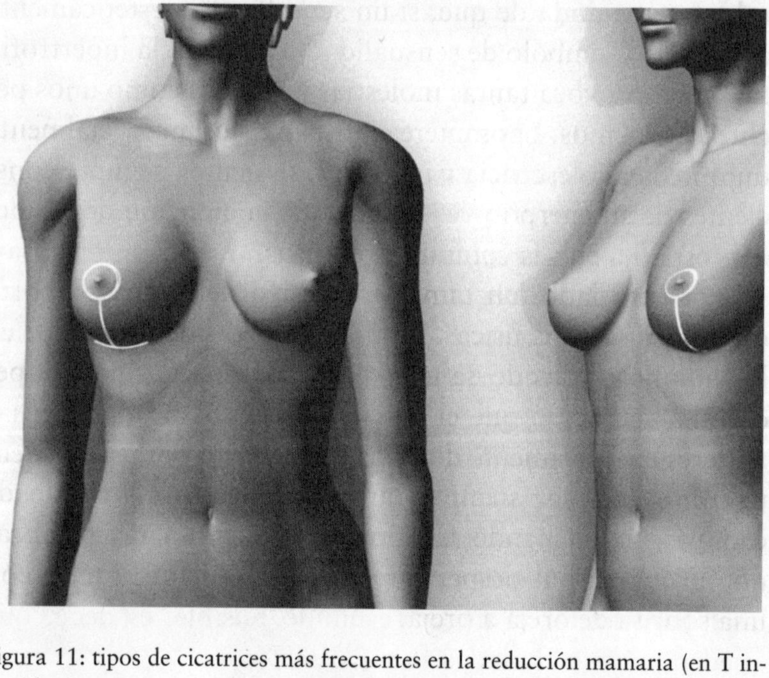

Figura 11: tipos de cicatrices más frecuentes en la reducción mamaria (en T invertida y vertical).

cicatriz residual, que podrá limitarse a una cicatriz vertical en casos moderados o, en casos extremos, a una cicatriz en forma de T invertida.

La intención es siempre efectuar la mínima incisión para conseguir unas cicatrices lo menos extensas posible, pero esto depende de dos factores: el volumen mamario y el estado de firmeza de la piel de los senos. Como en toda intervención de cirugía estética, cualquier indicación que el especialista pueda dar en un libro tiene un carácter meramente indicativo. Será en el momento de la consulta previa cuando el médico, ayudado por la exploración de la paciente y el resultado de diversas pruebas, podrá decir cómo enfocará la operación y, por tanto, dónde quedarán situadas las cicatrices.

La operación se efectúa bajo anestesia general.

Postoperatorio

La reducción de senos exige como término medio 2 días de ingreso en la clínica.

El postoperatorio de estas intervenciones es bastante confortable. Suelen ser intervenciones muy poco dolorosas. La paciente sale de la clínica con un sostén que le hace de vendaje. Sus limitaciones son mínimas y se limitan a evitar los movimientos que de forma directa repercutan en el pecho.

Los puntos se retiran después de 10 días y una vez cicatrizada la piel, se pasa a su tratamiento. Según el caso se utilizará la aplicación sobre las cicatrices de láminas de silicona, de algunas cremas específicas o de un tratamiento con láser para lograr el mejor resultado posible, es decir, que queden muy disimuladas.

Resultados

Un pecho joven es, por definición, un pecho elevado, firme y turgente, por regla general no demasiado grueso o amplio. La reducción de volumen proporciona una apariencia juvenil al seno y al conjunto del perfil corporal que resulta muy gratificante para la paciente. Al tiempo que pierde la apariencia pesada, ancha y matronal y las molestias que un volumen excesivo comporta, toda la línea del cuerpo parece cambiar y aligerarse.

No es simplemente cuestión de estética, sino de salud. Un porcentaje bastante alto de pacientes que se someten a este procedimiento lo hace tras soportar crecientes dolores de espalda durante años. La comodidad también impulsa a muchas mujeres a buscar esta solución. Están cansadas de no encontrar sujetadores cómodos, atractivos o ambas cosas a la vez, y de tener que buscar una modista porque no hallan prendas de una sola pieza en el mercado que correspondan a la desproporción de sus medidas de pecho, cintura y cadera.

En las consideraciones estéticas, entran también otros factores. Una paciente de 25 años me dijo en su primera visita: «Me siento muy amargada, cuando un chico se me acerca, ya sé a lo que va. Quiero que se fije en mí y no en estos dos». Recuerdo también el caso de dos hermanas gemelas que me contaron: «Nos decidimos la semana pasada, cuando oímos decir a un amigo: "Mira, ahí llegan las lecheras", y ni tan siquiera se rió nadie, o sea, que el apodo venía de lejos». En los tres casos, a pesar de su juventud, se sentían muy seguras de que el beneficio de la pérdida de volumen compensaría con creces la visibilidad de unas cicatrices.

La satisfacción de la paciente, por tanto, es casi siempre muy elevada. Toda intervención quirúrgica de carácter estético comporta cierta incertidumbre del paciente respecto al resultado. «¿Me gustaré tanto como espero?» En el caso de la disminución del tamaño de los senos, la respuesta es prácticamente siempre: «Sí, incluso más».

La reducción de volumen mamario comporta un beneficio añadido para la paciente: al elevar los senos a una mejor posición desde el punto de vista estético, la firmeza conferida y la disminución de peso los mantiene en el mismo lugar durante mucho tiempo. Casi me atrevería a afirmar que lo hace de por vida, puesto que los tejidos de la mama solamente experimentarán los cambios generales que registre todo el cuerpo con el paso de los años.

Turno de preguntas

¿En qué casos estaría contraindicada la intervención?

Cualquier intervención quirúrgica está desaconsejada en caso de padecer alguna enfermedad que pueda interferir con el proceso quirúrgico o con la anestesia. Por ello es imprescindible realizar una exploración médica completa que debe incluir un estudio mamario con mamografía.

Aparte de ello, nunca se intervendrán unas mamas antes de que se haya completado su desarrollo.

Una contraindicación sería realizar esta intervención en grandes fumadoras, ya que el tabaco perjudica la circulación capilar periférica y, con ello, la cicatrización.

¿Qué riesgos están asociados a la operación?
Los mismos que en cualquier intervención quirúrgica, esencialmente hemorragias, infección y complicaciones relativas al uso de la anestesia.

En general son intervenciones con un bajo índice de complicaciones. Sin embargo, en cuanto a los riesgos específicos de esta intervención, los principales son el cambio en la sensibilidad del pezón y de la piel de uno o ambos senos, que puede ser temporal o permanente. Otro riesgo es el de las alteraciones de la cicatriz; normalmente la apariencia tras una operación suele ser satisfactoria, pero en realidad siempre es impredecible y en ocasiones se necesita cirugía correctiva y otros tratamientos. También está el riesgo de que haya una asimetría en la ubicación de los senos. Puede que haya diferencias de tamaño, forma y situación de senos y pezones y que sea necesaria una nueva intervención. Existe un riesgo muy infrecuente de necrosis del complejo areola-pezón y la disminución de la capacidad de lactancia.

¿Qué medicamentos deberé evitar antes y después de la intervención?
Lo mas importante es que el cirujano tenga conocimiento de toda la medicación que la paciente tome antes de la operación. Algunos medicamentos simples, como la aspirina, pueden dar lugar a trastornos de la coagulación y con ello a hemorragias. Otros pueden tener importancia para la anestesia. El cirujano y el anestesista le dirán la pauta que debe seguir con su medicación.

¿Podré seguir dando de mamar?
En principio sí, aunque es posible que se produzca una reducción de la posibilidad de lactar. Aunque la mama sigue su curso normal, la intervención comporta la transposición del complejo areola-pezón a cierta distancia de su ubicación. Para efectuar esto, deben desconectarse parcialmente los conductos galactoforos, los que llevan la leche, de ahí que advirtamos a nuestras pacientes sobre este posible efecto.

Si mi capacidad de dar de mamar ha quedado reducida y en el futuro tengo un hijo, ¿puede presentarse algún problema, como una infección o mayor dolor cuando me suba la leche?
No, no tiene por qué.

¿Puedo saber anticipadamente cómo quedaré?
Por regla general, lo que el cirujano suele hacer es dejar que la paciente vea su archivo de casos (anónimo), en el que busca fotografías del «antes y después» de pacientes con unas características corporales similares para que la paciente se haga una idea.

Dicho esto, subrayaré que, dejando aparte la idea que pueda formarse con la visión de este archivo, lo principal para la paciente es atender a la explicación previa del cirujano y no darse por satisfecha hasta haberla comprendido, sin dejar resquicio a la duda. El cirujano se referirá a su caso concreto y se extenderá sobre las posibilidades y las limitaciones.

¿Deberé usar sujetadores especiales?

Al principio llevará unas láminas o tiras de compresión sobre las cicatrices cubiertas por un sostén deportivo. Debe ser un sujetador sin aros y su objetivo es ayudar a la compresión, al tiempo que contribuye a que la paciente se sienta más cómoda, pues al estar el pecho hinchado, la prenda proporciona una sujeción que la alivia, a la par que contribuye a su recuperación. Usualmente, se usa durante 1 o 2 meses. Luego, tan pronto como la cicatriz no pueda ser perjudicada por ello puede pasarse a utilizar los que se tenga por costumbre, incluso los de aros.

¿Deberé dormir con sujetador?

Sólo en las primeras etapas en las que se usa como vendaje, posteriormente no será necesario, salvo en casos especiales para el tratamiento de las cicatrices.

¿Podré dormir boca abajo?

A partir del momento en que la zona esté cicatrizada, puede hacerlo.

¿Pueden operarme si tengo la menstruación aquel día?

No hay inconveniente.

¿Será muy doloroso el postoperatorio?

No se trata de una intervención muy dolorosa. Las molestias que produce se pueden controlar perfectamente con analgésicos.

¿Deberé hacer ejercicios especiales para ayudar a la recuperación?
No, ninguno.

¿Podré alzar bien los brazos inmediatamente?
A partir del día siguiente, pero no debería efectuar determinados gestos, como el de peinarse, particularmente si su cabello es largo y rizado, puesto que siempre exige un mayor esfuerzo. Tendrán que pasar unos días.

¿Cuándo podré depilarme las axilas?
A la semana de la intervención.

¿Hay algún tratamiento cosmético que ayude a que las cicatrices se suavicen?
Sí, y son esenciales. El cuidado de la piel antes y después de la operación influirá poderosamente en el resultado final del aspecto de las cicatrices. El cirujano le recomendará lo más adecuado para su caso y la evolución de la cicatriz. Hoy día existe un auténtico arsenal a disposición del cirujano y el paciente para ayudar a que la cicatrización sea rápida y las marcas mínimas. Aunque el resultado final depende de factores personales y de cada piel; es, por consiguiente, imprevisible.

Lo primero que buscamos es un método de compresión de la cicatriz. La compresión continuada de la zona es importantísima, sea cual sea el sistema utilizado. En la actualidad se utilizan para ello láminas de silicona o de poliuretano que deberán llevarse largo tiempo. Luego, hay diversidad de cosméticos, desde los aceites esenciales, con resultados particularmente excelentes en el caso del aceite de rosa mosqueta, hasta las cremas cicatrizantes y reparadoras. La cicatriz tiene un período evolutivo largo, de modo que para valorar su resultado debemos dejar pasar varios meses. Si tras este tiempo se aprecia roja o pigmentada la cicatriz, puede tratarse con láser, y algunas como las periareolares pueden tratarse con micropigmentación

¿Cuándo podré tomar el sol y rayos UVA?
Al mes de la operación.

¿Cuántos días es prudente que espere para viajar?
Puede hacerlo el día siguiente, pero recuerde que será citada para los controles postoperatorios durante la primera semana.

¿Cuántos días es prudente que espere para levantar pesos?
El movimiento de los brazos no queda restringido por la intervención, pero sí los movimientos o esfuerzos que repercutan directamente en el pecho. Hasta que las heridas estén curadas, durante las primeras semanas no debe levantar pesos, no puede pensar en levantar al niño en brazos o llevar maletas llenas de ropa. Es sólo una cuestión de comportarse prudentemente hasta que la cicatrización se haya completado e ir actuando de manera progresiva.

¿Podré usar la bañera o debo ducharme los primeros días?
Durante los primeros 10 días, es recomendable que el

agua toque lo menos posible las cicatrices, por lo que recomiendo a mis pacientes duchas rápidas, protegiéndose la zona de la cicatriz.

¿Cuándo podré ir a la piscina y al gimnasio?
Transcurrido 1 mes desde la operación podrá hacerlo con total libertad.

¿Me permitirán las cicatrices usar bikini y tomar el sol sin su parte superior?
Sí, podrá usar bikini sin reparo, ya que las cicatrices quedan perfectamente cubiertas con el sujetador más pequeño. Respecto a tomar el sol sin sujetador, deberá esperar por lo menos 1 año, el tiempo de evolución mínimo de la cicatriz para que el sol no la perjudique. Las cicatrices con el tiempo se disimulan mucho, pero nunca podemos decir que desaparecen por completo.

¿Cuándo podré darme un masaje corporal?
Cuando se hayan retirado los puntos, si bien el masajista debe evitar actuar sobre toda la zona de la intervención y usted no debe colocarse boca abajo en la camilla; debe evitar la presión sobre las mamas hasta la completa curación de las cicatrices.

¿Las mamografías serán igualmente fiables? ¿Debo hacérmelas con más frecuencia?
La fiabilidad de las mamografías seguirá siendo exactamente la misma. Recomiendo una al cabo de 6 meses, simplemente por cuestión de control. A partir de entonces,

se las puede hacer con la frecuencia que su especialista haya establecido con anterioridad a la intervención.

¿Cuándo podré reincorporarme a mi vida laboral?
Dependerá del tipo de trabajo que realice. Si trabaja en un despacho, tras un ordenador, o efectúa una labor de estilo similar, puede volver a su puesto una vez transcurridos 2 días desde la intervención. Para las profesiones que exigen movimientos que involucran el pecho, o cierto esfuerzo, como el de peluquera, masajista o puericultora, es conveniente esperar que hayan pasado de 7 a 10 días.

7

RECUPERACIÓN DE LOS SENOS TRAS LA MASTECTOMÍA

Si usted va a enfrentarse o se ha enfrentado ya a una operación de mastectomía, no tiene por qué asumir la pérdida del seno como algo irreversible. Cada año se efectúan en España miles de operaciones de reconstrucción mamaria con resultados absolutamente satisfactorios, tanto en pacientes a quienes se extirpó uno o los dos pechos por un cáncer como en los casos, menos frecuentes, en que es necesaria la reconstrucción tras un accidente.

Y es que los avances técnicos en reconstrucción mamaria han seguido una evolución muy rápida en las últimas décadas y al cirujano plástico le es posible ofrecer opciones que, de acuerdo a las características de cada caso, pueden permitir incluso la propia selección de la técnica por parte de la paciente.

TRES TÉCNICAS DE RECONSTRUCCIÓN MAMARIA

Aunque la reconstrucción mamaria es una de las técnicas quirúrgicas más antiguas, se han ido desarrollando una variedad de métodos que difieren bastante entre sí. Actualmente los más destacables pueden ser de dos tipos: con implantación de prótesis o con tejido propio de la paciente.

Si se opta por la prótesis hay dos técnicas: una apta para pacientes que no han sido sometidas a radioterapia, el método de expansión tisular; y la otra para aquellas que sí han pasado por radioterapia, el método llamado del colgajo dorsal ancho. La técnica que utiliza tejido propio de la mujer mastectomizada es apta para ambos tipos de paciente. Esta última es la técnica microquirúrgica del DIEP (Deep Inferior Epigastric Perforator, o perforante de la epigástrica inferior profunda).

La elección de la técnica más apropiada deberá personalizarse para cada paciente, ya que las características propias de la enfermedad y de la paciente llevarán al especialista a recomendar una u otra. Puede haber casos en que puedan aplicarse más de una. Es en esos casos cuando paciente y cirujano la eligen conjuntamente tras una explicación detallada de las limitaciones, ventajas y riesgos de cada método.

Casi todas las mujeres mastectomizadas pueden, desde el punto de vista médico, ser candidatas para reconstruirse la mama. Si se trata de un caso de cáncer, dependiendo del tipo de tumor, estadio del mismo, planteamiento terapéutico complementario (radioterapia...) y del historial médico y características de la paciente, podremos indicar un tipo determinado de técnica. En cuanto al momento, se puede realizar la reconstrucción en el mismo momento de la mastectomía, o una vez terminado el tratamiento complementario a la mastectomía (radioterapia, quimioterapia...). El cirujano plástico actuará en armonía con las circunstancias particulares de cada caso y estará en contacto con el oncólogo.

Antes de describir las técnicas quiero hacer una advertencia: en algunas pacientes, para lograr simetría entre ambos pechos será precisa una operación contralateral, ya sea de reducción o de aumento.

1. Procedimiento de la expansión tisular

De las tres técnicas, ésta es la más sencilla, si bien requiere dos intervenciones, ambas efectuadas bajo anestesia general. La primera es para colocar una primera prótesis hinchable (llamada expansor) que se hinchará gradualmente, haciendo que se distienda la piel del pecho hasta que adquiera el volumen de una mama. La segunda es para sacar la prótesis hinchable y sustituirla por una definitiva de gel de silicona.

En la primera operación, cuya duración es de unas 2 horas, el cirujano coloca la prótesis aún deshinchada debajo de la piel o del músculo pectoral mayor. Una vez ubicado, a través de un mecanismo valvular el especialista inyectará una solución de suero salino hinchando aproximadamente un 20 por ciento del volumen del expansor.

Hasta que éste alcance progresivamente su volumen total mediante sucesivas infiltraciones, la paciente visita semanalmente la consulta a partir de la tercera semana desde la intervención. No hay un número fijo de sesiones, puesto que la capacidad de distensión de la piel y tejidos que alojan el expansor es distinta en cada persona. Una vez que se ha conseguido el volumen adecuado, se espera de 2 a 6 meses para proceder a la segunda intervención. Éste es el tiempo necesario para estabilizar el excedente de piel requerida que dará forma a la mama reconstruida. Esta segunda operación tendrá una duración de una hora y media.

Postoperatorio

La primera intervención requiere un ingreso de 2 días como término medio, tiempo en el que llevará drenajes. La paciente deberá estar en un reposo relativo durante la primera semana, pero puede reanudar su vida normal a partir de la segunda semana.

La operación de implante de prótesis supone un día de ingreso en la clínica y una semana de reposo. Los cuidados especiales a los que deberá someterse la paciente incluyen la aplicación de tiras de silicona en la cicatriz y el masaje de drenaje linfático ejecutado por una esteticista especializada durante los 2 o 3 primeros meses.

Limitaciones

El éxito de esta intervención, aparte de otros factores, depende obviamente de la calidad de la piel. Ésta es la razón por la que no es una técnica recomendable para las pacientes sometidas a radioterapia, que provoca una desvitalización del tejido del tórax.

Es una técnica que presenta algunos inconvenientes, como la posible duración limitada de los implantes (algunos deben cambiarse con el paso del tiempo), la simetría entre ambos pechos poco constante y el riesgo de contractura capsular (endurecimiento del tejido cicatricial alrededor del implante).

2. Procedimiento del dorsal ancho

Este procedimiento consiste en utilizar piel y un músculo de la espalda que, con la ayuda de una prótesis, logrará el volumen de una mama. El cirujano crea un túnel subcutáneo por el que lleva una parte del músculo dorsal ancho y de la piel que lo recubre hacia la parte anterior del tórax, para lograr así un volumen y aportar un tejido de mejor calidad a la zona cicatricial de la mastectomía. Efectuada la transposición, generalmente también se implanta una prótesis para reproducir mejor la forma y el tamaño de la nueva mama. La cicatriz resultante en la espalda suele poder ocultarse perfectamente bajo la tira del sujetador.

La operación suele durar entre 4 y 5 horas, exige anestesia general y, en alguna ocasión, transfusión de sangre durante la intervención o en el período de tiempo de la hospitalización.

Postoperatorio

Será necesario el ingreso de la paciente durante 5 o 6 días. Luego, tras un reposo relativo de 1 semana, reanudará gradualmente sus quehaceres, si bien en algunos casos deberá llevar los drenajes de la espalda a lo largo de los primeros días. Su reintegración a la vida laboral y la actividad social habituales podrá llevarse a cabo una vez transcurridas 3 o 4 semanas. Para una mejor cicatrización, se habrán utilizado placas de silicona o un procedimiento similar.

Limitaciones

La limitación de esta técnica es estética: el tipo de piel de la espalda no es totalmente parecido al de la mama, es más gruesa y oscura, de forma que el resultado no es tan natural como con otras técnicas. Tanto visualmente como al tacto, la diferencia con la mama no operada será apreciable. Al tener que utilizar a menudo implantes mamarios, también existirán las limitaciones que éstos presentan, ya comentadas anteriormente.

3. Procedimiento de microcirugía DIEP

El año 1996 marcó una evolución extraordinaria en la reconstrucción mamaria. Había nacido una técnica del siglo XXI, la microcirugía DIEP, que permitía al cirujano plástico dotar a su paciente de un nuevo pecho lo más parecido a una mama natural; con el mismo color, tacto y evolución en el tiempo que el seno original. Un pecho que adelgazaría o aumentaría de volumen cuando la paciente adelgazase o engordase, cuya piel tendría un grosor y textura prácticamente igual a la del seno natural. Un pecho que no necesitaría retoques ni nuevas intervenciones, que no interferiría en ningún tratamiento médico que debiese realizar y que le permitiría reanudar sus actividades como antes, practicando deportes si así lo hacía o decidiese hacerlo ahora.

Pero el gran avance del DIEP no es puramente estético. Su inmediata adopción por los especialistas internacionales de cirugía plástica se debió, ante todo, a que es una técnica que permite realizar la reconstrucción mamaria sin implantes, sin la destrucción de músculos y utilizando únicamente piel y grasa del abdomen de la propia paciente.

Para situar este avance en perspectiva, debo explicar que en el momento de redactar este libro (el año 2003) han transcurrido poco más de diez años desde que la reconstrucción mamaria solía realizarse con técnicas como la del TRAM. Sin entrar en un detalle aquí innecesario sobre las mismas, explicaré que se tomaba el material necesario para reconstruir la mama de la zona del abdomen de la paciente, con el serio inconveniente de que le era imposible conservar en su totalidad el músculo recto abdominal. Esto provocaba una debilidad de la musculatura abdominal. La paciente, por ejemplo, no podía incorporarse de una posición reclinada en un sillón sin ayudarse fuertemente de los brazos y además con riesgo de tener una hernia abdominal. Para paliar esta debilidad, el cirujano debía colocar como refuerzo una malla sintética en el abdomen.

Cuando ya se creía saber todo sobre anatomía y las posibilidades que ofrecía para la reconstrucción mamaria, el DIEP abrió un nuevo camino en el que la mujer no debe quedar sujeta a un sacrificio anatómico, ni renunciar a disfrutar de su capacidad física habitual. No es de extrañar que estos resultados hayan hecho que la mayoría de los especialistas «emigrasen» hacia el DIEP.

El DIEP es la técnica más compleja de las tres más habituales aquí descritas, pero también es la que ofrece la mejor calidad de reconstrucción, un resultado lo más parecido a una mama natural y un resultado definitivo. La paciente operada no deberá someterse a ninguna intervención más. Unas características que han impulsado a los oncólogos a recomendar crecientemente a sus pacientes el beneficio psicológico que supone esta intervención estética.

Para llegar al DIEP, han sido necesarios largos años de investigación en la anatomía de la microcirculación de los territorios cutáneos y los pasos de gigante efectuados por la técnica de la microcirugía. El procedimiento consiste en realizar una disección microquirúrgica de la piel y la grasa del abdomen de la paciente, la más parecida a la del propio seno, que se lleva al tórax. Allí, mediante microcirugía, se une a una arteria y a una vena con el fin de que tenga vascu-

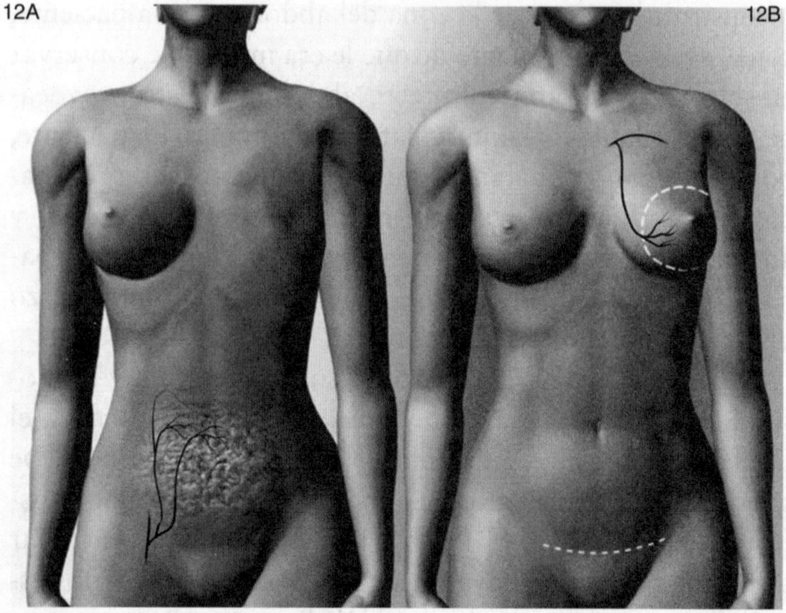

Figura 12A: esquema anatómico de la zona dadora.

Figura 12B: esquema de la mama reconstruida y las cicatrices resultantes.

larización propia, lo que permite remodelarlo, dándole forma de nueva mama.

La zona del abdomen se sutura de la misma forma en que se haría tras la realización de una dermolipectomía abdominal estética, operación en la que se busca el efecto «vientre plano» mediante la eliminación de la grasa abdominal. Por ello, este sistema proporciona a la paciente el beneficio añadido de una mejora de la línea del contorno del vientre.

El proceso deja intacto el músculo y los nervios abdominales. Al evitar la pérdida funcional de dicho músculo, la paciente disfruta de movilidad y fuerza total del abdomen, lo que le permitirá realizar una vida normal: incorporarse casi inmediatamente en la cama sin ayudarse de los brazos, practicar natación o esquí una vez pasado el postoperatorio y, en general, efectuar las actividades usuales de esfuerzo.

Una vez transcurridos 3 meses desde la reconstrucción, el tejido de la nueva mama se habrá desinflamado y podrá localizarse el punto simétrico en el que debería ubicarse la nueva areola pezón del seno reconstruido. Entonces será el momento de una intervención, que no precisa la estancia en clínica, y que se efectúa bajo anestesia local.

Postoperatorio

La estancia en la clínica es de unos 4 días. Los cuidados postoperatorios incluyen el uso de placas de silicona para contribuir a la correcta cicatrización, el uso de una faja abdominal y un sujetador de tipo deportivo durante 3 semanas, una medicación que consiste en tomar aspirina infantil durante 6 semanas y antibióticos la primera semana y, por último, se debe tener un reposo relativo de 3 semanas aproximadamente tras la intervención.

Limitaciones

Esta técnica, que se puede practicar a pacientes sometidas o no a radioterapia, pudiera estar limitada por la duración de la intervención, que oscila entre 6 y 7 horas. Esta intervención se efectúa, como las otras, bajo anestesia general.

Ventajas

La reconstrucción mamaria mediante microcirugía DIEP es un método completamente duradero. La evolución de las mamas (original y reconstituida) será armónicamente igual, comportándose la una como la otra en los sucesivos cambios que pueda tener el contorno corporal por ganancia o pérdida de peso y caída natural de los senos. Al no haber implante de una prótesis, no se presentan problemas de contracturas, etc. Como no se toca ningún músculo ni del abdomen ni de la espalda, el postoperatorio no es doloroso y los músculos se mantienen intactos.

Resultados para las tres técnicas

En mi experiencia y la de mis colegas, la satisfacción de la paciente con el resultado tiene raíces muy profundas. Los resultados de la cirugía, aunque cada vez mejores, sólo pueden llegar hasta cierto punto. Es inevitable que haya cicatrices y los dos pechos, el original y el reconstruido, nunca serán idénticos, pero para la paciente, la reconstrucción mamaria significa superar un trauma y una etapa: el trauma de la pérdida de una parte de su feminidad, que recupera, y la etapa que corresponde al período de enfermedad o accidente. En mi opinión y la de los colegas expertos a quienes he consultado, por este motivo forma parte del tratamiento integral del cáncer de mama. Lo cierto es que su recomendación profesional y la demanda de los propios pacientes han aumentado mucho, y muy particularmente desde el gran salto adelante que ha supuesto la técnica del DIEP.

No significa esto último que sea ésa la técnica de recomendación; las tres técnicas son opciones válidas, cada una de ellas es adecuada para determinado tipo de paciente. El cirujano plástico es el médico que, por su completa formación, tiene los recursos necesarios para evaluar el estado general de la paciente e informarla en detalle de las opciones más apropiadas para su edad, salud, tratamientos seguidos y características físicas. Y, en algunos casos, se le indica la existencia de otras técnicas no expuestas aquí porque son para casos muy específicos.

Turno de preguntas

¿Cuáles son los riesgos específicos de las tres técnicas de reconstrucción mamaria aquí descritas?

Los riesgos comunes a las tres técnicas son: cambio de sensibilidad en la piel; cicatrización anómala y poco atractiva, que precise corrección quirúrgica; asimetría mamaria, que también puede requerirla, y necrosis cutánea. En los procedimientos que implican prótesis, la duración de la simetría resulta más difícil, puesto que los vaivenes de peso propios del paso del tiempo causarán variaciones entre el pecho no reconstruido y el que lleva el implante. Ahora bien, es menos probable la asimetría en la técnica de dorsal ancho.

Los riesgos comunes a las dos técnicas de implantación de prótesis son la contractura capsular, su desplazamiento, así como la ondulación de la piel, particularmente si su tejido mamario es delgado.

Los riesgos específicos de la técnica de expansión tisular (que, recordemos, exige dos intervenciones) son: extrusión del implante debido a la falta adecuada de una capa de tejido o una infección y que puede necesitar de una operación para extraerlo por completo.

Los riesgos de la técnica de músculo dorsal ancho son: recuperación lenta y sacrificio del músculo dorsal ancho y de los colgajos de piel utilizados, necrosis del tejido graso del colgajo y seroma en la espalda, o sea, acumulación de fluido de tejido que necesite un drenaje posterior.

Los riesgos específicos de la técnica DIEP son las alteraciones de la sensibilidad, las cicatrices anómalas, la necrosis cutánea abdominal, y muy raramente, pneumotórax y asimetrías mamarias.

Además, todas estas técnicas requieren cirugía reconstructiva de la areola y del pezón. Los riesgos específicos de esta intervención son la alteración anómala de la cicatriz, la necrosis del injerto (utilizado en algunas técnicas aquí no descritas) y la alteración de la pigmentación. Las dos primeras condiciones pueden requerir cirugía adicional.

¿Es posible o usual hacer un DIEP de dos senos a la vez?

Sí, siempre que haya suficiente tejido abdominal como para utilizar el de medio abdomen para hacer un pecho y el otro medio para el otro.

¿Qué contraindicaciones tiene el DIEP?

El DIEP no resultaría posible en mujeres que, por intervención quirúrgica anterior en la zona del abdomen, hubiesen sufrido daños de vascularización en dicha área, algo muy poco probable puesto que las operaciones usuales en el área abdominal, como la apendicitis, extirpación de la vesícula biliar o histerectomía no tienen por qué comprometer dicha vascularización.

Hay otra circunstancia que atrasará la operación, sin constituir una contraindicación en sí misma: el hábito del tabaco debe ser eliminado desde un mínimo de 6 semanas antes de la intervención.

¿Cuándo podré volver a usar sujetador tras un DIEP?
Al segundo día después de la intervención. Usará uno de tipo deportivo inmediatamente y durante varias semanas. Al cabo de 2 meses podrá utilizar cualquier tipo de sujetador, incluso con aros.

¿Deberé dormir con el sujetador tras un DIEP?
Sí, por lo menos durante las 2 o 3 primeras semanas.

¿Podré dormir boca abajo?
A partir del mes, cuando la zona ya estará cicatrizada, puede hacerlo, si bien solemos recomendar que se acostumbre a dormir boca arriba. De todas formas, el mismo cuerpo va marcando el ritmo de los movimientos durante el descanso nocturno.

¿Puedo saber anticipadamente cómo quedaré?
Por regla general, el especialista permite ver a los pacientes su archivo de casos (anónimo), en el que se buscan fotografías del «antes y después» de pacientes con unas características corporales similares. De esta forma, se hará una idea general.

¿Pueden operarme si tengo la menstruación aquel día?
En principio sí y muchas de nuestras pacientes, debido a su agenda de trabajo, a la necesidad de viajar para desplazarse a la clínica, etc., son operadas mientras tienen la menstruación. Lo que sí es cierto es que tenemos en

cuenta el hecho para cuestiones de control, por los cambios hormonales que se producen en el organismo durante la menstruación.

¿Interferirá en mi capacidad de quedarme embarazada?
No. Si la causa de la pérdida original del pecho no significa una alteración de esta capacidad, el hecho de tener un seno reconstruido no interfiere en absoluto.

Si el día de mañana doy a luz, ¿qué ocurrirá cuando me suba la leche al pecho auténtico, puedo tener problemas?
La fisiología del pecho no operado es absolutamente normal, aunque evidentemente estará afectado por los tratamientos sistémicos hormonales que se dan para el control del cáncer de mama.

¿Será muy doloroso el postoperatorio?
El dolor es moderado y puede ser controlado mediante el uso de analgésicos convencionales.

¿Deberé hacer ejercicios especiales con el brazo del lado operado?
La movilidad del brazo será la normal y no hará falta que los haga. Lo que sí deberá hacer es evitar los gestos bruscos durante el primer mes.

¿Cuándo podré depilarme la axila del lado operado?
A partir del primer mes.

¿Hay algún tratamiento cosmético que ayude a que las cicatrices se suavicen?
Sí, el cirujano le recomendará lo más adecuado para su caso y la evolución de la cicatriz. Hoy día existe un auténtico arsenal a disposición del cirujano y el paciente para ayudar a que la cicatrización sea rápida y las marcas mínimas.

Aunque el resultado final depende de cada piel (de su calidad, su edad y otros factores), lo primero que buscamos es un método de compresión de la cicatriz. Los avances tecnológicos han permitido la utilización de láminas de silicona, un método perfecto que, en caso de alergia de la paciente a dicha sustancia, también puede ser sustituido por otros materiales, como el esparadrapo de papel. La compresión continuada de la zona es importantísima, sea cual sea el sistema utilizado. Luego, hay diversidad de cosméticos, desde los aceites esenciales, con resultados particularmente excelentes en el caso del aceite de rosa mosqueta, hasta las cremas cicatrizantes reparadoras. Y, para que el color final de la cicatriz sea más claro, confundiéndose con la piel del entorno, contamos con el láser. Compresión, cosmética y láser, utilizados según la evolución de cada caso individual, dan una muy buena solución estética en la inmensa mayoría de los casos.

¿Me permitirán las cicatrices usar bikini?
Sí, quedarán camufladas en el bikini.

¿Cuántos días es prudente que espere para viajar?
Entre 3 y 4 semanas.

¿Cuántos días es prudente que espere para conducir o levantar pesos?
Entre 4 y 5 semanas.

¿Podré usar la bañera o debo ducharme los primeros días? ¿Puedo mojarme las heridas?
Recomiendo la ducha rápida, sin miedo.

¿Cuándo podré ir a la piscina y al gimnasio?
Al cabo de 6 semanas.

¿Cuándo podré darme un masaje corporal?
Una vez transcurridas 3 semanas desde la operación.

¿Cuándo podré tomar el sol y rayos UVA en la zona operada?
A los 2 meses, pero se debe usar protección solar extrema. Si no la usa, deberá esperar un año.

¿Cuándo podré reemprender mi trabajo y mi vida social habitual?
Al cabo de 3 o 4 semanas, si el trabajo no exige realizar grandes esfuerzos.

Si, una vez reconstruido el seno, la areola o el mismo pecho no quedan simétricos, ¿hay remedio?
Sí, puede efectuarse una intervención de retoque o simetrización.

¿Deberé hacerme mamografías del pecho reconstruido? ¿Con qué frecuencia?
No es preciso, puesto que no hay tejido mamario. En el caso de que existan dudas de que haya quedado tejido mamario, siempre es posible realizarlas.

¿La reconstrucción mamaria implica un mayor riesgo de cáncer? ¿Puede aparecer un cáncer en el pecho reconstruido?
Debe quedar claro que la reconstrucción no tiene efecto alguno en el riesgo de recurrencia del cáncer de mama ni en la diseminación del mismo. Tampoco interfiere con los estudios que pueden ser necesarios en las revisiones posteriores. Respecto a la segunda pregunta, si la mastectomía se ha realizado correctamente y no quedan restos de tejido mamario, no es en absoluto probable.

8

UN PROBLEMA FASTIDIOSO: EL EXCESO MAMARIO MASCULINO

Cuando hablamos de exceso mamario masculino podemos estar refiriéndonos a la seudoginecomastia o a la ginecomastia, dos situaciones que, por sí mismas, no implican riesgo alguno para la salud. Ginecomastia es un término griego cuya traducción sería, sencillamente, «pechos similares a los de una mujer».

La falsa ginecomastia se produce cuando, por obesidad general, la glándula mamaria alberga cúmulos localizados de grasa, como el pecho que hemos visto en múltiples representaciones chinas del Buda sonriente.

Su solución es sencilla y pasa por la liposucción en una intervención breve y sin complicaciones que describo más adelante.

La ginecomastia propiamente dicha es distinta, se da cuando existe un desarrollo del tejido mamario que lo hace palpable o visible.

Cuando se trata de una simple hipertrofia benigna de la mama en la adolescencia, generalmente es una firme masa subareolar cuyo diámetro puede oscilar entre 1 cm y 5 cm y que puede originar alguna molestia al chico. La zona está más sensible al tacto y la presión, y hay una sensación de molestia o dolor, especialmente si usan prendas muy ajustadas. Su causa es el «baile de hormonas» que sufre el organismo en esta época de la vida y suele resolverse espontáneamente en el transcurso de unos 2 años en el 75 por ciento de los jóvenes, y de 3 años en un 90 por ciento.

La ginecomastia puede presentarse a otras edades como un aumento generalizado del volumen mamario, sin percepción de molestias dolorosas. Ahora bien, no todo cambio en la forma de la mama masculina es ginecomastia. La condición no debe confundirse con los cambios naturales del contorno corporal. A partir de determinada edad, el reblandecimiento muscular de los tejidos y de la piel originan un descolgamiento de la zona mamaria también en los hombres. En algunos, el poco volumen mamario existente produce un efecto visual de aumento que puede resultar engañoso.

Aunque casi siempre un aumento del volumen mamario masculino no tiene un significado negativo para la salud, si se detecta un incremento real, sea cual fuere la edad, su causa ha de ser investigada. Sólo el médico podrá discernir si se trata de un proceso fisiológico sin importancia o el síntoma de un proceso patológico que debe cuidarse, el efecto secundario de un fármaco o del uso de una droga (como la marihuana, la heroína o el alcohol), o si es un caso de hipertrofia de un músculo pectoral.

Las enfermedades que pueden generar esta condición son, esencialmente, algunos desórdenes endocrinos, tumores y dolencias crónicas. Una causa conocida es el síndrome de Klinefelter (que es detectable), en el que el paciente presenta un cromosoma extra que puede entorpecer la producción de la testosterona y el desarrollo de las características masculinas.

Es bastante conocido el hecho de que los esteroides anabólicos (muy utilizados en algunos círculos culturistas) estimulan el crecimiento mamario en los hombres. Un dato poco conocido, porque estos casos son infrecuentes, es que si se utiliza una crema basada en estrógenos por recomendación médica y se tiene contacto continuo con un niño, deben tomarse ciertas precauciones para no provocarle ginecomastia. También pueden causarla el uso de ciertos medicamentos contra la depresión, hipertensión o tuberculosis, así como algunos agentes de quimioterapia.

La corrección de la ginecomastia persistente es quirúrgica y se soluciona mediante la extirpación del tejido glandular y, en ocasiones, la liposucción de los tejidos grasos existentes.

FALSA GINECOMASTIA

Procedimiento

La liposucción de la mama masculina es un procedimiento rápido. El tiempo medio de intervención suele ser de unos treinta minutos.

La intervención es muy sencilla. Tras administrar anestesia general y esterilizar la zona a tratar, el cirujano efectúa una minúscula incisión (únicamente de tres milímetros), generalmente en la axila, que permite la penetración de una cánula por la que se aspirará la grasa. Una vez finalizada la succión de la grasa, se retira la cánula y la incisión se cierra con sutura. La cicatriz resultante es virtualmente invisible gracias al pequeñísimo tamaño de la incisión.

Postoperatorio

Es una intervención tras la cual hay que esperar la aparición de hinchazón y de hematomas. La liposucción exige utilizar un método de compresión en la zona tratada durante 2 o 3 semanas de forma continua. De esta forma, se evita la acumulación de fluidos bajo la piel y se recoloca ésta en su lugar hasta que se haya adaptado al volumen disminuido de la mama.

Resultados

Un mes después puede comenzarse a apreciar lo que será el resultado final, que es permanente. De todas las intervenciones que efectuamos en la clínica para corregir el exceso de volumen mamario masculino, el 70 por ciento son casos de falsa ginecomastia. La liposucción es un procedimiento de excelentes resultados para esta condición y la satisfacción del paciente es muy elevada.

Es muy comprensible, porque el exceso de volumen mamario en el hombre, aunque no pone en peligro la salud en estos casos, resulta un problema muy fastidioso, como todos los que son motivo de confusión (involuntaria o maliciosa) sobre la identidad sexual en el entorno del paciente.

Turno de preguntas

Corrección de la falsa ginecomastia

¿En qué casos estaría contraindicada la intervención?

Cualquier intervención quirúrgica está desaconsejada si se

padece una enfermedad que pueda interferir con el proceso quirúrgico o con la anestesia. El especialista, además de efectuar una valoración física a fondo de cada paciente, valora también su historial clínico antes de decidir la intervención.

Una operación que no es de urgencia, con fines estéticos, tampoco se haría a grandes fumadores habituales, al menos la mayoría de intervenciones porque fumar interfiere en la capacidad de cicatrización.

¿Qué riesgos están asociados a la operación?
Los mismos que en cualquier intervención quirúrgica, esencialmente hemorragias, infección y complicaciones relativas al uso de la anestesia.

¿Qué puede salir mal?
El riesgo más común de la liposucción es la acumulación de fluidos bajo la piel. A pesar de la compresión inmediata de la zona tras la operación, esta acumulación puede producir una apariencia irregular de la piel, que entonces precisa el drenaje del fluido para su corrección. Los hematomas (sin ulteriores complicaciones) no son raros y desaparecen con el tiempo.

¿Qué medicamentos deberé evitar antes y después de la intervención?
Como en toda operación, los anticoagulantes, como la aspirina. El cirujano le informará ampliamente con suficiente antelación.

¿Puedo saber anticipadamente cómo quedaré?
Por regla general, el especialista muestra al paciente su archivo de casos (anónimo), en el que busca fotografías del «antes y después» de pacientes con unas características corporales similares para que se haga una idea.

¿Podré dormir boca abajo después de la operación?
Una vez transcurridos 10 días desde la intervención, suele haber remitido cualquier molestia originada por dormir en esa posición.

¿Será muy doloroso el postoperatorio?
No se trata de una intervención dolorosa, sólo molesta. Lo que es posible es que note cierta sensación de acorchamiento en el área, pero esto pasará al cabo de unos días.

¿Deberé hacer ejercicios especiales para ayudar a la recuperación?
No, ninguno. Los masajes de drenaje linfático, que pueden iniciarse el día después de la intervención, ayudarán al proceso postoperatorio.

¿Hay algún tratamiento cosmético que ayude a que las cicatrices se suavicen?
La incisión es tan pequeña que no resulta necesario recurrir al tratamiento cosmético. Lo que sí se utilizará será la colocación de láminas de silicona que, al comprimir la pequeña herida, ayudan a una mejor cicatrización.

¿Cuántos días es prudente que espere para viajar?
Tan pronto como salga de la clínica puede hacerlo.

¿Cuántos días es prudente que espere para levantar pesos?
El cirujano se lo dirá. Generalmente, deberá esperar un mes.

¿Podré usar la bañera o debo ducharme los primeros días?
El calor del baño en bañera debe evitarse. Lo que siempre se recomienda es una ducha rápida, protegiendo la cicatriz del contacto con el agua tanto como sea posible.

¿Cuándo podré ir a la piscina y al gimnasio?
Cuando haya transcurrido un mes desde la intervención.

¿Cuándo podré recibir masaje corporal en la zona operada?
Los masajes de drenaje linfático, desde el día después y cuantos más, mejor, pero el masaje deportivo en esa zona debe esperar dos semanas.

¿Deberé hacerme mamografías a partir de la intervención?
No.

¿Cuándo podré reintegrarme a mi vida laboral y social?
Al tercer día de la intervención.

Tengo una duda. El crecimiento mamario masculino ¿puede ser debido al cáncer?
Lo más probable es que no, el cáncer de mama masculino es extremadamente raro.

GINECOMASTIA

Procedimiento

Si se trata de una ginecomastia verdadera, lo que se determinará tras su estudio, el objetivo es eliminar el tejido glandular, que baja desde el pezón hasta el músculo pectoral.

El paciente recibe anestesia general y la operación suele durar entre 1 y 2 horas. El cirujano efectúa una incisión, generalmente en la axila, y desde allí se extrae la glándula.

En esta intervención debe cuidarse que el aspecto de la mama reducida sea uniforme, por lo que se tienen en cuenta dos precauciones. La primera es que se deja una pequeña parte del tejido de la glándula bajo la areola, con lo que se evita su hundimiento. La segunda consiste en que al ser la glándula un tejido fibroso de forma redondeada rodeado de tejido graso, como una O, si este último es algo abundante, es mejor combinar la intervención con una ligera liposucción que elimine parte del tejido graso ya que, de otra forma, una vez eliminada la glándula sobresaldría ligeramente en la mama y formaría un antiestético anillo. Esta intervención sólo exige un día de estancia en la clínica.

Postoperatorio

Sobre la cicatriz se colocarán láminas de compresión de silicona bajo un vendaje compresivo que contribuirá a la mejor recuperación de la piel. Debe utilizar una prenda de compresión los primeros 30 días aproximadamente. Para evitar la persistencia de la natural inflamación y del edema, una esteticista especializada efectuará un masaje de drenaje linfático a partir de la semana y durante 1 mes.

Cuando han transcurrido 10 días desde la intervención, el paciente vuelve al centro para que el especialista valore su recuperación y retire los puntos de sutura. Los primeros días se recomienda un razonable reposo, permitiéndose un pequeño paseo una vez transcurridas 24 horas desde la operación.

El paciente puede reemprender su vida habitual al cabo de 1 semana por regla general, a veces 10 días (una vez retirados los puntos), si bien ello no incluye el deporte u otra actividad física similar. Para esto, tendrá que esperar unas 3 o 4 semanas.

Resultados

En esta intervención, los resultados son permanentes. Eso sí, para verlos hace falta esperar un poco. La operación habrá producido edema, hinchazón y esto dejará una apariencia de igual volumen y un tacto más duro a los pechos, una situación que puede durar entre 6 y 8 semanas. A partir de entonces empiezan a deshincharse y ablandarse un poco. Al cabo de entre 12 y 14 semanas, la hinchazón ya habrá remitido de forma realmente apreciable. El resultado final es visible una vez que han transcurrido 3 meses.

A pesar de la paciencia que debe ejercerse para ver el cambio producido, el nivel de satisfacción de los pacientes es muy alto, porque el nivel de motivación también suele serlo. Los más jóvenes, particularmente, me han hablado casi siempre de la vergüenza que sentían al exhibir sus cuerpos y, como yo también he sido algo tímido en la adolescencia, he podido imaginar cómo se sentían en la piscina o el gimnasio.

El caso de motivación más original que he conocido fue el de un sindicalista de otro país europeo que vino a la clínica de absoluto incógnito. Su desarrollo mamario era extremadamente pronunciado. Me contó que a su mujer le gustaba él tal como era, pero que sus deberes como representante sindical de cierta importancia en una comarca agrícola le obligaban a tomar aquella decisión: «Verá, en invierno no hay problema, con el frío que hace allí todos vamos bien tapados, pero los días de calor de verano, ya me dirá cómo me atrevo yo a ponerme una cazadora o algo así sobre la camisa, parecerá que voy de guapo o que represento al capital. Y no vea las pullas de los campesinos jóvenes que tengo que tragarme cuando subo a un podio. A mí, plim, pero los compañeros me han dicho que están hartos de oírles reír, que lo solucione o no me dejan hablar más».

Turno de preguntas

Corrección de la ginecomastia

¿En qué casos estaría contraindicada la intervención?

Cualquier intervención quirúrgica está desaconsejada en caso de padecer alguna enfermedad que interfiera con el proceso quirúrgico o con la anestesia. El especialista, además de efectuar una valoración física a fondo de cada paciente, valorará también su historial clínico antes de decidir la intervención. Es importante no fumar o reducir el consumo de tabaco tres semanas antes y después de la intervención, ya que influye en la calidad de la cicatrización.

¿Qué riesgos están asociados a la operación?
Ante todo, los mismos que cualquier intervención quirúrgica, esencialmente hemorragias, infección y complicaciones relativas al uso de anestesia.

Los riesgos específicos serían los siguientes: la pérdida temporal de sensibilidad de los pechos o el pezón, que podría resultar permanente. Si la operación no fuese correctamente realizada o presentase alguna dificultad específica, los senos podrían quedar asimétricos o quedar alguna deformidad residual en el área de la areola. Según su estado cutáneo u otros factores, como la aparición de enfermedades, las cicatrices pueden tardar más tiempo de lo esperado en mejorar, o cicatrizar de manera poco estética, para lo que se requerirá tratamiento adicional.

Todos son casos muy infrecuentes. La complicación más común (aunque también poco frecuente) es la aparición de un hematoma lo bastante importante como para necesitar una pequeña intervención para eliminar la sangre allí acumulada.

Si los pechos no quedan simétricos, ¿hay remedio?
Sí, puede efectuarse una intervención de retoque.

¿Qué medicamentos deberé evitar antes y después de la intervención?
Como en toda operación, los anticoagulantes, como la as-

pirina y los productos que lleven vitamina E. El cirujano le informará ampliamente con suficiente antelación.

¿Puedo saber anticipadamente cómo quedaré?
Por regla general, el especialista deja ver su archivo de casos (anónimo), en el que buscaremos fotografías del «antes y después» de pacientes con unas características corporales similares para que se haga una idea.

¿Es muy doloroso el postoperatorio?
Las molestias dolorosas son perfectamente soportables y se pueden tratar con analgésicos.

¿Podré dormir boca abajo después de la operación?
A partir del momento en que la zona esté cicatrizada, aproximadamente a los 10 días.

¿Deberé hacer ejercicios especiales para ayudar a la recuperación?
No, ninguno.

¿Hay algún tratamiento cosmético que ayude a que las cicatrices se suavicen?
Sí, y son esenciales. El cuidado de la piel antes y después de la operación influirá poderosamente en el resultado final del aspecto de las cicatrices. El cirujano le recomendará lo más adecuado para su caso y la evolución de la cicatriz. Hoy día existe un auténtico arsenal a disposición del cirujano y el paciente para ayudar a que la cicatrización sea rápida y las marcas mínimas.

Aunque el resultado final depende de cada piel (de su calidad, su edad y otros factores), lo primero que buscamos es un método de compresión de la cicatriz. Los avances tecnológicos han permitido la utilización de láminas de silicona, un método perfecto que, en caso de alergia del paciente a dicha sustancia, también puede ser sustituido por otros materiales, como el esparadrapo de papel. La compresión continuada de la zona es importantísima, sea cual sea el sistema utilizado. Luego, hay diversidad de cosméticos, desde los aceites esenciales, con resultados particularmente excelentes en el caso del aceite de rosa mosqueta, hasta las cremas cicatrizantes reparadoras. Y, para que el color final de la cicatriz sea más claro y se confunda con la piel del entorno, contamos con el láser. Compresión, cosmética y láser, utilizados según la evolución de cada caso individual, dan una muy buena solución estética en la inmensa mayoría de los casos.

¿Serán muy aparatosas las cicatrices?
No, al contrario. En la inmensa mayoría de los casos, la incisión puede ubicarse como he descrito en el procedimiento y resulta muy poco visible.

¿Cuántos días es prudente que espere para viajar?
Tan pronto como salga de la clínica puede hacerlo.

¿Cuántos días es prudente que espere para levantar pesos?
El cirujano se lo dirá. Generalmente, para levantar grandes pesos deberá esperar un mes.

¿Podré usar la bañera o debo ducharme los primeros días?
Para asearse deberá tener en cuenta que no puede mojarse la zona operada hasta que no se hayan retirado los puntos. Esto será 7 días después de la intervención.

¿Cuándo podré ir a la piscina y al gimnasio?
Cuando haya transcurrido un mes desde la intervención.

¿Cuándo podré recibir masaje corporal en la zona operada?
El masaje de drenaje linfático puede iniciarse una vez retirados los puntos, pero el masaje deportivo debe esperar un mes.

¿Deberé hacerme mamografías a partir de la intervención?
No.

¿Cuándo podré tomar el sol y rayos UVA?
Una vez transcurrido un mes desde la intervención.

¿Cuándo podré reincorporarme a mi vida laboral y social?
Al cabo de 7 días.

Tengo una duda. El crecimiento mamario masculino ¿puede ser debido al cáncer?
Lo más probable es que no, el cáncer de mama masculino es extremadamente raro.

9

DEFINICIÓN DE LA CINTURA A LOS PIES

La zona del cuerpo que sufre alteraciones visibles con mayor rapidez en hombres y mujeres menores de 30–35 años es la del talle, caderas, vientre y muslos. El abdomen, al ser el punto del organismo donde la grasa se acumula con mayor facilidad, suele preceder a los demás.

En la mujer, las alteraciones suelen deberse a los embarazos, que afectan la estructura muscular del abdomen y obligan a dilatar en extremo tejidos y piel de cintura y vientre, además de introducir otros cambios en el área. No hace mucho tuve a una paciente que se decidió a operarse después de que una amiga le preguntase si estaba embarazada de nuevo. En los hombres, aun registrándose con menor intensidad y más tardíamente, la razón de la alteración de la línea son los cambios de hábitos deportivos, el trabajo sedentario y una mayor propensión a disfrutar de la buena comida.

Años después vendrá para ambos la caída general de todos los tejidos, una condición estética compartida, ya en la juventud, por quienes tienen un trabajo sedentario y no tienen tiempo para el deporte. Con ella, se produce la pérdida de vivacidad del dibujo de las nalgas, muy particularmente en la mujer, cuya musculatura local tiene menos recursos para mantenerlas prietas y alzadas.

Muy especialmente en la mujer, pero también en el hombre, los glúteos son un punto de atención especial. La sensualidad de la curva y la connotación sexual no son las únicas razones. La estética se basa siempre en la armonía, ésta en el equilibrio y para buscar el equilibrio en cualquier figura, nuestra vista se dirige (consciente o inconscientemente) al centro. Los glúteos poco delineados, que carecen de curvas, así como los demasiado bajos, anchos o prominentes producen una sensación de desequilibrio, de carencia o exceso, que influye sobre la visión de los otros miembros. Por ejemplo, los glúteos caídos acortan visualmente los muslos o, si son demasiado amplios, recortan la anchura de los hombros.

En el curso de la historia, un vientre redondeado, una generosa adiposidad y amplitud de líneas, la carencia aparente de las curvas naturales mediante su ocultación, o unos hombros estrechos han estado de moda. Los cánones de belleza cambian. Al igual que en el Barroco (Rubens es el mejor ejemplo) unas caderas amplias y las piernas gruesas y bien torneadas eran sinónimo de belleza, en el marco temporal de hoy, aquellos cánones han sido cambiados por un patrón más atlético y estilizado.

Basta para comprobarlo estar atentos a la moda adolescente que, en ellas, exhibe (la ocultación ha desaparecido oficialmente) ahora cintura y ombligo remedando huríes expertas en la danza del vientre, ahora escotes vertiginosos en unos *tops* de verano que convierten en Lolitas a todas las colegialas; y, en ambos sexos, la línea total del cuerpo marcada y remarcada por los vaqueros. Pero las exigencias cada vez mayores de aquel patrón a la vez atlético y estilizado pasan revista, y basta pasar un día delante de un colegio o instituto a la hora en que ellas salen para ver numerosos jerseys o chaquetas atados a la cintura tapando unas cartucheras que, la mayor parte de las veces, sólo existen en la imaginación de quien prefiere pasar frío en el tronco para presentar un mejor aspecto. Este efecto, con mayor causa, persiguen muchas mujeres ya adultas que recurren al pareo en la playa.

En la contribución de la búsqueda de la belleza, contamos con tres armas quirúrgicas que definirán de nuevo la línea de la cintura a las rodillas:

—Liposucción o lipoescultura para la eliminación de la grasa que se halle en exceso en la zona. Una técnica que no sólo beneficia al paciente en esta área corporal, sino en la mayoría de aquellas zonas en las que la acumulación de grasa afea la apariencia estética, tanto del cuerpo como del rostro.
—La abdominoplastia, que corrige la debilidad de la musculatura de la pared abdominal, además del exceso de grasa y piel.
—La corrección y reafirmación de los glúteos.

Estas tres herramientas de cirugía estética pueden ser utilizadas de manera individual o conjuntamente. Su uso vendrá determinado por factores que el especialista valorará en un estudio previo y le explicará detenidamente.

SIN GRASA DE CINTURA PARA ABAJO: LIPOSUCCIÓN Y LIPOESCULTURA

La liposucción y la lipoescultura son procedimientos a los que la naturaleza contribuye generosamente, ya que nuestro organismo está programado para que las células grasas dejen de reproducirse una vez completado el período de pubertad, un plazo que, para estar seguros, los especialistas situamos en los 16 años. Esta programación genética significa que, si eliminamos de una zona determinada el número de células grasas que está allí en exceso una vez alcanzada esta edad, al no haber peligro de que las restantes vuelvan a reproducirse, una nueva acumulación de grasa no será posible si adoptamos y conservamos hábitos saludables de vida respecto a la dieta y el ejercicio.

El concepto de ambas técnicas es el mismo y, en realidad, actúan en la mayor parte de los casos como complementarias. Se trata de llegar a los puntos localizados del cuerpo en los que existan depósitos de grasa indeseables y aspirar esta grasa para eliminarla.

La liposucción fue la primera técnica que se desarrolló y, en términos generales, funciona como describo a continuación.

A través de una pequeña incisión (que suele ser de unos 3 mm) realizada con bisturí, se inserta un delgado tubito, una cánula de aspiración especialmente diseñada que, literalmente, aspira y evacua la grasa sobrante. En realidad son una técnica y un aparato muy sencillos. Para romper las células de la capa de grasa, el cirujano mueve suavemente la cánula ya insertada hacia delante y hacia atrás y la acción succionadora es realizada o por una pequeña bomba de aspiración o por una jeringa, según sea la preferencia del especialista. Éste realizará tantas incisiones como sea necesario en el área que se debe intervenir; normalmente son necesarias dos por cada zona.

Hace tiempo, las mejoras técnicas permitieron que apareciera la lipoescultura, o liposucción superficial. Al disminuir el diámetro de las cánulas, se consiguió poder actuar también en la grasa más superficial, con la ventaja de esculpir mejor la silueta. Así logramos poder dar más forma a unos glúteos poco definidos. También surgió la lipoescultura ultrasónica. El eje de esta técnica, idéntica en su acercamiento quirúrgico a la anterior, fue el desarrollo de una cánula capaz de producir energía ultrasónica que, al pasar por las capas adiposas, rompe las paredes de las células de grasa, licuando la grasa, lo que facilita la posterior labor de liposucción.

A lo largo del tiempo, se han desarrollado diversas variaciones de la técnica básica de la liposucción. La inyección de fluidos o técnica tumescente es una de ellas. Se inyecta en la zona que se va a tratar una mezcla de solución salina, anestésico local y epinefrina, fármaco que contrae los vasos sanguíneos. Con ello, aparte de introducir la anestesia necesaria para la operación y las horas posteriores, se facilita la eliminación de la grasa y se reduce la pérdida de sangre y la aparición de hematomas tras la intervención.

Procedimiento

Usualmente, se utiliza el procedimiento de lipoescultura superficial. Se trata de una técnica que, sobre la de ultrasonidos, tiene la ventaja de que la grasa aspirada puede ser utilizada para remodelar otras zonas del propio paciente que padecen defectos estéticos. Sirve, por ejemplo, para aumentar glúteos, pómulos o el mentón. Además, con la cánula fina podemos esculpir de una forma más precisa la silueta.

Las zonas de aspiración más comunes son las trocanteras (cartucheras), los flancos, la cintura, el abdomen, la cara interna de los muslos y las rodillas. También puede realizarse liposucción de la papada, brazos, pliegues de la espalda, glúteos y pantorrillas.

No existe edad límite para realizar la intervención. El estudio previo del paciente tendrá muy en cuenta las condiciones de la piel, intentando predecir su capacidad de retracción o acoplamiento a la nueva silueta que se creará. También hay que valorar la circulación de las piernas para comprobar si existen varices que deban ser tratadas previamente.

Es aconsejable realizar la operación cuando el paciente ronda el peso corporal ideal. Un gran sobrepeso dificultará la visión de la grasa localizada sobrante de cada zona, lo que limita el resultado final.

La intervención comienza dibujando detalladamente en la piel del paciente las áreas que van a ser sometidas a liposucción. Se marcan los puntos donde hay más grasa como en un plano topográfico.

Se somete al paciente a anestesia general, epidural o local y sedación, según la extensión y localización de las áreas que se van a tratar. Una vez finalizada la intervención, se realiza un punto de sutura en cada orificio de entrada de la cánula y se coloca al paciente una faja de compresión o medias elásticas, según el caso.

Postoperatorio

El paciente quedará 24 horas ingresado en la clínica. Después de 6 días, regresará para que se le retiren los puntos de sutura.

A partir de aquel día, comienzan las sesiones de masaje de drenaje linfático, que deben ser realizados por una esteticista experta. La frecuencia del masaje dependerá de lo que el especialista opine según la extensión de las zonas tratadas, si bien puedo adelantar aquí que, cuantos más masajes puedan hacerse durante el primer mes, antes y mejor se desinflamará la zona sometida a lipoescultura. Normalmente, mis colegas y yo aconsejamos tres masajes por semana desde la intervención. En realidad, si hacemos esperar al paciente hasta que se hayan retirado los puntos, es para evitarle el dolor de quitarse y ponerse la faja, cuando todavía hay suturas.

El dolor de un tratamiento de lipoescultura o liposucción es comparable al de la magulladura sufrida por un golpe y limita un poco la movilidad de la zona tratada. Si se ha trabajado en todo el muslo, andar resultará más lento y doloroso los primeros días. A pesar de ello, el paciente puede reanudar su vida normal después de 2 días.

Para un mejor postoperatorio, es importante reducir toda posible molestia. Consecuentemente, deberá haberse preparado la piel de antemano con una buena hidratación cutánea, ya que la piel suele resecarse durante el largo período de un mes en que se usa la faja de compresión día y noche, y que sólo se puede sacar para la ducha, el masaje y lavar y secar la prenda.

Es importante evitar el sol y las sesiones de rayos UVA durante los primeros 2 meses después de la operación. Las consecuencias de hacer caso omiso a esta advertencia podrían ser unas poco estéticas manchas cutáneas de coloración oscura, causadas por el tatuaje que la hemosiderina (fracción del hematíe presente en los morados) haría en la dermis. Unas manchas que luego tardarían muchos meses en desaparecer.

Resultados

Al mes ya se observará gran parte del resultado perseguido (la reducción de volumen), pero no será hasta el tercer mes cuando podremos hablar de un resultado definitivo.

Entra dentro de lo normal que, durante las primeras 2 o 3 semanas, se tenga la sensación de que se está más hinchado que antes de la operación y que, por ello, los pantalones no puedan abrocharse o cueste más ponerlos. A partir de la tercera semana, este panorama comienza a cambiar de forma radical y se comienza a vislumbrar la nueva silueta. Para entonces, además, los morados o hematomas ya habrán desaparecido, así como las molestias propias de la intervención.

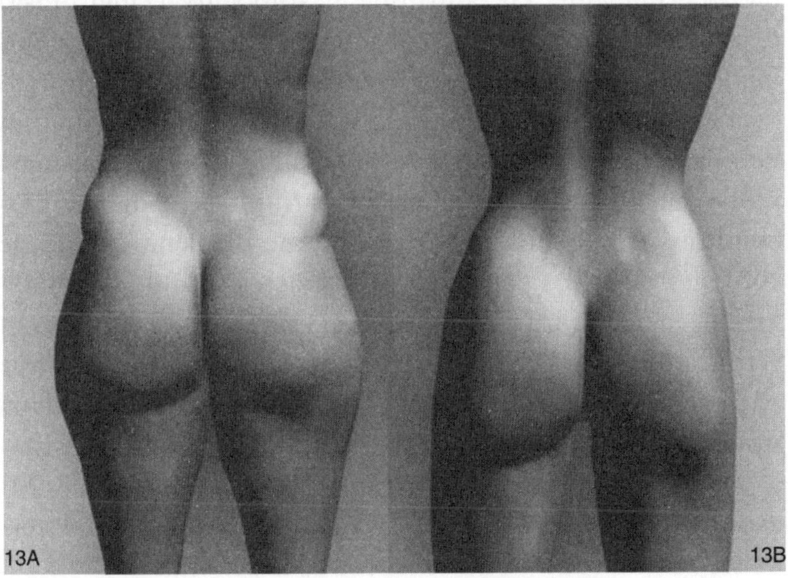

Figura 13A: acúmulos grasos localizados en caderas y cintura.

Figura 13B: resultado tras su eliminación con lipoescultura.

La liposucción, o lipoescultura, no es un método para adelgazar. Se remodela la figura pero en las zonas en que la acumulación de grasa lo hace posible. Es, por tanto, un método de mejora del contorno corporal. Tampoco elimina la celulitis o piel de naranja, problema más relacionado con el sistema circulatorio y el edema que con el exceso de grasa.

Con las técnicas actuales, que permiten esculpir la figura ciñéndose mejor a una silueta más estética en todos los detalles, el nivel de satisfacción del paciente suele ser elevado. Los mejores resultados, claro está, se producirán en los pacientes cuya piel sea firme y elástica, porque ésta deberá readaptarse al contorno que la liposucción ha dejado. Pero, además de haber conseguido el contorno deseado, el paciente goza de la seguridad de haberse hecho con un resultado permanente, en tanto que el adipocito (célula grasa) extraído ya no volverá a reproducirse. Lógicamente, si aumentamos de peso un tiempo después, lo acusará el organismo engordando, pero los kilos ganados se distribuirán de forma generalizada por todo el cuerpo, sin alterar inarmónicamente la silueta en las zonas tratadas mediante lipoescultura o liposucción. Creo que me di plena cuenta de cómo aprecian los pacientes esta característica de «remodelación» de la figura el día en que el especialista en nutrición y tratamiento de la celulitis me contó que una de nuestras pacientes, sometida anteriormente a lipoescultura, le advirtió severamente contra la posibilidad de «cambiarla de tipo al sacarle la celulitis, ahora que se gustaba tanto». Mi asombrado colega tardó algún rato en comprender el verdadero significado de las palabras de la señora.

Turno de preguntas

¿Qué contraindicaciones tienen la liposucción y la lipoescultura?
Aconsejaría que pospusiese la intervención al paciente que presentase un sobrepeso exagerado; es mejor tratar primero su obesidad, para luego intervenirle. Otra contraindicación sería una gran flacidez de la zona que se va a tratar. En este caso, puede ser aconsejable otro tipo de intervención. Por último, si el paciente padece una patología vascular, como las varices, tendrá que ser explorado primero por un especialista en cirugía vascular que valorará su caso.

¿Qué riesgos están asociados a la operación?
Ante todo, los mismos que cualquier intervención quirúrgica, esencialmente hemorragias, infección y complicaciones relativas al uso de anestesia.

En cuanto a los riesgos específicos, serían los siguientes: alteración de la sensibilidad de la piel durante un cierto período de tiempo, que la inflamación y cambios de coloración en la piel normales tras la liposucción no se desvanecieran pasado un tiempo normal y las irregularidades del contorno de la piel, que harían necesarios tratamientos adicionales. También existe el riesgo de seroma, la acumulación de fluido en el área, que precisaría un tratamiento adicional para drenarlo.

Aparte de ello, en algunos pacientes la sensación de acorchamiento o las molestias dolorosas pueden prolongarse algunas semanas más de lo debido.

¿Qué medicamentos deberé evitar antes y después de la intervención?
Como en toda operación, los anticoagulantes, como la aspirina. El cirujano le informará ampliamente con suficiente antelación.

¿Puedo saber anticipadamente cómo quedaré?
Por regla general, el especialista le dejará ver su archivo de casos (anónimo), en el que buscaremos fotografías del «antes y después» de pacientes con unas características corporales similares para que se haga una idea que, de todas formas, será sólo aproximada.

¿Será muy doloroso el postoperatorio?
Depende mucho de la zona tratada y de la extensión. Si la zona es pequeña, no molesta. El abdomen suele ser más doloroso. Ahora bien, cuando se ha efectuado liposucción de muslos y rodillas, durante los primeros días andar resulta molesto. De todas las maneras, los analgésicos controlan perfectamente molestias y dolores.

¿Deberé hacer ejercicios especiales para ayudar a la recuperación?
Ejercicios no, pero sí masaje de drenaje linfático 3 veces por semana durante los 2 primeros meses.

¿Hay algún tratamiento cosmético que ayude a que las cicatrices se suavicen y la piel se adapte al nuevo contorno?
Sí, y son muy importantes. El cuidado de la piel antes y

después de la operación influirá en el resultado final. Respecto a las cicatrices, hay diversidad de cosméticos, desde los aceites esenciales, con resultados particularmente excelentes en el caso del aceite de rosa mosqueta, hasta las cremas cicatrizantes reparadoras. El cirujano le recomendará lo más adecuado para su caso y evolución de la piel tras la intervención. Aunque el resultado final depende esencialmente de cada piel (de su calidad, su edad y otros factores), el drenaje, la compresión de la zona y la cosmética ayudan a conseguir el mejor resultado posible.

¿Cuántos días es prudente que espere para viajar?
Tan pronto como salga de la clínica puede hacerlo, pero debe ser consciente de que tendrá que volver a los pocos días para que le sean retirados los puntos de sutura. Tenga esto en cuenta al planificar su agenda.

¿Podré usar la bañera o debo ducharme los primeros días?
La bañera está prohibida la primera semana. Es mejor que utilice duchas rápidas con agua sólo templada.

¿Cuándo podré ir a la piscina y al gimnasio?
El ejercicio físico puede iniciarse entre la segunda y la tercera semana, según la extensión de las zonas tratadas. La sauna queda prohibida durante el primer mes, puesto que aumentaría la inflamación.

¿Cuándo podré tomar el sol y rayos UVA?
Es muy importante que evite el sol y los rayos UVA durante

los primeros 2 meses después de la operación para evitar que se formen manchas oscuras en su piel, manchas que son de muy lenta desaparición.

¿La liposucción y la lipoescultura pueden eliminar mi celulitis?

Mejorarla, sí, eliminarla, no. La liposucción y lipoescultura tratan sobre todo las capas de grasa situadas a un nivel más profundo que las del tejido graso subcutáneo, donde está el edema que provoca la celulitis. Ésta mejora con el ejercicio físico, la mesoterapia y el drenaje linfático.

VIENTRE PLANO Y CINTURA ESTRECHA

La operación destinada a conferir de nuevo un vientre firme y plano y una cintura más estética es la dermolipectomía abdominal.

Se trata de una intervención de cirugía mayor. Por regla general, su objetivo es eliminar el exceso de grasa y piel flácida del abdomen, al tiempo que se reconstruye la musculatura de la pared abdominal, si ésta lo necesita. Menos frecuentemente, es la solución a los problemas estéticos derivados de un fuerte adelgazamiento, cuando el vientre ha perdido mucha grasa y la pared abdominal y la piel pendulan, laxas y con apariencia de estar vacías, tras un largo tiempo de distensión.

Este procedimiento soluciona el aspecto protuberante del abdomen y, al mismo tiempo, puede aprovecharse para tratar problemas pendientes de los pacientes, como por ejemplo la reparación de defectos de la pared muscular o hernias, que serían intervenidas en el curso de la misma operación. Ahora bien, como habrá una cicatriz, antes de tomar una decisión, tanto el paciente como el especialista estudiarán si la dieta o el ejercicio podrían mejorar el problema, en cuyo caso la intervención quedaría descartada. Otra solución posible es la liposucción si el paciente presenta un simple cuadro de acumulación de grasa en el abdomen, sin atonía de la musculatura ni flacidez de la piel.

En el caso de las mujeres, el embarazo es generalmente lo que ha forzado la separación de los músculos rectos y generado la flacidez de tejidos y piel del abdomen. Por ello, se trata de una operación particularmente indicada para las mujeres que, tras vivir varios embarazos y a pesar de mantener un buen tono muscular general y un peso adecuado, registran falta de elasticidad en los músculos y la piel del vientre. También está indicada para cualquier otro paciente que se halle en una situación similar por otros motivos. Ahora bien, no la recomendaría a una mujer joven que piense tener más hijos, porque los músculos recto-abdominales que se suturarán en la operación podrían separarse de nuevo durante el siguiente embarazo. Tampoco la recomendaría a un paciente que piense perder mucho peso, a quien diría que espere hasta haberlo perdido.

Procedimiento

En principio, cuando hablamos de abdominoplastia, entendemos una intervención que va destinada a tratar tres elementos del paciente: piel, grasa y pared muscular. Esta intervención elimina la piel y grasa sobrantes, deja el vientre liso y firme, devolviendo al talle su esbeltez, y refuerza la musculatura del área. Sin embargo, en función del problema que presente el paciente, no actuaremos sobre los tres puntos, y nos limitaremos a aquellos que necesiten nuestra intervención.

Consecuentemente, podríamos decir que la abdominoplastia podría tomar la forma de distintos procedimientos, según presenten o no separación los músculos abdominales del paciente y según el estado de firmeza y elasticidad de su piel en la zona. También tendrá en cuenta otros factores, que serán discutidos entre médico y paciente durante el estudio preoperatorio. El paciente podrá aspirar a una serie de beneficios estéticos añadidos, como estrechar la cintura, tensar el tercio lateral superior de los muslos o conseguir un efecto de elevación de las nalgas, pero deberá tener en cuenta que entonces el tamaño de la cicatriz será mayor. Además, no siempre el médico aconseja estas mejoras o el paciente cree que estos beneficios compensen una mayor longitud de la cicatriz, que incluso llega a ser circular, para lo que habría que hacer otra intervención.

Aunque cada caso será distinto, presento aquí lo que sería una operación tipo completa, en la que el paciente presentaría acumulación de grasa en el abdomen, exceso de piel flácida, estrías debidas a embarazos, una cicatriz por apendicectomía, una hernia en la pared muscular y separación de los músculos rectos. Antes de la intervención, se recomienda hidratar bien la piel.

Tras someter al paciente a anestesia (general o epidural), se reseca la superficie de piel y grasa subyacente que se habrá marcado previamente en la región abdominal, por debajo del ombligo. La parte cutáneo-grasa de encima del ombligo se despega por encima del plano muscular hasta unos centímetros antes del esternón.

Una vez efectuada la reparación muscular y de las posibles hernias existentes y que se ha recolocado el ombligo, se

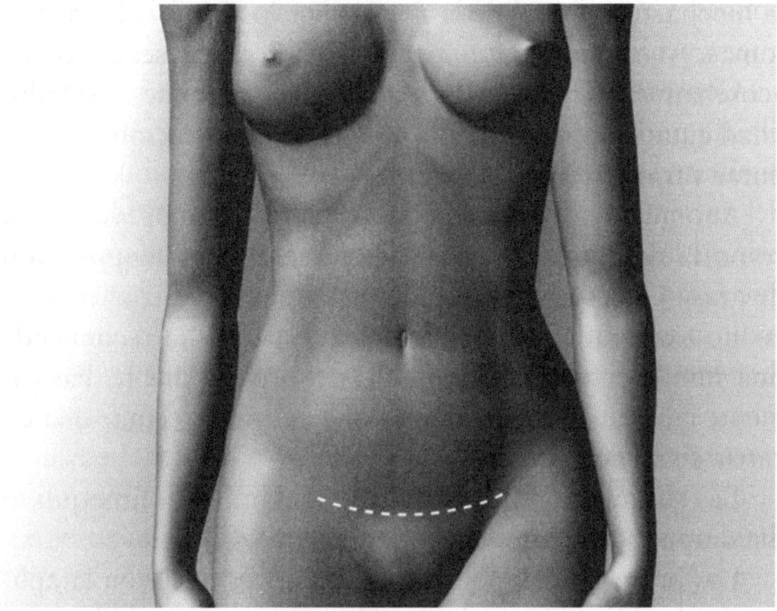

Figura 14: situación y longitud de la cicatriz de minilipectomía abdominal.

sutura en tres planos y se dejan drenajes. Si la pared muscular está muy deteriorada, es necesario colocar una malla de Marlex para su reconstrucción.

Una intervención de dermolipectomía abdominal como la descrita hace aconsejable una estancia en la clínica de 3 días.

Postoperatorio

Se trata de una de las intervenciones de cirugía estética con un período de recuperación más largo y molesto. Eso sí, las molestias percibidas durante este período son perfectamente soportables y vienen dadas por la sensación de tirantez interior en el abdomen (que dura pocos días y se debe a haber reforzado la musculatura abdominal), por la propia de la hinchazón general de la zona y por los inevitables hematomas. Al mismo tiempo, puede percibirse una sensación de acorchamiento. Ésta se debe a la disminución de la sensibilidad cutánea producida por la misma intervención y puede durar varios meses.

Anotación de interés: no todas las abdominoplastias son como la descrita. Si el paciente presenta una acumulación de grasa con escaso exceso de piel y una alteración muscular no exagerada, es posible que el especialista recomiende una minilipectomía abdominal, un procedimiento básicamente igual al ya descrito pero que permite efectuar una cicatriz de menor tamaño.

Las suturas se retirarán entre el décimo y decimoquinto día después de la intervención.

Los primeros cuidados de las cicatrices incluirán la aplicación de aceites reparadores y de un tratamiento hidratante específico. A partir de los 15 días, se aconseja colocar láminas de silicona sobre la cicatriz para que evolucione mejor y así sea menos visible. Durante el primer mes, se usará una faja.

Otros cuidados durante el período postoperatorio varían en función del tipo de intervención realizada; desde una simple liposucción (en la que el paciente se incorpora a su actividad normal tras 48 horas) hasta una dermolipectomía como la descrita anteriormente. En este último caso, la actividad del paciente durante las 2 primeras semanas debe ser únicamente ligera (se recomienda una baja laboral de 10 días) y, siempre que haya reconstrucción muscular, los cuidados postoperatorios a largo plazo incluyen el ejercicio de la natación a partir de los 2 meses desde la intervención.

Resultados

No se asombre si las cicatrices le parecen demasiado visibles durante los primeros meses tras la intervención; es señal de que siguen su proceso natural de coloración y, progresivamente, comenzarán a palidecer hasta llegar a un tono blanquecino, menos visible, al año de la intervención. Si el paciente se ciñe con perseverancia al tratamiento que el especialista le dará para ayudar a su piel, muy probablemente la cicatriz sea lo bastante discreta como para no molestarle visualmente y, de todas formas, estará ubicada en una zona cubierta por su ropa interior o bañador.

En la mayor parte de los pacientes que conozco, los resultados han sido muy duraderos, ya que han seguido un régimen de vida adecuado, con una dieta equilibrada y ejercicio regular.

Turno de preguntas

Abdominoplastia

¿Qué contraindicaciones tiene la operación?

En todas las intervenciones realizamos exhaustivas pruebas preoperatorias. Estas pruebas, unidas a su historial clínico, nos permitirían detectar si, en su caso, hay alguna contraindicación.

Es importante no fumar o reducir el consumo de tabaco 3 semanas antes y después de la intervención, ya que influye en la calidad de la cicatrización.

¿Qué riesgos están asociados a la operación?
Los mismos que cualquier intervención quirúrgica, esencialmente hemorragias, infección y complicaciones relativas al uso de la anestesia.

En cuanto a los riesgos específicos, éstos serían complicaciones tales como necrosis cutáneas, acumulaciones de fluido entre la piel y la pared abdominal, apariencia poco estética del ombligo, una cicatrización anómala y, finalmente, un cambio en la sensibilidad de la piel que sobrepase el período en que es normal que ocurra una disminución o pérdida de dicha sensibilidad a raíz de la intervención, y persista de manera permanente. Excepto en el último caso, estos riesgos requerirían tratamientos o procedimientos añadidos para corregirlos.

¿Qué puede ir mal aparte de esos riesgos?
En algunos pacientes, la sensación de acorchamiento o las molestias dolorosas puede prolongarse algunas semanas más de lo debido. Y, aunque son casos muy raros, podría producirse un cambio en la pigmentación cutánea.

¿Qué medicamentos deberé evitar antes y después de la intervención?
Como en toda operación, los anticoagulantes, como la aspirina, y determinados medicamentos naturales y de otras medicinas alternativas. El cirujano le informará ampliamente con suficiente antelación.

¿Puedo saber anticipadamente cómo quedaré?
Por regla general, el especialista deja ver al paciente un ar-

chivo de casos (anónimo), en el que se buscarán las fotografías del «antes y después» de pacientes con unas características corporales similares para que se haga una idea que, de todas formas, será sólo aproximada.

¿Deberé hacer ejercicios especiales para ayudar a la recuperación?
No es necesario hacer ningún ejercicio específico al principio, pero sí se recomienda hacer ejercicio en general: andar, por ejemplo y, en el caso de que haya habido reconstrucción muscular abdominal, recomendamos la natación al cabo de 2 meses.

¿Hay algún tratamiento cosmético que ayude a que las cicatrices se suavicen y la piel se adapte al nuevo contorno?
Sí, y son muy importantes. El cuidado de la piel antes y después de la operación influirá en el resultado final. Respecto a las cicatrices, hay diversidad de cosméticos, desde los aceites esenciales, con resultados particularmente excelentes en el caso del aceite de rosa mosqueta, hasta las cremas cicatrizantes reparadoras. El cirujano le recomendará lo más adecuado para su caso y evolución de la piel tras la intervención. Aunque el resultado final depende esencialmente de cada piel (de su calidad, su edad y otros factores), el drenaje, la compresión de la zona y la cosmética ayudan a conseguir el mejor resultado posible.

¿Cuántos días es prudente que espere para viajar?
Tan pronto como salga de la clínica, puede hacerlo. Eso sí,

planifique bien su agenda, porque deberá volver al cabo de pocos días para que el cirujano pueda controlar su evolución.

¿Podré usar la bañera o debo ducharme los primeros días?
Sólo puede usar la ducha, protegiendo la cicatriz.

¿Cuándo podré ir a la piscina y al gimnasio o a hacer deporte?
Una vez transcurridos 1 o 2 meses desde la operación.

¿Cuándo podré dejar el masaje de drenaje linfático recomendado?
Una vez transcurridos 30 días desde la intervención.

¿Cuándo podré tomar el sol y rayos UVA?
Es muy importante que evite el sol y los rayos UVA durante los primeros 2 meses después de la operación para evitar que se formen manchas oscuras en su piel, manchas que son de muy lenta desaparición.

EL OCULTO SECRETO DE UNOS GLÚTEOS FIRMES

Añadir forma y definición a las nalgas o redibujar la elevación de los glúteos cuando los tejidos ya han perdido consistencia es un procedimiento bastante habitual. Si bien no es la única opción, normalmente se implantarán prótesis.

Procedimiento

Una vez aplicada la anestesia, general o epidural, se realiza la inclusión de las prótesis glúteas por una incisión vertical de 5 cm en el pliegue interglúteo. Las prótesis se colocan debajo del músculo glúteo mayor.

Los implantes son específicos para esta área y tienen una forma ovalada. Son de gel de silicona.

La intervención dura una hora y media, aproximadamente. El paciente debe quedar ingresado 24 horas en la clínica.

Postoperatorio

El mismo día siguiente podrá comenzar a andar. Esto contribuirá a rebajar una primera sensación de acorchamiento, normal en una zona que quedará inflamada durante 2 semanas aproximadamente. En la visita de control que se realiza 10 días después de la operación, el cirujano retirará los puntos de sutura.

Las molestias son soportables y ceden con el uso de analgésicos comunes. Es conveniente llevar un panty de compresión durante las primeras 3 semanas y colocarse de lado o boca abajo para dormir los primeros días.

En algunos pacientes, la sensación de acorchamiento o las molestias dolorosas pueden prolongarse algunas semanas más de lo debido. No es una situación frecuente ni, de producirse, es síntoma de que algo vaya mal.

Resultados

Los resultados definitivos podrán verse al cabo de sólo un mes. En nuestra experiencia, el paciente se siente muy satisfecho porque la cicatriz queda perfectamente disimulada en el pliegue entre las nalgas, el perfil de la zona ha mejorado notablemente y los tejidos vuelven a verse firmes. Y, en el caso de las mujeres cuya forma natural de glúteos sea «plana», casi sin redondeces, esto soluciona un problema estético que, según mi experiencia, ocasiona bastantes complejos. Como ejemplo de ello está el caso de una paciente que utilizaba hombreras redondas como relleno posterior de sus braguitas para aparentar una mejor forma, de lo que me apercibí al ver caer uno de estos postizos en la consulta. Pero también me han relatado varias modistas los trucos de pinzas y refuerzos en faldas para algunas de sus clientas. Además, he observado cómo algunas de mis pacientes no se atreven a usar falda y eligen con cuidado los pantalones para disimular mejor la escasez de formas.

Turno de preguntas

Prótesis de glúteos

¿Qué contraindicaciones tiene la operación?
Ninguna específica. Como en toda intervención, el historial clínico del paciente será observado para garantizar que no existan riesgos para su salud por el hecho de pasar por quirófano. Es importante no fumar o reducir el consumo de tabaco tres semanas antes y después de la intervención, ya que influye en la calidad de la cicatrización.

¿Qué riesgos están asociados a esta intervención?
En general, los mismos que en cualquier intervención quirúrgica, esencialmente hemorragias, infección y complicaciones relativas al uso de la anestesia.

En cuanto a los riesgos específicos, éstos serían: la pérdida temporal o permanente de la sensibilidad de la piel en algunas zonas; la extrusión (exposición) de la prótesis por falta de una capa adecuada de tejido o una infección, pudiendo hacer necesaria su extracción; la contractura capsular o endurecimiento del tejido fibroso que el organismo crea alrededor de la prótesis; el desplazamiento de la prótesis, éste casi siempre relacionado con un reinicio precoz del ejercicio; la alteración de la cicatriz que, de producirse, necesitaría tratamiento adicional, y el seroma, o acumulación de fluido alrededor del implante después de la cirugía, un trauma o el ejercicio vigoroso, que debería corregirse con un tratamiento para drenarlo.

¿Qué medicamentos deberé evitar antes y después de la intervención?

Los anticoagulantes, como la aspirina, y los preparados en cuya composición entre la vitamina E, así como algunos medicamentos naturistas y de otras medicinas alternativas. El especialista le informará de antemano.

¿Puedo saber anticipadamente cómo quedaré?

Por regla general, el cirujano muestra su archivo de casos (anónimo), en el que buscará fotografías del «antes y después» de pacientes con unas características corporales similares para que se haga una idea que, de todas formas, será sólo aproximada.

Con cierta frecuencia, es el propio paciente quien viene a la consulta con una idea predeterminada. Es curioso observar la diferencia que, entre los dos sexos, existe sobre su fuente de inspiración. Son diversas las ocasiones en que pacientes masculinos nos piden conseguir unos glúteos parecidos a los de algún actor. Un ejemplo de estos elegidos es Antonio Banderas. Las mujeres, sin embargo, suelen fijarse más en los de las numerosas modelos que aparecen en las portadas de las revistas femeninas. Pero, como de todo hay en la viña del Señor, recuerdo perfectamente el caso de una musculada señora que acudió a la consulta con una revista de desnudos masculinos, señaló con firmeza tres traseros más o menos parecidos y luego me dijo: «Lo quiero como éstos».

¿Deberé hacer ejercicios especiales para ayudar a la recuperación?
No, ninguno.

¿Cuántos días es prudente que espere para viajar?
Puede viajar tan pronto como salga de la clínica, pero debe recordar que al cabo de 10 días deberá volver para que le quiten los puntos de sutura y el cirujano pueda valorar la evolución.

¿Podré usar la bañera o debo ducharme los primeros días?
El calor de la bañera debe evitarse; está prohibido durante los primeros días. Lo recomendable son las duchas rápidas para que el agua no impida el correcto proceso de cicatrización.

¿Cuándo podré ir a la piscina, al gimnasio o hacer deporte?
Al cabo de un mes.

¿Hay ejercicios físicos prohibidos tras una intervención de prótesis de glúteos? ¿Durante cuánto tiempo?
De ahora en adelante deberá ser prudente en los ejercicios específicos de musculación de la zona.

¿Cuándo podré tomar el sol y rayos UVA?
Cuando haya transcurrido un mes desde la intervención.

¿Están permitidas las inyecciones intramusculares si llevo una prótesis de glúteos?
Desde luego, si bien debe avisar al médico de que lleva una prótesis de glúteos para que sepa dónde tiene que poner la aguja.

¿Pueden aumentarse los glúteos sin implantar prótesis?
Efectivamente, mediante la lipoinyección de grasa propia del paciente en la misma zona donde se ubicaría la prótesis. Se efectúa inyectando la grasa en diferentes planos. Ahora bien, se necesita mucha cantidad, de forma que sólo es posible si el paciente desea al mismo tiempo que se elimine un gran exceso de grasa de sus muslos, abdomen, etc., mediante liposucción y se pase a los glúteos para obtener dos beneficios de esa intervención.

10

PANTORRILLAS BIEN TORNEADAS

Hoy día, los casos de piernas poco desarrolladas por efecto de una poliomielitis son raros, pero no así los que tienen su origen en un traumatismo o, sencillamente, en la herencia genética. Las «piernas de palillo» son más comunes de lo que se cree y su impacto estético sobre el conjunto de la figura es muy importante porque restan balance al tamaño de rodillas, muslos y caderas y acentúan falsamente su grosor.

La alternativa a la cirugía pasa por el ejercicio físico que aumente su volumen y corrija la atrofia muscular. Eso sí, los músculos gemelos son muy difíciles de desarrollar en el gimnasio, con lo que muchas veces la mejor solución para que resulten proporcionados con respecto al resto de las piernas es la introducción de prótesis de gemelos que, dando volumen, aporten belleza y proporción armónica a la forma de toda la pierna.

EL IMPLANTE DE PRÓTESIS

Esta intervención no exige ningún tipo de preparación especial del paciente una vez que se ha efectuado la valoración del pertinente riesgo quirúrgico, usual antes de toda intervención.

La anestesia puede ser epidural o general. El cirujano procede a efectuar la incisión de 4 cm en el pliegue posterior de la rodilla y crea un espacio exactamente configurado para la prótesis entre el músculo gemelo y su aponeurosis. Luego procede a deslizar la prótesis en su lugar y a suturar la incisión.

La duración de la intervención, en el supuesto de la implantación de prótesis en las dos piernas, es de una hora. Digo esto porque, en ocasiones, el defecto se halla solamente en una pierna, debido a secuelas de poliomielitis en la infancia, o a traumatismos que han generado atrofia muscular en una sola extremidad.

Cuando el defecto se debe a un traumatismo o es una secuela de la poliomielitis, la piel y la vaina muscular están tan retraídos que no hay espacio suficiente para colocar la prótesis. En estos casos, el tratamiento tendría dos fases. La primera consistiría en una intervención para introducir un expansor o globo hinchable, que se dilatará progresivamente inyectando suero a través de una válvula hasta crear el espacio deseado. En una segunda operación se retiraría el expansor y se colocaría la prótesis definitiva.

Esta operación requiere una estancia de un día en la clínica.

Postoperatorio

Los cuidados en el período postoperatorio consisten esencialmente en el control de la hinchazón de las piernas.

Para ello, el paciente deberá usar medias elásticas durante 3 semanas, por el día y por la noche durante los primeros

15 días y luego sólo durante el día. Andar es recomendable desde el día siguiente, tras salir del centro, pero hay que evitar, eso sí, los excesos y los esfuerzos o el cansancio excesivo. Podrá recuperar la vida totalmente normal y acudir a su trabajo habitual al cabo de pocos días, ya que las molestias o dolores tras esta intervención suelen ser escasos.

Resultados

Desde el punto de vista estético, las prótesis de pantorrilla dan un resultado magnífico, tanto en mujeres como en hombres. En las primeras, la pantorrilla bien torneada realza todo el contorno de pierna y muslo. Las piernas, en general, constituyen el soporte por el que comienza una buena figura y las de las mujeres son objeto de muchas miradas masculinas. Una de mis anécdotas preferidas me resultó especialmente divertida por la cariñosa indulgencia con la que la narró su protagonista. Se trataba de una paciente de cerca de 40 años, mujer no sólo guapa, sino también muy atractiva. Sus pantorrillas eran algo demasiado delgadas, pero no mucho, tanto era así que cuestioné varias veces su decisión. Entonces relató lo siguiente:

> Verá, doctor, resulta que a mi marido, a quien siempre le gustaba mucho Norma Duval, tuvieron que operarle del estómago. Cuando le subieron a la habitación, aún estaba un poco grogui de la anestesia y no hacía más que repetirme: «Te quiero mucho, chatina, pero es que Norma... Compréndelo, Norma tiene unas piernas...». Una enfermera me dijo que sus compañeras y los doctores se habían estado riendo muchísimo porque durante todo el tiempo que estuvo en la Unidad de Cuidados Intensivos había estado dale que te pego con las piernas de Norma.

En cuanto a nuestros pacientes masculinos, éstos tienen por regla general una buena musculación en la zona de los muslos, por lo que su volumen destaca más notablemente que en el caso de las mujeres con respecto a la delgadez de la pantorrilla. Por ello la prótesis establece una proporción, un nuevo equilibrio de volúmenes, muy deseado por el paciente.

La distinta configuración de hombres y mujeres establece también otras diferencias. La mujer requiere casi siempre una sola prótesis en la zona del gemelo interno, mientras que resulta frecuente que el hombre precise prótesis en ambos vientres de sendos gemelos.

Para ambos, hombres y mujeres, la cicatriz no es motivo de preocupación, ya que siempre queda escondida cerca del pliegue posterior de la rodilla, aproximadamente 1 cm debajo del mismo.

Turno de preguntas

¿En qué casos estaría contraindicada la intervención?
Cualquier intervención quirúrgica está desaconsejada en caso de padecer alguna enfermedad que pueda interferir con el proceso quirúrgico o anestésico. Es importante no fumar o reducir el consumo de tabaco tres semanas antes y después de la intervención, ya que influye en la calidad de la cicatrización.

¿Qué riesgos tiene la intervención?
En la cirugía para aumento de volumen de las pantorrillas, los riesgos más graves pueden ser el cambio en la sensibilidad de la piel de las piernas, algo raro pero posible, con

pérdida temporal o permanente de la sensibilidad; la alteración de la cicatriz, muy poco común; la extrusión del implante, algo posible si falta una capa adecuada de tejido o si se produce una infección; el desplazamiento del implante acompañado de una distorsión en la forma, otra posibilidad muy rara pero que significaría una segunda operación para corregirla. También, al igual que en las prótesis de mamas, puede producirse una contractura capsular o endurecimiento del tejido cicatricial alrededor de la prótesis pasado un tiempo.

Aparte de ello, están los riesgos inherentes a toda operación. Los principales son la aparición de infecciones postoperatorias y hemorragias y los relacionados con el uso de la anestesia.

¿A partir de qué edad puedo operarme?
A partir de los 18 años.

¿Puedo saber anticipadamente cómo quedaré?
Por regla general, lo que el cirujano suele hacer es dejar que el paciente vea un archivo de casos (anónimo), en el que se buscarán fotografías del «antes y después» de pacientes con unas características corporales similares para que se haga una idea.

¿Será muy doloroso el postoperatorio?
No, las molestias son escasas.

¿Podré dormir boca arriba después de la operación?
Sí, no hay problema.

¿Deberé hacer ejercicios especiales para ayudar a la recuperación?
Únicamente andar. Al paciente se le dan pautas específicas: los primeros 15 días andar resulta dificultoso, por lo que habrá que caminar más lentamente.

¿Hay algún tratamiento cosmético que ayude a que las cicatrices se suavicen?
Sí, y son esenciales. El cuidado de la piel antes y después de la operación influirá poderosamente en el resultado final del aspecto de las cicatrices. El cirujano le recomendará lo más adecuado para su caso y la evolución de la cicatriz. Hoy día existe un auténtico arsenal a disposición del cirujano y el paciente para ayudar a que la cicatrización sea rápida y las marcas mínimas.

¿Cuándo podré ducharme?
Al día siguiente pero protegiendo la cicatriz.

¿Cuándo podré correr y saltar?
Al cabo de un mes.

¿Cuándo podré ir a la sauna, la piscina y el gimnasio?
Una vez transcurridos 30 días desde la intervención.

¿Estará prohibido algún deporte o ejercicio?
No, ninguno.

¿Cuándo podré hacerme masaje en las piernas?
El masaje deportivo, al cabo de 30 días. En cuanto al ma-

saje de drenaje linfático, inmediatamente después de la operación.

¿Cuándo podré tomar el sol y rayos UVA?
Transcurrido un mes desde de la intervención.

¿Qué medicamentos deberé evitar antes y después de la operación?
Como antes de toda operación, debe abstenerse de ingerir aspirinas u otros anticoagulantes durante las 3 semanas anteriores a la intervención. De todas formas, la preparación incluirá instrucciones específicas y una revisión de los medicamentos que utilice.

¿Me recetarán algún medicamento para el postoperatorio?
Como es habitual tras toda intervención, antibióticos para prevenir la infección y analgésicos. También se receta un antiinflamatorio.

¿Al cabo de cuántos días podré volver a trabajar?
Si su trabajo no requiere esfuerzo físico o grandes desplazamientos, podrá incorporarse al mismo una vez transcurrida la primera semana.

¿Puede romperse la prótesis, y bajo qué circunstancias?
Tendrían que concurrir circunstancias realmente extraordinarias, como un accidente.

¿Tendré algún problema con la prótesis si adelgazo o engordo mucho?
No, ninguno.

¿Los implantes son también una buena solución para las pantorrillas arqueadas?
Efectivamente. Las pantorrillas arqueadas o «en copa de champán» mejoran con las prótesis, que son iguales que las de mamas de gel de silicona pero con forma alargada. Incluso pueden ser hechas a medida.

11

MANOS SIN EDAD

La respuesta a las insidiosas manchas cutáneas, las mal llamadas «manchas de hígado» o «manchas de vejez» (en realidad manchas de sol) que aparecen en las manos es el tratamiento con láser, que expongo con detalle más adelante, al final del capítulo dedicado a la piel en general, en el apartado sobre manchas cutáneas, tatuajes y cicatrices. Igualmente pueden solucionarse con escleroterapia las venitas visibles, tal como explico en el capítulo correspondiente. Pero no son únicamente estos signos de la edad los que dan cumplida cuenta de que la juventud ya pasó. Es el propio contorno, el perfil de las manos, quien nos traiciona; sus volúmenes, mórbidos y redondeados en la niñez, suavemente acolchados en la adolescencia y juventud, y agradablemente tersos hasta la madurez. Con la edad, la grasa más superficial del cuerpo entero va desapareciendo. Así, los párpados superiores de la cara de un anciano aparecen cóncavos, las mandíbulas se aplanan y las manos se quedan esqueléticas. La grasa de las manos ha desaparecido hasta un punto antiestético, la piel transparenta los huesos, las venas se hacen visibles. Es hora, entonces, de devolver la morbidez a esta zona, y la solución es rellenarla de nuevo. Así de simple.

LAS INFILTRACIONES DE GRASA

Siempre hay que combinar una liposucción con la transferencia a las manos de parte de la grasa extraída. El procedimiento combinado (liposucción y transferencia de grasa) se efectúa como describo a continuación.

El cirujano realiza un pequeño corte con el bisturí en el área donante, que puede ser la de los glúteos, abdomen o papada. Luego inserta allí una cánula que va unida a una jeringa que extrae suavemente la grasa. Esta grasa se centrifuga durante tres minutos para que se estratifique y, con ello, poder separar la «grasa viva» (o sea, las células grasas íntegras) de la «grasa muerta» (el aceite que ha salido fuera de las células grasas rotas en el proceso de succión). Nos quedamos únicamente con la «grasa viva» y la inyectamos en las manos para que recuperen su tersura.

El procedimiento se habrá realizado bajo anestesia local y tendrá una duración que puede oscilar entre los 30 y los 60 minutos.

Si la liposucción solamente ha tenido como objetivo cosechar tanta grasa como era necesaria para las manos, la intervención no suele precisar la estancia en la clínica.

Postoperatorio

En el capítulo «Definición de la cintura a los pies» encontrará descritos los detalles relativos al postoperatorio de una liposucción. Si me ciño estrictamente a la transferencia de grasa en las manos, puedo indicar que las molestias son escasas y con una pauta de analgésicos suaves, el paciente podrá tratar las molestias que sienta en las manos, fruto fundamentalmente de la hinchazón producida por la intervención, que durará aproximadamente 1 semana. Habrá hematomas y experimentará una sensación de acorchamiento, que se prolongarán entre 1 y 2 semanas aproximadamente.

Resultados

Entre el 80 y el 90 por ciento de los pacientes no necesita una segunda intervención para lograr los resultados deseados. La mejora en el aspecto de las manos, visible al cabo de 2 semanas, es permanente y el grado de satisfacción suele ser muy alto.

Turno de preguntas

¿En qué casos estaría contraindicada la intervención?

En todas las intervenciones realizamos exhaustivas pruebas preoperatorias. Éstas, unidas a su historial clínico, nos permitirían detectar si, en su caso, hay alguna contraindicación.

Es importante no fumar o reducir el consumo de tabaco 3 semanas antes y después de la intervención, ya que influye en la calidad de la cicatrización.

¿A partir de qué edad puedo operarme?

Esta intervención suele realizarse hacia los 60 años.

¿Qué riesgos tiene la intervención?

Los inherentes a toda operación. Los riesgos principales

son la aparición de infección postoperatoria y hemorragias y los que están relacionados con el uso de la anestesia.

¿Es posible que mi cuerpo rechace la grasa transferida?
No, el sistema inmunitario la reconoce como propia.

Si las manos no quedan simétricamente rellenas ¿hay remedio?
Sí, podría efectuarse una intervención de retoque para corregir pequeñas asimetrías.

¿Puedo saber anticipadamente cómo quedaré?
Por regla general, el cirujano enseña su archivo de casos (anónimo), en el que busca fotografías del «antes y después» de pacientes con unas características corporales similares para que se haga una idea.

¿Hay algún tratamiento cosmético que ayude a que las cicatrices se suavicen?
Sí. El cuidado de la piel antes y después de la operación influirá poderosamente en el resultado final del aspecto de las cicatrices. El cirujano le recomendará lo más adecuado para su caso y la evolución de la cicatriz. Hoy día existe un auténtico arsenal a disposición del cirujano y el paciente para ayudar a que la cicatrización sea rápida y las marcas mínimas. En este caso, recuerde, las cicatrices son muy pequeñas.

¿Cuándo podré lavarme las manos?
El día siguiente de la intervención.

¿Cuándo podrá mi manicura darme masaje en las manos?
Una vez transcurrido un mes desde la intervención.

¿Cuándo podré ir a la sauna, la piscina y el gimnasio?
Igualmente, transcurrido un mes.

¿Cuándo podré tomar el sol o rayos UVA en las manos?
Después de un mes desde la operación.

¿Cuándo podré usar las manos normalmente para realizar tareas de la casa o cualquier trabajo manual?
Al cabo de 2 o 3 días.

¿Qué medicamentos deberé evitar antes y después de la operación?
Como antes de toda operación, debe abstenerse de ingerir aspirinas u otros anticoagulantes durante 3 semanas antes de la intervención. De todas formas, la preparación incluirá instrucciones específicas y una revisión de los medicamentos que utilice.

¿Me recetarán algún medicamento para el postoperatorio?
Como es habitual tras toda intervención, antibióticos para evitar la infección y analgésicos. También le recetaremos un antiinflamatorio.

12

REJUVENECIMIENTO CAPILAR

Las causas de la caída del cabello son diversas. En un 10 por ciento de los casos, se produce a raíz de enfermedades infecciosas u hormonales, durante el posparto y por uso de ciertos medicamentos. Éste es el porcentaje de pacientes para quienes podemos indicar tratamientos u opciones alejadas de lo que aquí se indica, remedios específicos de una causa específica.

Para el restante 90 por ciento, si queremos hallar soluciones médicas que tengan un tiempo suficiente de investigación y pruebas, vemos que se limitan a dos posibilidades. La primera es un fármaco utilizado como loción tópica, cuyos resultados dependen de la constancia que el paciente tenga en la aplicación del producto y que se desvanecen a los 4 meses de abandonar el tratamiento; puede ser una opción para las fases muy iniciales de la alopecia. La segunda, también usada para la fase inicial de la caída del cabello, se trata de otro fármaco, en forma de comprimidos, que debe tomarse bajo prescripción y vigilancia médica. Tanto el uno como el otro sólo logran dilatar el proceso de caída, rara vez detenerlo.

Es una lástima, porque actualmente se presenta, en mayor o menor grado, en el 60 por ciento de los hombres y aproximadamente en un 10 por ciento de las mujeres. Resignarse a la alopecia, sin embargo, ya no es necesario. La actual técnica del microinjerto, desarrollada, transformada y depurada a partir de la inicial de trasplante de cabello hace más de 30 años, permite la recuperación de buena parte de la cobertura capilar. Ahora su resultado no se puede distinguir del natural y ha ganado un creciente número de adeptos.

El éxito de esta técnica es perfectamente comprensible. Un cabello sano, fuerte y abundante es un bien ansiado por quienes padecen problemas de caída, escasez o fragilidad capilar. La ausencia de pelo se percibe como un trauma, una pequeña mutilación. Se ha escrito que la emperatriz Sissi invertía de 3 a 5 horas diarias en el cuidado, peinado y adorno de su cabello, realmente espléndido por otro lado, según podemos juzgar hoy contemplando sus retratos. Al parecer, se definía como «esclava de su cabellera», pero lo hacía con el orgullo de quien se sabe poseedora de un valor muy preciado. Y tenía razón. No en vano el cabello ha sido glorificado a lo largo de la historia en la literatura y las artes plásticas. Tal como se ha dicho innumerables veces, es el más bello adorno que una cabeza puede poseer. Su cualidad ornamental (se le describe comúnmente como «corona» y «marco» del rostro) es tan apreciada, que parece haberse olvidado virtualmente su función protectora y reguladora del calor y frío de la cabeza. Entre los muchos artículos que mensualmente se publican sobre el cuidado y belleza del cabello, nadie nombra esta función.

Como contraste, mucha de la literatura presente en las revistas (no sólo femeninas) semanales, está dedicada a la lucha contra la alopecia, y es que ésta, que antaño sólo parecía atacar a los hombres, está haciendo un sutil estrago entre la mujer moderna, si bien de forma menos agresiva que a ellos. La mujer suele padecer una pérdida difusa del cabello que rara vez se traduce en calvicie total.

El estudio de las causas de la alopecia aún no ha logrado penetrar totalmente en las razones. Actualmente, se sabe que el 90 por ciento de las calvicies está determinado por predisposición genética y/o factores hormonales. En la calvicie común (alopecia androgénica), la conjunción de estos dos factores, una herencia de carácter familiar y una sensibilidad especial de los andrógenos, son los determinantes de la progresiva e irremediable pérdida del cabello; está programada genéticamente. Pero queda, como mínimo, el restante 10 por ciento de casos por esclarecer. Tiempo atrás, se atribuía la pérdida del cabello y la subsiguiente calvicie a la falta de vitaminas, la caspa, la frecuencia de lavados o la clase de champú, así como al ya desfasadísimo uso de sombreros. Nada de esto es verdad, o no lo es totalmente. La mala circulación, la seborrea o la agresión que puedan ocasionar un champú o una laca, por ejemplo, serán la gota de agua que colme el vaso. Éstos pueden quitar brillo, elasticidad o hermosura al cabello... que no haya caído aún, pero nada más.

Sea como fuere, una vez perdido el cabello, y hoy por hoy, no hay otra solución a la alopecia que la cirugía capilar.

LOS MICROINJERTOS

Un trasplante efectuado mediante la técnica de microinjerto persigue recoger folículos de pelo del propio paciente en las zonas laterales o de la nuca (donde los factores genéticos comunes a todas las personas impiden que el cabello caiga) y reubicarlos en las zonas afectadas por la pérdida de pelo.

No sería nada raro que usted ya tuviese una idea preconcebida del procedimiento, así como de sus resultados, porque algunos especialistas ya comenzaron a experimentar con la reubicación de folículos de cabello resistente a la alopecia en la década de los años cincuenta, y quien no es experto en la materia confunde aquellos primeros trasplantes de pelo con el procedimiento actual.

El objetivo de los experimentos era averiguar si se producía el fenómeno de dominación del folículo donante, o sea, si era el propio folículo o no el que determinaba la longevidad, aunque fuese reubicado en una zona con tendencia probada a la pérdida de cabello. El repetido éxito del experimento hizo que, muy pronto, comenzasen a practicarse extensamente aquellos trasplantes. La eficiencia del método contrastaba, sin embargo, con sus resultados estéticos. Perfectamente alineados, como soldaditos de plomo en rectas hileras prefijadas aparentemente con tiralíneas, y trasplantados en ordenados grupitos de 15 a 25 o más cabellos, conferían la apariencia de pelo de muñeca que ha quedado fijo en la memoria de muchos. En aquel momento, se valoraban únicamente dos parámetros: la cantidad de cabello trasplantado y la supervivencia del mismo. La calidad estética, auténtico fin perseguido por el paciente, era obviada.

En los años ochenta ya se produjeron avances, con la aparición de los miniinjertos. Se colocaban de 5 a 8 cabellos en un solo punto. Era una mejora pero que sólo sirvió para mejorar un poco el problema estético. El gran paso adelante, que ha dado la respuesta definitiva al problema de los pacientes, han sido los microinjertos, que se realizan remedando a la propia naturaleza. Se injertan unidades foliculares, pelo a pelo, o en pequeños injertos de uno a tres pelos (un folículo puede originar hasta cuatro pelos), siguiendo su secuencia de presentación natural. El injerto se efectúa cubriendo bastante espesamente toda el área que se va a tratar, tanto las zonas ya alopécicas como las cercanas a las mismas, en las que el cabello escasea. Así, el efecto resultante es muy natural.

El procedimiento de trasplante por microinjerto comienza cuando el cirujano efectúa una finísima incisión a lo largo de la cual va recogiendo pequeñas secciones de cuero cabelludo, que divide en pequeñas partes para ubicarlas en el área afectada por la alopecia, preparada para ello mediante

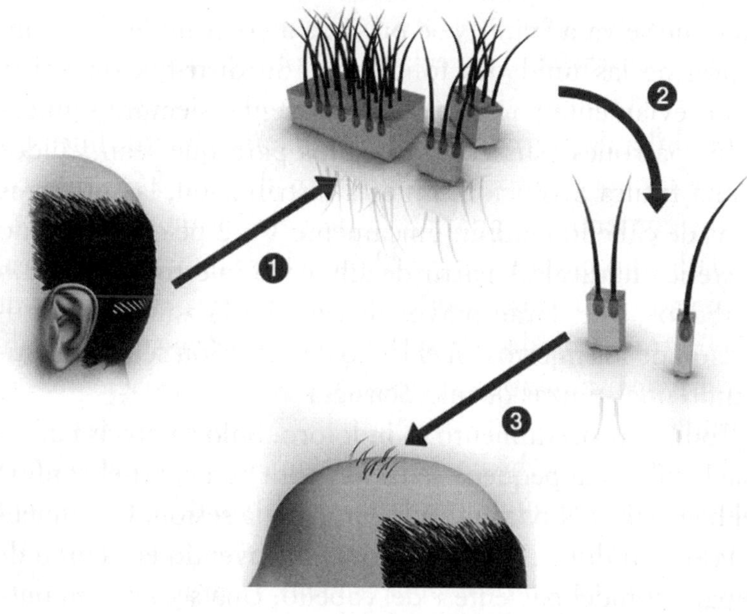

Figura 15: 1. extracción de los folículos donantes. 2. Subdivisión en unidades foliculares, y 3. Inserción en la zona de tratamiento.

minúsculas incisiones. La zona donante es luego suturada, con puntos que quedan perfectamente disimulados entre el cabello, de forma que la cicatriz, pequeña y recta, es imperceptible. La zona injertada no presenta cicatrices visibles debido a la pequeñez de las incisiones necesarias para colocar los microinjertos.

En la segunda fase, los folículos obtenidos se subdividen tal como ya he descrito, en unidades foliculares de 1, 2 o 3 cabellos. En dicho proceso, que se realiza con tijeras de microcirugía, se aíslan las unidades foliculares. Éstas constan de papila dérmica, folículo, glándula y grasa subcutánea. Esta unidad será la precursora del nuevo cabello. Un proceso meticuloso, que exige un auténtico especialista.

La tercera fase de la intervención será la colocación de los injertos en la zona alopécica. Para ello, se anestesia la zona que se va a tratar y se procede a crear un lecho de inserción de las unidades foliculares. Su distribución habrá sido previamente pactada con el paciente, siempre siguiendo los patrones estéticos adecuados para que sean válidos en una futura evolución. En esta distribución, las primeras líneas de cabello tendrán únicamente 1 o 2 pelos, siguiendo la estética natural. A partir de allí, cada injerto poseerá 2 o 3 cabellos, que darán mayor densidad a la zona. La introducción de los injertos en el lecho de inserción se realiza utilizando unas pinzas de microcirugía.

Todo el procedimiento es indoloro. Sólo se precisa anestesia local y una pequeña sedación para aumentar el confort y el bienestar del paciente a lo largo de la sesión. Usualmente, la sesión dura cerca de 3 horas incluyendo el tiempo de preparación del paciente y del cabello. Una sola sesión puede solucionar la mayoría de los casos, que son los de las alopecias moderadas.

La evolución de esta técnica ha sido constante desde 1990, tanto en los instrumentos utilizados como respecto al confort del paciente, duración de la intervención y resultados. En sus inicios, se trasplantaban de 1.000 a 1.500 cabellos por sesión. Actualmente, se trasplantan de 3.000 a 3.500 y, en grandes donantes con calvicies acusadas, pueden llegar a trasplantarse 4.000 en una sola sesión. La solución de las grandes alopecias puede precisar entre dos y tres sesiones. Entre sesión y sesión, para obtener unos buenos resultados deben esperarse entre 4 y 6 meses. Como máximo, pueden efectuarse cuatro sesiones.

Postoperatorio

En un primer momento, el injerto queda sujeto por la propia costrita creada en el lecho de inserción, que es similar a las costritas producidas en el afeitado. Los mecanismos naturales del organismo reconocen el injerto como suyo propio, por lo que no existen casos de rechazo a un cuerpo extraño. Lo primero que hace el organismo humano es poner en marcha los mismos mecanismos que actuarán para adaptar un injerto de piel propia en un área quemada, o sea, producir la reconexión vascular; en otras palabras, hacer que la circulación normal se apresure a alimentar al injerto para que sobreviva.

Mientras tanto, el paciente deberá tener unos cuidados mínimos durante los siguientes 10-12 días para asegurar la correcta cicatrización y ausencia de infección de la zona donante, en la que existe sutura, y de la zona alopécica en la que se ha injertado, donde el estigma de la cirugía serán las pequeñas costritas que caen una vez transcurrido dicho tiempo. No necesitará ningún vendaje. Algunos pacientes programan un par de días de asueto de sus quehaceres habituales, otros regresan inmediatamente a su trabajo y vida social. Transcurridos estos 10 o 12 días, no hay motivo estético alguno por el que no pueda regresar al trabajo o cumplir con su vida social.

Durante estos días, el paciente limitará el deporte, se lavará el cabello diariamente utilizando jabones antisépticos y no manipulará su cabello de ninguna otra forma, es decir, cortándolo, tiñéndolo o aplicándole cosméticos (espuma, gel, brillantina, laca, gomina...). A partir de entonces, ya podrá hacer uso de todo lo indicado sin ulterior restricción.

El postoperatorio, pues, es muy sencillo y en el 90 por ciento de los pacientes no hay necesidad de tomar ningún analgésico durante las 24 horas siguientes a la intervención. Los puntos de sutura en la nuca se retiran al cabo de entre 7 y 10 días. Las únicas precauciones que usted deberá tomar hasta que cicatrice son evitar el ejercicio físico, las saunas y las exposiciones solares.

Resultados

Transcurrido el período de adaptación a la nueva zona (entre 3 y 5 meses), los folículos trasplantados generan nuevo cabello. Un cabello que conservará las mismas características que en su zona de origen, puesto que el especialista habrá trasplantado toda la unidad folicular y no únicamente el cabello. Éste crece 1 cm mensual aproximadamente. Al sexto mes, y hasta que se complete el año desde el día de la operación, el cabello seguirá creciendo en diámetro y longitud, y se verá el resultado óptimo cuando hayan pasado de 10 a 12 meses desde la intervención.

La mejora estética lograda con la técnica actual del microinjerto es realmente excelente en cuanto a su durabilidad. Sus células no son sensibles a la acción de la testosterona ni de sus metabolitos causantes del proceso alopécico.

Al estar programado genéticamente para ser resistente a la caída, el microinjerto no caerá. El proceso de injerto le proporciona cabello de una forma permanente a la zona previamente alopécica.

Otro factor que produce gran satisfacción con el resultado es el hecho de que el proceso de recuperación de masa capilar y el de su rejuvenecimiento (adquisición de mayor grosor, consistencia y vigor) son graduales, al igual que los de una recuperación espontánea, y no causarán sorprendidos comentarios en su entorno de la noche a la mañana. Poco a poco, el área alopécica se irá cubriendo y lo hará de una manera tan natural que pasará desapercibida. Cuando, al cabo de unos 12 meses desde la intervención, su «nuevo cabello» muestre el punto óptimo del resultado de la intervención, parecerá haber estado siempre allí, excepto para quienes no le han visto durante este plazo.

Para mis lectoras, este punto parecerá menos interesante que para los lectores masculinos; el hombre es más vergonzoso a la hora de declarar que ha hecho algo para mejorar su estética. Recuerdo el caso de un paciente muy apurado por los 10 días en que las costritas del post-tratamiento podrían generar preguntas embarazosas en su entorno. Le sugerimos utilizar una gorra, pero no le satisfizo. «Bien, voy a tener que salir de casa para comprar y mis vecinos me preguntarán qué hago con gorra, si nunca uso.» Quiso posponer el tratamiento hasta encontrar una solución. A nosotros no se nos ocurría nada más discreto que la gorra deportiva. Finalmente, concertó una cita y apareció en la consulta... ataviado con un mono azul de trabajo y su correspondiente gorra, ambas prendas manchadas de pintura. Nos contó que, así vestido, podría explicar a sus vecinos que se había tomado unos días de fiesta para pintar su casa.

Finalmente, otro punto positivo es que este cabello no necesitará ningún cuidado especial, ni lociones anticaída, ni ingestión de fármacos dada la evolución perenne de dicho injerto.

Turno de preguntas

¿A partir de qué edad puedo operarme?

No hay una edad específica recomendable, es la condición capilar la que marcará si resulta la opción de mayor interés. Como indicación, es conocido que en los hombres la alopecia suele iniciarse a los 18-20 años, coincidiendo con los niveles máximos de testosterona, de forma que sería muy raro que existiese la necesidad con anterioridad a esa edad y, de todas las maneras, al inicio se intentaría atajar la rapidez de la pérdida mediante otras opciones. En cuanto a las mujeres, la mayoría lo solucionará con un tratamiento médico, pero en casos de alopecia masculina en la mujer, éstas podrán realizar un tratamiento quirúrgico.

Tanto para los unos como para las otras, la gestión idónea del banco de cabello del propio paciente condicionará su futuro resultado. Ello hace imprescindible no precipitar nunca la decisión quirúrgica y buscar un consejo no comercial.

¿Cuáles son los riesgos específicos de la intervención?

Los riesgos más comunes en toda intervención quirúrgica son los relacionados con la anestesia, y en este caso, sólo se aplicaría anestesia local con sedación ambulatoria.

Pero, realmente, estamos hablando de un tipo de intervención que prácticamente no presenta riesgos. Sí pueden presentarse molestias de tipo menor, como un ligero edema frontal y alguna zona con parestesias o distorsión de la sensibilidad durante 2 o 3 meses.

¿Es posible que algún injerto no «prenda bien»?
El injerto no prosperará únicamente en casos de mala praxis o mala indicación. Si se reúnen las condiciones correctas la supervivencia de los injertos es superior al 98%.

¿Por qué se establece un número limitado de sesiones?
Vaciar excesivamente la zona de la nuca y los laterales tendría el efecto estético contrario al que se desea conseguir.

¿Por qué no es posible injertar más de 4.000 cabellos en una sola sesión?
Superar esta cifra podría disminuir el índice de supervivencia de los injertos que, actualmente, sobrepasa el 98 por ciento en todos y cada uno de los pacientes.

¿Cuándo podré tomar el sol y rayos UVA?
A partir del mes siguiente de la intervención podrá hacerlo con moderación. De 2 a 3 meses después, sin restricción alguna.

¿Cuándo podré ir a la sauna, la piscina y el gimnasio?
A los 15 días es posible efectuar gimnasia y acudir a la piscina. Debe esperar 1 mes para ir a la sauna.

¿Cuándo podré viajar?
Al día siguiente de la intervención, pero debe recordar que tendrá que acudir a los pocos días para un control postoperatorio.

¿Puedo saber cómo quedaré?
Por regla general, el especialista tiene a disposición de los pacientes un archivo anónimo de casos en los que puede ver qué resultado ha tenido la técnica en casos parecidos. Ningún caso es idéntico, pero sirve de orientación al paciente.

¿Qué medicamentos deberé evitar antes y después de la operación?
Como antes de toda operación, debe abstenerse de ingerir aspirinas u otros anticoagulantes durante un tiempo antes de la intervención. De todas formas, la preparación incluirá instrucciones específicas y una revisión de los medicamentos que utilice habitualmente.

¿Me recetarán algún medicamento para el postoperatorio?
Como es habitual tras toda intervención, antibióticos de prevención. Si tuviese alguna molestia por la cicatriz en la zona de la nuca, lo que no es habitual, se podrán recetar analgésicos.

¿Cuánto tardaré en poder usar prendas que opriman la cabeza, como la parte correspondiente de un traje de buzo o una gorra con elástico?
Las prendas que opriman la cabeza quedan prohibidas durante 15 días. Una gorra deportiva, sin embargo, puede ser utilizada el mismo día.

Temo que después de la intervención el resto del cabello siga debilitándose, quedando muy fino y más escaso, con lo que resaltaría la diferencia entre la zona injertada y las adyacentes.
Para ello se le aconsejará un tratamiento médico con el objetivo de intentar conservarlo el máximo tiempo posible.

¿Puede hacerse un microinjerto en una cicatriz?
Sí, al igual que en zonas en las que se ha sufrido quemaduras.

¿Por qué sufren los hombres mayor incidencia de calvicie que las mujeres?
Por una razón genética y relacionada con la hormona masculina.

13

NORMALIZAR EL SUDOR

En el organismo humano distinguimos dos tipos de glándulas sudoríparas, las ecrinas y las apocrinas. Las primeras se encuentran en todo el cuerpo y su número está calculado en 2 millones. Su mayor densidad se encuentra en la palma de la mano y las plantas de los pies. Tienen como misión nuestra regulación térmica y formar parte del proceso de excreción. Las glándulas apocrinas se hallan en genitales, areola, conducto auditivo externo y axilas. Aquí se reúnen formando una placa de gran tamaño. Cada glándula apocrina desemboca en el folículo de un pelo, dando lugar a una secreción grasa que es olorosa y guarda relación directa con la vida sexual. Aparece en la pubertad y desaparece al cesar la actividad de las glándulas sexuales.

En las axilas, hay igual número de glándulas ecrinas y apocrinas. Las ecrinas, junto con una pequeña parte de las apocrinas, se hallan en la dermis, mientras que la mayor parte de las apocrinas se encuentran en el tejido celular subcutáneo. Se ha comprobado que las glándulas ecrinas responden al estímulo del calor, a estímulos mentales y al ejercicio físico, mientras que las apocrinas, causantes del olor, al estrés y a las variaciones del ciclo sexual.

Tanto las unas como las otras están reguladas por el sistema nervioso vegetativo, sobre el que ejerce un importante impacto cualquier cambio psíquico, de forma que responden a las emociones aumentando la secreción. En algunas personas, es ésta la causa de la hiperhidrosis, el sudor excesivo. Si éste es axilar, al aumentar el sudor aumenta también el olor, por muy correcta que sea la higiene de quien padece este problema. Si es palmar, no hay olor, pero el sudor llega a formar gotas que humedecen cuanto se toca. Consciente de ello, la persona sujeta a hiperhidrosis se angustia tan pronto como percibe que una emoción le ha hecho comenzar a sudar, lo que incide de nuevo sobre el sistema nervioso vegetativo que le hace sudar aún más. Es un círculo vicioso.

Este problema puede afectar el cuerpo de forma generalizada, pero se aprecia en axilas, manos y pies o solamente en algunos puntos. Cerca del 1 por ciento de la población padece hiperhidrosis crónica de axilas, manos y pies.

HIPERHIDROSIS AXILAR. CORRECCIÓN QUIRÚRGICA

El procedimiento quirúrgico consiste en la supresión parcial de las glándulas sudoríparas. El concepto en que se basa es el siguiente: si la sudoración exagerada se debe a una secreción mayor de lo normal por parte de las glándulas que producen el sudor y no existen medios para regularla, la respuesta está en eliminar selectivamente parte de la piel que albergue dichas glándulas.

Ahora bien, varios estudios clínicos han demostrado que los nervios autonómicos de la piel tienen capacidad de regeneración. Incluso los injertos de piel han recuperado la piloerección y la sudoración. Por tanto, la extirpación de las glándulas sudoríparas debe ser lo más radical posible, eliminando los dos tipos de glándulas.

La preparación para la intervención consiste en la marcación del área sudoral mediante la aplicación sobre la axila limpia y seca de una solución acuosa de yodo, ésta se retira de inmediato y se aplica almidón en polvo. Cuando el paciente comienza a sudar, la reacción yodo-almidón tiñe el área sudoral de violeta, lo que define el área.

Se procede entonces a definir el área cutánea que se quiere eliminar y las zonas en que se eliminará sólo el tejido subcutáneo. Una vez hecho esto, se procede a suturar. La cicatriz resultante tiene forma de S.

La duración de la intervención es de 2 horas. Esta operación requiere anestesia general y una estancia de un día en la clínica.

Postoperatorio

El postoperatorio no es doloroso, aunque sí incómodo por la localización de la herida. Las molestias se controlan mediante analgésicos convencionales.

Los puntos de sutura se retiran al cabo de entre 6 y 8 días y el proceso de cicatrización suele haberse completado pasados 10 días desde la intervención. Los cuidados hasta entonces se limitan a la limpieza diaria.

Resultados

El resultado de la intervención sobre la hiperhidrosis axilar es inmediato, para satisfacción del paciente. Con el tiempo, la sudoración se regenera parcialmente, pero en la mayoría de los casos, por debajo de la tasa normal. Es infrecuente que se precise una nueva intervención.

Turno de preguntas

Corrección quirúrgica de la hiperhidrosis axilar

¿En qué casos estaría contraindicada la intervención?
Cualquier intervención quirúrgica está desaconsejada en caso de padecer alteraciones de la coagulación, anemia, problemas cardíacos, enfermedades pulmonares o asma. Una operación que no es de urgencia, sino que tiene fines estéticos, tampoco se haría a grandes fumadores habituales, al menos la mayoría de las intervenciones no, porque fumar interfiere en la capacidad de cicatrización.

De todas formas, el especialista hará que se someta a la valoración habitual del riesgo quirúrgico, le realizará también una exploración física de la zona y le pedirá su historial clínico para su estudio.

¿A partir de qué edad puedo operarme?
Tras el desarrollo puberal.

¿Cuáles son los riesgos específicos de esta intervención?
Los riesgos específicos de esta intervención son las alteraciones en la cicatrización. Aparte de ello, están los riesgos inherentes a toda operación: la aparición de infeccio-

nes postoperatorias, las hemorragias y los riesgos relacionados con el uso de anestesia.

Si sigo sudando demasiado, ¿hay remedio?
Sí, podría efectuarse una intervención de retoque, pero es poco frecuente que ocurra.

¿Tendré que seguir usando desodorante a partir de entonces? ¿Cuándo podré volver a emplearlo?
Muy posiblemente no le sea necesario pero podría usarlo al cabo de 1 mes.

¿Serán muy visibles las cicatrices?
Son apreciables visualmente pero quedan ocultas en el interior de la axila.

¿Hay algún tratamiento cosmético que ayude a que las cicatrices en esta zona se suavicen y queden menos visibles?
En esta zona no.

¿Deberé evitar que la axila tenga contacto con algún tipo de tejido, como los sintéticos?
Únicamente deberá evitar los roces.

¿Podré lavarme normalmente con agua y jabón desde el primer día?
Tan pronto como hayan cicatrizado los puntos.

¿Cuándo podré viajar?
Podría hacerlo al cabo de 24 horas, pero deberá volver al

centro clínico para que le retiren los puntos de sutura y para comprobar que todo va bien. Por ello, no debería viajar durante los 14 días posteriores a la intervención.

¿Cuándo podré tomar el sol y rayos UVA?
En esta zona, una vez transcurridos 2 meses.

¿Cuándo podré ir a la piscina y el gimnasio?
Cuando las cicatrices estén curadas.

¿Me quedará prohibido levantar pesos y practicar algún deporte o ejercicio durante algún tiempo? ¿Cuánto?
Durante 2 meses para todo lo que represente un esfuerzo sobre la zona axilar.

¿Qué medicamentos deberé evitar antes y después de la operación?
Como antes de toda operación, debe abstenerse de ingerir aspirinas u otros anticoagulantes durante las 3 semanas anteriores a la intervención, incluyendo determinadas plantas, preparados naturales o de otras medicinas alternativas.

También deberá evitar el alcohol las 48 horas previas a la intervención y hasta que haya finalizado el proceso de cicatrización. De todas formas, la preparación incluirá instrucciones específicas y una revisión de los medicamentos que utilice. Si es necesario, le recomendaremos que se ponga en contacto con su médico para una consulta.

¿Me recetarán algún medicamento para el postoperatorio?
Como es habitual tras toda intervención, antibióticos para evitar la infección y analgésicos.

¿Cuándo podré reincorporarme al trabajo y a mi vida social?
Depende del grado de actividad física que precise. En trabajos sedentarios, al cabo de 1 semana.

HIPERHIDROSIS AXILAR, PALMAR Y PLANTAR. CORRECCIÓN MEDIANTE BOTOX

El uso del Botox para solucionar la hiperhidrosis proviene de la observación de los pacientes a quienes se había tratado con el medicamento para eliminar las arrugas de expresión en la frente, la zona de la cara más afectada por el sudor. Éste disminuía en todas las personas tratadas y los investigadores llegaron a la conclusión de que el Botox, del que ya se sabía que bloqueaba las señales nerviosas que hacen que se muevan los músculos, también podía bloquear los mensajes procedentes de los nervios simpáticos que ordenan a las glándulas sudoríparas producir sudor.

Las infiltraciones con Botox fueron usadas por primera vez en axilas, palmas de las manos y plantas de los pies con gran éxito. Al cabo de un tiempo, los especialistas se apercibieron de que algunos pacientes tratados únicamente de hiperhidrosis palmar ya no tenían necesidad de someterse a sesiones en las plantas de los pies; al producirse la supresión de la sudoración excesiva en las manos, automáticamente dejaba de existir en los pies. De forma que, actualmente, muchos de los pacientes que necesitan solucionar su problema en manos y pies suelen realizarse únicamente el tratamiento en las manos, a excepción de los infrecuentes casos en la que la hiperhidrosis no está presente en las palmas y sí en la zona plantar.

El procedimiento en las palmas de las manos es el siguiente: tras aplicar anestesia local, se infiltra el medicamento en el área de la palma de la mano (formando un dibujo de red o reja) mediante microinyecciones de pequeñas dosis del medicamento, espaciadas por 1 cm entre cada una. El número mínimo de infiltraciones por mano es de 20, pero en conjunto se trata de un procedimiento rápido, ya que cada infiltración lleva sólo unos pocos segundos. Al terminar el tratamiento sobre cada palma, se aplica frío local durante un minuto. No son necesarios más cuidados tras el tratamiento que una muy frecuente higiene de las manos durante el primer día, sin tocar ningún objeto que no sea necesario.

El paciente puede regresar a sus ocupaciones habituales, siempre que tenga la precaución de no levantar pesos o realizar trabajos que requieran fuerza durante las primeras 3 o 4 semanas, ya que un efecto transitorio de las infiltraciones (producido por la relajación muscular que el Botox genera) es cierta pérdida de fuerza en las manos, particularmente cuando se desea ejercer presión de pinza con el pulgar e índice. Pocos días más tarde, se recupera esta fuerza por completo.

Al hacerse las infiltraciones con agujas de mínimo grosor, las señales son prácticamente imperceptibles y suelen pasar desapercibidas. De producirse un hematoma, es muy pequeño, es «un pinchacito» y no llama la atención.

En la zona axilar, ni tan siquiera se requiere anestesia y con muy pocas infiltraciones es suficiente para tratar toda el área con resultados positivos, desapareciendo así el exceso de sudor, fuente de preocupación y humillación del paciente.

Postratamiento

El paciente puede regresar a sus ocupaciones habituales el mismo día, sin tener que tomar otra precaución que mantener una correcta higiene y evitar los desodorantes con alcohol. Si en algunos pacientes la piel quedase completamente seca, será necesario hidratarla con cremas.

Algunos pacientes necesitan una nueva sesión al cabo de 20 días para acabar de completar los beneficios del tratamiento. En estos casos, sólo se efectúan infiltraciones en algún punto concreto de la axila.

Todo tratamiento con Botox implica un calendario de sesiones, usualmente espaciadas alrededor de 6 meses, lo que también es válido para la hiperhidrosis palmar y plantar. Sin embargo, en la corrección del sudor excesivo axilar, un 40 por ciento aproximadamente de los pacientes no necesita un nuevo tratamiento hasta que han transcurrido 10 meses, incluso más.

Resultados

A partir del cuarto día del tratamiento, comienza a dejarse de sudar de forma gradual. Se habrá logrado el resultado completo 24 días después de las infiltraciones.

La satisfacción de los pacientes suele ser muy grande porque la hiperhidrosis no es sólo antiestética y molesta por sí misma, sino que produce pequeños problemas permanentes o recurrentes de salud; la piel afectada, particularmente la de la planta y dedos de los pies y axilas, se irrita, es propensa a infecciones por hongos (como el pie de atleta) y a que aparezcan llaguitas de roce con el calzado.

Los casos severos de hiperhidrosis conllevan además un gran gasto en tintorería y en la compra de calzado y ropa. Según sea el pH del sudor, las marcas bajo las axilas en la ropa desaparecen con dificultad y el interior de los zapatos se estropea en muy poco tiempo, corroído por la secreción sudoral.

Me han relatado varios casos de jóvenes cuyas familias cuentan que el tratamiento les ha cambiado el carácter y que han pasado a relacionarse con muchas más personas. Comentan que es una maravilla escribir un examen sin mojar el papel, saludar sin un pañuelo en la mano o conducir con el volante seco.

Turno de preguntas

Corrección de la hiperhidrosis axilar, palmar y plantar mediante Botox

¿En qué casos estaría contraindicado el tratamiento?

Determinadas sustancias presentes en algunos fármacos pueden interactuar desfavorablemente con el Botox y los pacientes cuya medicación habitual los incluyan no serían aptos para el tratamiento. Creo preferible no dar una lista aquí de los mismos, puesto que los avances farmacéuticos son muy rápidos y cuando usted lea este libro, la relación podría ser incompleta. No crea, sin embargo, que se trata de una lista muy larga. Esencialmente, se incluirían en ella fármacos con poder anticoagulante y los aminoglicósidos (un grupo de antibióticos inyectables). Tampoco se utilizaría Botox en pacientes que sufran determinadas dolencias neuromusculares, por ejemplo la miastenia gravis o el síndrome de Horner. Y, por simple precaución, no se administraría en casos de lactancia o gravidez.

De todas formas, el especialista descartaría cualquier contraindicación antes de establecer que un paciente es apto para recibir Botox.

Quizá haya oído que, en Estados Unidos, hay un límite de edad para el uso del Botox, 65 años. No se trata de un límite impuesto por razones de salud o riesgo, sino porque las pruebas sobre pacientes a partir de las cuales la Food & Drug Administration de EE. UU. dio su aprobación para el uso cosmético del Botox estaban basadas en una población menor de 65 años y, por tanto, la aprobación incluyó este límite.

¿Obtendré el mismo resultado sobre la hiperhidrosis a cualquier edad?
Sí. Este tratamiento es infalible, debemos tener en cuenta que, con la edad, la piel se deshidrata; es decir, es muy raro ver a personas mayores con hiperhidrosis.

¿Qué riesgos específicos presenta el tratamiento?
No debe presentar ningún riesgo si lo realizan médicos especialistas bien entrenados.

Si funciona menos en una mano que en otra, ¿puedo someterme de nuevo a tratamiento de inmediato?
Deberá esperar sólo 20 días.

¿Podré lavarme las manos con mi jabón habitual?
En principio, recomendamos jabones de pH neutro, sin perfume.

¿Cuándo podré ir a la sauna y la piscina, al gimnasio o a hacer deporte?
Tras una espera prudencial de 48 horas, puede hacerse vida normal.

¿Cuándo podré tomar el sol y rayos UVA?
Una vez transcurridas 48 horas desde la intervención, no debería afectar. Si aparecen pequeños morados, es mejor proteger la zona afectada de la luz solar y rayos UVA hasta su desaparición.

¿Debo evitar o tomar algún medicamento antes o después?
Los anticoagulantes, como la aspirina, y los antiplaquetarios, tanto antes como después.

¿Puede producirse una reacción alérgica o daños al feto en la mujer embarazada?
Este tratamiento se lleva utilizando en Estados Unidos 15 años sobre millones de personas, sin que se haya descrito un solo caso ni de reacción alérgica ni de problemas en gestantes o el feto. Evidentemente, por precaución, está totalmente contraindicado en pacientes embarazadas o en período de lactancia.

¿Por qué debe ser un médico el que aplique el tratamiento? ¿Y por qué en un centro médico?
Primero, sólo un médico podrá descartar contraindicaciones en su caso. Segundo, la sala estéril de un centro médico le da la garantía de una perfecta higiene, que es imprescindible. Tercero, solamente un médico puede recibir

la formación teórica y práctica específica que le permitirá infiltrar el producto de forma segura.

¿En qué especialidades médicas se trabaja con Botox?
Internacionalmente, en las de oftalmología, dermatología, medicina y cirugía plástica y estética.

¿Cuánto duelen las infiltraciones con Botox contra la hiperhidrosis?
En la axila, ni tan siquiera se necesita anestesia. Para el tratamiento de las palmas de las manos, un área muy sensible con numerosas terminaciones nerviosas, se aplica anestesia troncular en las muñecas, es decir, en el tronco de los nervios de la mano.

¿Todos los pacientes necesitan el mismo número de infiltraciones aquí descritas?
Sólo aproximadamente. Depende del tamaño de la axila, manos y, eventualmente, pies; por tanto, usualmente, también de la edad.

¿No puede el Botox causarme botulismo?
Que determinadas sustancias resulten tóxicas para nuestro organismo depende en gran manera de su grado de concentración. El tratamiento de la hiperhidrosis con Botox es totalmente seguro, el medicamento es el resultado de la dilución de la toxina botulínica, y las dosis de aplicación son mínimas. Para darle un ejemplo, en neurología se dan dosis mucho mayores a bebés.

SOLUCIONES SIN BISTURÍ

14

CUTIS LIMPIO DE AÑOS

Para recuperar tersura y calidad en la piel, la zona más necesitada de tratamiento es la que corresponde a cara, cuello y escote, seguida a continuación por la de las manos; o sea, la piel que, a lo largo del año, exponemos forzosamente a la intemperie. Cambios estacionales de clima, variaciones bruscas de temperatura interior y exterior, la larga exposición al sol (sea por el ánimo de broncearse o debido a la práctica de un deporte), las sustancias químicas presentes en el agua de suministro público que utilizamos para lavarnos, el agua tratada de las piscinas y la creciente contaminación atmosférica son todos factores agresivos para el buen estado y la salud de este abrigo protector de nuestro cuerpo.

La protección que supone nuestra capa de piel se olvida a menudo, principalmente entre la población masculina. La piel forma parte de nuestro sistema inmune, se encarga de luchar contra las infecciones, pero muchos hombres sólo acuden al médico en busca de diagnóstico y solución cuando una verruga o eccema se hacen visibles o molestos. Sin embargo, de la salud de la piel depende en muy buena parte nuestra salud general. Una piel reseca es una piel frágil, en la que es más fácil la invasión de la epidermis por los virus, bacterias y hongos; así como la aparición de dermatitis.

Cuidar la piel no es, por tanto, privativo de una «actitud femenina o vanidosa». Responde a un deseo de mantener la salud, además de, ¿por qué no?, aumentar nuestro atractivo.

Me reí mucho cuando comentó este último punto un paciente que necesitaba la eliminación de manchas cutáneas en frente y mejillas: «Me encanta el tenis y juego cada mediodía sin protegerme del sol, pero cuando oí a mi mujer llamarme "su leopardo favorito" comprendí que ya iba siendo hora de recuperar una cara de un solo color».

Frecuentemente, no es un rasgo de humor lo que impulsa a los pacientes. Una de las frases más frecuentes que he oído de sus labios es: «Me preguntan si estoy cansado, y no lo estoy. Me he dado cuenta de que aparento no sentirme del todo bien». Ciertamente, la atonía de la piel, el simple paso de los años provocan este efecto. Las comisuras de los labios se inclinan hacia abajo, los párpados caídos parecen disminuir el tamaño y vivacidad de los ojos, las arrugas de expresión se confunden con signos de preocupación o cansancio.

Personalmente, creo que la edad contribuye a una mayor serenidad y una mejor capacidad de disfrutar la belleza de la vida. No obstante, resulta cierto que el extendido mito de «la juventud feliz» hace que se perciban las facciones sostenidas por una firme musculatura juvenil, con una piel aún carente de líneas de expresión, como el rostro de una persona libre de preocupaciones. Y, al contrario, se confunden las marcas del paso del tiempo con un cansancio, enfermedad o debilidad inexistentes. Corregirlas es fácil y no requiere una gran inversión de tiempo. Veámoslo.

LAS ARRUGAS DE EXPRESIÓN Y LAS ARRUGAS FACIALES NO SIEMPRE VAN JUNTAS

1. Arrugas de expresión

Denominamos arrugas de expresión a las causadas por el efecto sobre la piel del repetido movimiento de los músculos en puntos determinados de la cara y el cuello. Pertenecen a éstas las patas de gallo, las arrugas que se forman en el entrecejo y las horizontales presentes en frente y cuello. De todas ellas, las que reciben mayor atención y son motivo de mayor preocupación por parte del paciente son las del entrecejo y la zona periocular, es decir, alrededor de los ojos.

«Dirá que exagero, pero odio mis patas de gallo. Cada vez que voy a sonreír, me acuerdo de ellas», me han confesado cientos de pacientes.

Bien, la solución es fácil. Primero, veamos cómo son éstas arrugas de expresión: ¿se trata de unas líneas incipientes y aún algo borrosas, o muy profundas y marcadas? ¿Se extienden hacia las orejas y los pómulos o forman únicamente una pequeña red en el extremo externo del ojo? ¿Además de las patas de gallo, le preocupan otras arrugas faciales, otras líneas en el cuello y el escote?

La respuesta a estas preguntas apuntará hacia la solución (o combinación de soluciones) más idónea.

Las patas de gallo son las primeras arrugas en aparecer, tanto en hombres como en mujeres. Comúnmente, hay unas ligeras arruguitas precursoras que resultan ya ligeramente visibles a partir de los 25 años, aunque no suelen constituir motivo de preocupación hasta cumplir los 30 o 35 años, en las mujeres, y los 40 en los hombres.

Para comprender mejor las respuestas a este problema, veamos cómo y por qué se forman tan temprano en esa zona.

El contorno de los ojos alberga la piel más fina del cuerpo, una piel muy frágil. Su fragilidad no proviene únicamente de su escaso grosor, sino también por el hecho de que carece casi por completo de glándulas sebáceas, por lo que resulta una zona más seca que la de otras del rostro. Esta sequedad y la constante movilidad de los músculos que se encuentran alrededor de la órbita ocular facilitan la formación de arrugas. Unas arrugas cuyo tratamiento con productos cosméticos nunca obtiene los mismos resultados aparentes que otras partes de la cara. Una paciente lo expresó con mucha gracia un día: «¡Doctor, les he dedicado una fortuna en cremas y las muy desagradecidas no me han hecho ni caso!».

Con toda seguridad, los tratamientos cosméticos habrían contribuido a cuidar esta especial zona de la piel, pero no son el remedio.

2. Arrugas faciales verticales

Para distinguirlas de las arrugas de expresión, hemos tenido que adjudicar una denominación distinta a las demás arrugas del rostro. Llamamos arrugas faciales verticales a aquellas líneas que se forman en las delicadas áreas de mejillas y labios y que son fruto de factores endógenos (paso del tiempo, predisposición genética) y exógenos (exposición a los elementos, predominantemente el sol y el frío extremo, y la acción de fumar).

A DISTINTA CAUSA, SOLUCIÓN DIFERENTE

Es obvio que las arrugas de expresión están motivadas esencialmente por el movimiento repetitivo de los músculos y el resto de arrugas faciales por otras causas. Por ello, se han investigado exhaustivamente a lo largo de los años para atacar el problema en sus respectivas raíces o, al menos, ahondar tanto en el camino a la inversa de su generación como para producir diversas respuestas profesionales.

Aunque la cirugía estética pueda formar parte de ellas, sin recurrir a la solución quirúrgica, existen varias opciones para remediar una piel cansada o arrugada:

Sistemas abrasivos: peeling y dermoabrasión, las técnicas más antiguas para eliminar su capa más superficial. Con la primera se utilizan agentes químicos, mientras que la segunda utiliza un medio mecánico.

Técnica exfoliadora: resurfacing, la innovadora técnica que utiliza el láser como instrumento de precisión en la exfoliación cutánea de la zona que se va a tratar. Al suprimir la capa superficial en la que las arrugas están localizadas, dejará visible al exterior una piel más tersa. La naturaleza hace el resto.

Estimulación tisular (infiltración e implante de sustancias de relleno): esta técnica elimina las arrugas mediante la aportación de volumen, sea definitivo por el estímulo de crecimiento de nuevo tejido, o transitorio, por la colocación de relleno.

Relajación del músculo donde la arruga descansa: se realiza mediante la infiltración de Botox, medicamento formado por una proteína purificada que actúa sobre los músculos cuya actividad origina las arrugas de expresión facial. Este medicamento los relaja en profundidad y produce un efecto que hace desaparecer o difuminarse las arrugas existentes. Esta técnica ha sido recientemente autorizada para usos estéticos en España. El éxito que ha tenido en Estados Unidos, al ser utilizada también en otras especialidades médicas durante década y media con total seguridad, hace pensar que posee visos de ocupar un lugar preeminente en el futuro de los cuidados de medicina estética, también en nuestro país.

Sin entrar en un detalle exhaustivo, paso a describir lo esencial de cada método.

1. Peeling y dermoabrasión

El inicio de estas dos técnicas (abrasión química y abrasión mecánica de la piel) se remonta a milenios atrás y se extiende por la mayor parte del mundo antiguo. Se han hallado escritos de las antiguas culturas de Egipto, Grecia, Roma, Turquía, India y Babilonia en los que se describen estos métodos. En los papiros egipcios hallamos los ácidos para efectuar el peeling, la abrasión química de la piel con fines cosméticos, así como la composición de los bálsamos y aceites para calmarla y suavizarla. La medicina griega, en la que ya existía la figura del dermatólogo (casi siempre una mujer), utilizaba extracto de limón, zumo de uva y leche agria, que contienen alfahidroxiácidos. El medio mecánico de abrasión que se usaba en India y Babilonia era la piedra pómez. Sólo Turquía constituye una excepción: la reconstitución del frescor de la piel se iniciaba con algo más parecido a un resurfacing con láser en su concepto, puesto que se chamuscaba rápida y ligeramente la capa superficial de la piel para luego exfoliarla con suavidad.

El uso de sustancias cuya composición química produjese el necesario efecto ligeramente abrasivo continuó a través de los tiempos. En la Edad Media europea, para rejuvenecer la piel se utilizaron ampliamente la mostaza o el sulfuro en cataplasmas faciales. También los nómadas gitanos que recorrían incesantemente la geografía continental comenzaron a emplear fenol (sustancia todavía en uso para estos fines) hace cientos de años.

El interés por las técnicas disminuyó y se perdió su práctica generalizada hasta que a fines del siglo XIX, un dermatólogo alemán volvió a experimentar el peeling con diversas sustancias químicas. A partir de allí, hubo un resurgimiento del procedimiento químico en varios países europeos y, a inicios de 1900, otro dermatólogo alemán publicó los resultados de sus estudios sobre pieles acneicas en las que había utilizado dermoabrasión mecánica, marcando así la era moderna de este método.

a) Peeling

Con un peeling químico, el especialista busca no sólo eliminar por exfoliación los estratos de piel que albergan defectos, sino también conseguir la generación de nuevo colágeno y de nuevo tejido. La vía que elige pasa por la exfoliación de la epidermis, con o sin actuación sobre la dermis. Esto se consigue aplicando sobre la piel durante un tiempo determinado alguno de los diversos ácidos, usualmente el glicólico, TCA o fenol y sus fórmulas modificadas.

Procedimiento

Un estudio previo del paciente orientará al especialista sobre el producto que se va a elegir, la profundidad de exfoliación deseable (superficial, media o profunda) y el número de sesiones que el tratamiento completo requerirá para alcanzar un resultado óptimo. Los factores determinantes de la decisión no serán únicamente los problemas que presente la piel del paciente, sino también su edad, historial clínico, clasificación de su piel, estado cutáneo, reacciones previas a otros tratamientos, etc. Naturalmente, también se tienen en cuenta las circunstancias particulares del paciente. Si su actividad social le exige una presencia pública continua y no le resulta factible prescindir de ella, desaconsejaremos una exfoliación profunda, puesto que ésta comportará varios días de fuerte enrojecimiento cutáneo.

El procedimiento comienza siempre por limpiar en profundidad la piel del paciente. A continuación se aplica el producto adecuado para su piel. El siguiente paso será o bien neutralizar y eliminar el ácido pasado el tiempo correspondiente de contacto con la piel del paciente, o bien añadir sucesivas capas del mismo ácido u otros hasta que el efecto alcance la profundidad preestablecida, retirando finalmente el producto.

El tiempo de aplicación, por tanto, varía mucho; cuando el ácido es muy fuerte, se retira transcurridos muy pocos minutos para evitar que dañe capas cutáneas demasiado profundas. Los ácidos más utilizados para los peelings superficiales son los alfahidroxiácidos, y el ácido tricloracético a bajas concentraciones. Para peelings profundos se utilizan concentraciones altas de tricloracético y fenol.

El especialista suele recomendar un peeling superficial en los casos de arrugas finas, manchas superficiales y secuelas del acné. El ácido actúa hasta sólo una profundidad de 0,05 mm aproximadamente y, acabado el tratamiento, el paciente sólo registrará un leve enrojecimiento que desaparece al cabo de pocas horas. Para aquellos pacientes que llevan una vida social muy intensa, este peeling presenta grandes ventajas, ya que el tratamiento se distribuye en varias sesiones, espaciadas 2 semanas entre sí, y no introduce alteraciones en su rutina. Ellos y el especialista sólo deberán sopesar que el grado de exfoliación es únicamente discreto. Se habrá producido eliminación del estrato córneo, vasodilatación, estimulación de la dermis superficial y renovación epidérmica con aumento del colágeno.

Para la corrección de queratosis actínica, discromia y arrugas medias se profundiza unos 0,45 mm y el ácido afecta a la dermis reticular superior, eliminando manchas superficiales y dichas arrugas. Si se decide por un peeling medio, sepa que sólo deberá someterse a una sesión, pero su piel quedará enrojecida y se formarán en ella minúsculas pieles secas que irán desprendiéndose gradualmente durante los siguientes 5 o 7 días. Transcurrido este tiempo, la textura y luminosidad de la piel habrán mejorado visiblemente.

Se recomiendan peelings profundos en los casos de arrugas profundas, manchas cutáneas faciales solares y queratosis. El ácido o fórmula llega a una profundidad de cerca de 0,6 mm en una sola sesión, por lo que comporta un alto enrojecimiento de la piel, y esto hará que el paciente permanezca en casa durante 2 semanas, aproximadamente. Lo que se logra con el tratamiento, que llega hasta la dermis profunda, es un «lifting interno» con renovación celular y reestructuración dérmica.

En función de la profundidad del peeling y del producto que se utilice, el especialista utilizará o no anestesia tópica antes de iniciar la sesión de tratamiento para paliar las molestias que el tratamiento pueda producir, pero que nunca llegan a causar dolor.

Postratamiento

El postratamiento consiste en la aplicación de cremas antibióticas e hidratantes. El paciente deberá tener la precaución de evitar los focos de calor tales como bañera, sauna y piscinas mientras dure el enrojecimiento de la piel. También deberá protegerse de los rayos solares y los rayos UVA durante un tiempo.

Resultados

Los resultados en toda el área tratada son muy positivos. La zona alrededor de los labios es también favorecida por esta técnica, en ella se obtienen un rejuvenecimiento y mejora de la calidad de la piel muy apreciables.

Turno de preguntas

Peeling

¿En qué casos está contraindicado?

Está contraindicado cuando la piel presenta cicatrices postquemadura o hipertróficas y lesiones vasculares, cuando existe herpes activo, cuando hayan transcurrido menos de 3 meses (como mínimo) de una operación quirúrgica en la zona que se quiere tratar, cuando se ha efectuado resurfacing con láser o se prevé efectuar cirugía facial antes de un mes, si existen indicios o hay seguridad de que se tiene alergia a los ácidos o fórmulas que se utilizarían. Tampoco se recomienda a los pacientes de etnias cuya pigmentación es muy pronunciada, puesto que correrían el riesgo de que la piel se decolorase en la zona tratada y de manera no homogénea.

¿Qué riesgos son específicos de los peelings?
Los riesgos son: cambios en la pigmentación (por exceso y defecto), duración superior a lo normal del enrojecimiento cutáneo y milium, que se manifiesta por la formación de pequeños quistes de grasa.

Los peelings profundos de fenol pueden producir riesgo tóxico para el corazón y el riñón. Estos riesgos se han minimizado actualmente con las nuevas fórmulas de fenol catalizado.

¿Qué es más molesto, el peeling o la dermoabrasión?
Ni el uno ni el otro, depende de la profundidad a la que actúen el ácido o la fresa mecánica.

Se me forman cicatrices en seguida. ¿Puede hacérmelas el peeling?
No tiene por qué si se pone en manos de un especialista médico. En su visita, aparte de valorar físicamente su piel, le hará preguntas y, entre ellas, la de si tiene tendencia a la formación de cicatrices queloides o hipertróficas. De todas formas, no crea que ello le descalifica para seguir el tratamiento. Aun así, puede beneficiarse del peeling, el especialista sabrá cómo debe actuar para evitar su formación.

¿A partir de qué edad puedo hacerme un peeling?
Usualmente, desde los 17 años, una edad en la que el acné ha dejado visibles sus secuelas. En ocasiones el acné activo puede ser tratado mediante peeling desde los 13 años.

¿Puedo hacerme un peeling si padezco acné?
Sí, hay peelings que mejoran el acné activo.

¿Debo prepararme de alguna forma antes del peeling?
Se lo dirá el especialista en su primera visita, porque algunos ácidos necesitan, efectivamente, una preparación previa. A veces se trata de reducir la producción de grasa de la piel, ayudando así a que el ácido penetre más uniformemente en toda el área. Otras veces se deben aplicar cremas despigmentantes.

¿Cómo puedo saber si necesito un peeling superficial, medio o profundo?
La valoración siempre debe ser hecha por un médico especialista, puesto que en ella entrarán más factores que el estado aparente de su piel.

¿Cuándo podré maquillarme?
Al cabo de 24 o 48 horas en el caso de peelings superficiales. Si ha sido de grado medio, tendrá que esperar unos días.

¿Qué podré usar para limpiarme la cara?
Hasta que la piel haya crecido de nuevo, tendrá que usar uno de esos geles «sin jabón» que usualmente se venden en la farmacia.

¿Cuándo podré usar cremas cosméticas?
En cuanto pasen 10 o 15 días y la descamación haya concluido, podrá usar de nuevo sus cremas habituales.

¿Cuándo podré tomar el sol y rayos UVA?
Deberá protegerse de los rayos solares y los rayos UVA durante un tiempo. Puesto que la duración depende de la profundidad del peeling, será mejor que cada uno de mis lectores consulte al especialista.

¿Cuándo podré ir a la piscina?
Al día siguiente, si el peeling ha sido superficial. Si ha sido de profundidad media, al remitir el eritema y la descamación, o sea, entre 1 y 2 semanas después.

¿Puedo viajar después de un peeling profundo?
Sí, pero su aspecto delatará claramente que se ha sometido al tratamiento.

¿El peeling puede combinarse con más tratamientos?
Desde luego: resurfacing, infiltraciones faciales de hidratación, IPL, implantes de relleno para arrugas e infiltraciones de Botox.

¿Hay un número máximo de peelings o puedo hacerme tantos como quiera?
Todo depende de la valoración individual que haga el especialista. En general, los pacientes pueden recibir 6 o 7 sesiones de peeling superficial espaciadas entre 2 y 3 semanas una sola vez al año. Si el peeling es profundo, sólo se realizará una sesión.

b) Dermoabrasión

La dermoabrasión es la más antigua de las técnicas de estimulación de la regeneración cutánea. El efecto que busca es activarla de tal manera que el primer estrato de piel, superficial, dañado por manchitas, arrugas incipientes y otros defectos, salga inmediatamente a la superficie. Para conseguirlo, usa un medio lijador de la capa cutánea superficial, una pequeña fresa a motor recubierta de polvo de diamante.

Procedimiento

Lo que, dicho así, puede parecer un duro tratamiento para la piel es hoy día una técnica muy perfeccionada que se halla lejos del enfoque agresivo utilizado décadas atrás. La profundidad de abrasión se controla perfectamente y el nivel utilizado dependerá de si se hace dermoabrasión profunda o microexfoliación, que afecta únicamente la capa córnea, la más superficial. Basta decir que con ella es suficiente una simple sedación y sólo algunas veces una anestesia tópica. La anestesia general quedaría reservada para casos en los que la dermoabrasión tiene que ser profunda.

Es una técnica indicada para pacientes con piel gruesa, que presentan cicatrices deprimidas (causadas por traumatismo, cirugía o acné), manchas cutáneas y arrugas faciales. En los casos de arrugas en el contorno de los labios de pacientes que desean someterse a un lifting para remediar la flacidez facial, suele ser un buen tratamiento complementario.

En manos expertas, la dermoabrasión ofrece una gran ventaja de control, la de ir viendo el resultado a medida que se va actuando. La fresita va eliminando gradualmente epidermis y dermis superficial y se detiene a voluntad antes de pasar a un nivel más profundo que el deseado. Al ser este tratamiento tan individualizado, no puedo dar una indicación precisa del tiempo que lleva.

Postratamiento

Las molestias que pueden aparecer después del tratamiento mejorarán con analgésicos.

Planificar una dermoabrasión debe tener en cuenta dos factores. El primero es que siempre se forma costra, la piel habrá quedado inflamada y enrojecida, por lo que usualmente el paciente permanece en casa unos días. Su duración dependerá del grado de la dermoabrasión o de la microexfoliación. El segundo factor es que durante el período en que dure el enrojecimiento se percibirá (en mayor o menor grado) una sensación de molesta tirantez, sensibilidad y ardor, muy particularmente al mover el rostro para hablar o comer. Ahora bien, se trata de unos días solamente. Una vez transcurridos entre 12 y 15 días, la costra habrá caído, la piel ya estará formada de nuevo y su grosor será idéntico al que había antes del tratamiento. Para que desaparezca por completo el eritema (el tono sonrosado) de la piel, tendrá que esperar hasta 2 meses desde la caída de la costra.

Durante todo el período en que se detecte que la piel está inflamada o sensible, existe el riesgo de que se produzca una reacción cutánea de hiperpigmentación. Por tanto, debe protegerse la piel de los rayos solares y los rayos UVA.

Otra precaución especial durante este período es la de evitar que la piel se infecte, especialmente si el paciente sufre acné activo. El especialista recetará para ello antibiótico oral y tópico (crema).

Resultados

Como en el peeling, la microexfoliación y la dermoabrasión también aceleran la regeneración del colágeno, pero en grado menor. En cuanto a las arrugas, también muestran buenos resultados en el contorno de los labios y además en el mentón.

En los casos de dermoabrasión más profunda, el paciente deberá esperar hasta 4 semanas para apreciar el resultado final, que suele ser muy satisfactorio.

Turno de preguntas

Dermoabrasión

¿En qué casos está contraindicada?

Cuando existan antecedentes de problemas en la cicatrización, con desarrollo de cicatrices hipertróficas o queloides; en pacientes con piel sensible e incapacidad para tolerar el eritema y edema; antes de que haya transcurrido 1 año desde la finalización de un tratamiento oral de tretinoína; si recientemente se ha sometido a un peeling químico; cuando se presenta un brote de herpes o acné activo, y durante tratamientos con radioterapia.

Además, no es apta para la zona del contorno de los ojos y el cuello de la piel demasiado fina, ya que podría producir cicatrices.

¿Cuáles son los riesgos específicos de la dermoabrasión?

Cicatrización anormal, hiperpigmentación y reactivación del herpes.

¿Es probable que me salgan cicatrices?
No a menos que su organismo tenga la tendencia. Si desarrollase una cicatriz hipertrófica, se le aplicaría el tratamiento adecuado.

¿A partir de qué edad puede realizarse?
Los pacientes más jóvenes tienen 17 años. Es la edad en que comienzan a hacerse visibles las marcas o cicatrices del acné.

¿Debo preparar la piel de alguna manera?
El especialista le recetará un protocolo de cremas para preparar la piel si su caso lo necesita.

¿Cuándo podré maquillarme?
En este caso, consulte siempre al especialista. Debe estar seguro de que la descamación ha desaparecido por completo y que la epitelización es buena. Para darle una idea, el tiempo que debe dejar transcurrir oscila entre 7 y 15 días, según haya sido la profundidad a la que hayamos llegado.

¿Cuándo podré volver a usar mis cremas cosméticas habituales?
Usualmente, a partir de la tercera semana. Para entonces la descamación debe haber concluido.

¿Con qué podré limpiarme la cara después del tratamiento?
Los primeros días, con gel «sin jabón» o jabón infantil. El especialista le indicará cómo hidratar y humidificar la piel y qué debe ponerse para evitar la hiperpigmentación.

¿Cuándo podré tomar el sol y rayos UVA?
Hasta que la epitelización no se haya efectuado por completo, debe protegerse de la luz solar y los rayos UVA. Lo mejor es que consulte al especialista su caso individual.

¿Cuándo podré ir a la piscina, a la sauna y hacer deporte?
Le recomiendo no nadar en la piscina hasta que todo el proceso de epitelización haya concluido, lo que suele ocurrir entre la segunda y la tercera semana, aunque tras dermoabrasiones muy profundas, puede llevar más tiempo. La razón es que los productos usados para el tratamiento del agua de piscina son irritantes para el cutis.

¿La dermoabrasión puede combinarse con otros tratamientos?
Sí. Peelings, liftings faciales e IPL (Luz Pulsada Intensa) siempre que no afecten a la zona donde se ha realizado dermoabrasión.

¿Qué es más efectivo, la dermoabrasión o el peeling químico?
Tienen indicaciones diferentes. El peeling químico es más efectivo en el tratamiento de las arrugas y la dermoabrasión en la correción de algunas cicatrices.

¿Hay un número máximo de sesiones de dermoabrasión a las que puedo someterme?
No. Cada caso debe ser valorado individualmente.

2. Relleno por estímulo tisular (infiltración y microimplante)

Quien haya rellenado una funda con su correspondiente cojín comprenderá en qué se basa la técnica de infiltración de productos de relleno tal como ha sido conocida desde hace años. Consiste en rellenar el punto de la piel en que existe una depresión o pliegue por vacío hasta lograr que recupere la tensión, vuelva al volumen original y la marca que la depresión había causado en el tejido desaparezca (o en el peor de los casos, si era un frunce muy marcado, se difumine). Apoyándose en este concepto, se han desarrollado las infiltraciones (inyecciones con aguja finísima) de fluidos a poca profundidad cutánea y los implantes (mediante microincisión oculta) de sustancias sólidas, con el objetivo de eliminar arrugas y disimular cicatrices, redondear pómulos, mejillas o mentón. Uno de los usos más populares de la técnica en los últimos años, sin embargo, es la aportación de volumen a los labios por una simple cuestión de moda.

Ahora bien, el concepto de «rellenar», en el sentido de sustituir un vacío por la sustancia que rellena, ya no es lo único que el especialista puede ofrecer. Ahora hablamos de relleno por estímulo del crecimiento tisular, un fenómeno natural que el experto ha aprendido a provocar, en el que el tejido cutáneo tratado tiene una respuesta de crecimiento desde la dermis hacia la superficie de la piel, de adentro hacia fuera. La formación de nuevo tejido en el punto exacto en el que se halla la arruga, cicatriz o depresión hace desaparecer el inestetismo durante un período más largo de tiempo.

¿Debemos entonces descartar las infiltraciones con productos de relleno? No, en absoluto. La estimulación tisular es un tratamiento de resultados permanentes. No todos los pacientes son aptos para ella, particularmente los menores de edad, que son propensos en su entusiasmo a adoptar por cuestión de moda decisiones para toda la vida. En estos casos, por ejemplo un tratamiento transitorio, de efectos reversibles, sería una buena propuesta.

Procedimiento

Las técnicas de infiltración e implantación son bastante conocidas, por lo que no las describiré en detalle. La infiltración consiste en una inyección a pequeña profundidad mediante una aguja muy fina. La de implantación consiste en la colocación de un material en un espacio previamente creado por una incisión; en este caso microincisión interna y, por tanto, oculta, sin cicatriz visible. La anestesia local será todo lo necesario para evitar el dolor o molestia, en ambos casos.

Lo que variará será la profundidad a la que se infiltre, la cantidad que se ponga y cómo se manipule posteriormente la zona, porque estas decisiones vendrán condicionadas por el material que se emplee y además existen opciones muy diversas, ya que las sustancias no sólo pueden ser fluidas o sólidas, sino también naturales o sintéticas. Las sustancias fluidas naturales son el colágeno (tanto humano como bovino), la grasa humana (obtenida mediante liposucción) y el ácido hialurónico. Tanto el colágeno como la grasa deben ser del propio paciente para que no haya rechazo. El colágeno de la propia persona hoy en día todavía es difícil de aislar. Son sustancias fluidas sintéticas el ácido poliláctico, el metacrilato, el polioxietileno, la poliacrilamida, la polialquilimida y también el ácido hialurónico sintético. En cuanto a las sustancias sólidas, existe una natural, la dermis completa del propio paciente, y dos sintéticas, la silicona y el politetrafuoroetileno expandido.

La diversidad de marcas comerciales de los materiales sintéticos es grande. Mientras escribo este libro, en mi conocimiento están las siguientes: en ácido hialurónico, Achyal®, Hylaform®, Juvederm®, Perlane® y Restylane®. En poliacrilamida, Aquamid®, Evolution® y Outline®. En metacrilato más ácido hialurónico, Dermalive® y Dermadeep®. En metacrilato más colágeno bovino, ArteColl®. En polialquilimida, Bio-Alcamid®. En politetrafuoroetileno expandido, Gore-tex®, Gore-Sam® y Soft-Form®. En ácido poliláctico, NewFill®. Y, finalmente, en colágeno bovino, Zyderm® y Zyplast®. Como novedad el médico, actualmente, también dispone de Radiesse®, implante relleno de hidroxiapatita cálcica, que da resultados naturales de dos años de duración.

Una vez infiltrados, los materiales reaccionan de forma distinta. Podría pensarse que es mucho mejor una sustancia producida por el cuerpo del propio paciente que otra desarrollada en el laboratorio. Pero los materiales naturales fluidos presentan problemas de reabsorción; el colágeno es reabsorbido por el organismo con rapidez y los efectos del tratamiento desaparecen al cabo de muy poco tiempo; la grasa autotrasplantada no sólo se reabsorbe a tal velocidad que los especialistas suelen realizar una hipercorrección del problema, sino que puede hacerlo de manera irregular, dejando el lugar tratado con una superficie que muestre altos y bajos; y aunque el problema de reabsorción del ácido hialurónico es menor, también está presente.

En realidad, cada sustancia o producto tiene sus ventajas e inconvenientes, y no es nada inusual que el especialista combine varios para obtener el resultado más adecuado para el objetivo y el paciente.

La duración de las sesiones depende enteramente de los problemas que haya que resolver. Para facilitar una idea al lector, una sesión de estímulo tisular sobre los labios puede tener una duración que oscila entre 1 y 2 horas.

Los tratamientos de estímulo tisular se realizan en 2 sesiones que están espaciadas 28 días entre sí.

Postratamiento

Hay una ligera inflamación inmediata después del tratamiento, que dura unas 12 horas. Durante los primeros 15 días:

- No aplicar calor directamente en la zona tratada:
  - —No tomar bebidas calientes ni sopas (cuando el tratamiento ha sido en los labios).
  - —No realizar depilación con cera caliente en el labio superior.
  - —No utilizar saunas ni baños de vapor.
  - —No fumar.
- No realizar manipulación directa brusca en la zona (odontólogos, dentistas, higienista dental).

Resultados

En el caso de «sólo rellenar» la zona tratada, el resultado es visible inmediatamente. Cuando se ha provocado una respuesta tisular, al ser éste un proceso fisiológico gradual, el resultado se produce en el transcurso de los siguientes 28 días. Por esta causa, se espera a que haya transcurrido este tiempo entre la primera y la segunda sesión. La espera permite tanto al especialista como al paciente evaluar el resultado. El paso del tiempo no comporta un cambio en el resultado, que es permanente. Como es natural, con el envejecimiento la zona tratada también envejecerá, pero esto será todo.

Solemos registrar una gran satisfacción en los pacientes, quienes suelen destacar que, en su entorno laboral o social cotidiano, el cambio pasa desapercibido. Una paciente hizo el siguiente comentario: «En la oficina, mis compañeras me dicen que qué me pasa porque parezco más joven, pero no saben darse cuenta de qué ha cambiado». Ocurre así porque el cambio es gradual durante 4 semanas. Si no se ha procedido para corregir una cicatriz aparatosa, es muy fácil que el paciente pueda guardar celosamente el secreto de su mejora.

Turno de preguntas

Relleno por estímulo tisular

¿En qué casos está contraindicado este tratamiento?

Como precaución, no se efectúa tratamiento de estímulo tisular si el área que se va a tratar ha recibido tratamientos de relleno anteriores de los que no se tenga constancia. Aparte de ello, en todos los casos, una infiltración o microimplante con productos de relleno estaría contraindicado si el individuo padece determinadas enfermedades del sistema inmune, como el lupus o la artritis reumatoide, pero cada caso debe valorarse individualmente.

Además, se ha de recordar que el tratamiento es sólo adecuado para las arrugas faciales verticales y no para las llamadas arrugas de expresión.

¿Qué riesgos específicos presenta el tratamiento?
Hematomas, inflamación, granulomas y migración del producto, si bien estos dos últimos riesgos no están demostrados con los materiales que se usan en la actualidad.

¿Seguro que esos materiales sintéticos no dan cáncer?
No existe ninguna evidencia científica que haya demostrado relación alguna entre el cáncer y los materiales sintéticos utilizados con fines estéticos.

¿Si el producto puede migrar, significa que puede ir hacia otro lugar de mi cuerpo?
Es extremadamente improbable.

¿No puede infectarse la piel en el punto de la infiltración?
Es muy infrecuente porque no hay incisión en la vía de entrada. El producto se introduce con una jeringa.

¿Cuál de los productos de relleno es más incómodo y/o doloroso?
Ningún producto de relleno para las arrugas causa gran molestia o dolor cuando se introduce.

¿En qué se basa para elegir un producto de relleno u otro? ¿No son iguales?
Los distintos productos son diferentes entre sí. Además, para elegir uno u otro, o una combinación de algunos, se estudian factores como la piel del paciente, la de la zona que se va a tratar y el problema que presenta.

¿La infiltración nunca deja marcas?
Nunca.

¿Debo preparar mi piel antes de la sesión?
No hace falta, sólo vaya con la cara limpia de maquillaje.

¿Cuándo podré volver a maquillarme?
Inmediatamente.

¿Cuándo podré volver a usar mis cremas habituales?
Inmediatamente.

¿Cuándo podré lavarme la cara con agua y jabón?
Inmediatamente.

¿Cuándo podré ir a la piscina?
Inmediatamente.

¿Con qué tratamientos o intervenciones puede combinarse la infiltración de productos de relleno?
Con peelings, microdermoabrasión, IPL y liftings. Un dato a tener en cuenta es que la infiltración siempre vendrá en segundo lugar, nunca al revés. Tras un peeling es mejor esperar 15 días. En el caso del lifting quirúrgico hay que esperar un mes.

He oído que saldrán novedades en productos de relleno. ¿Cuáles serán las diferencias?
Es pronto para asegurarlo, pero se prevé la salida al mercado de materiales que logren una mejora en la textura tisular de según qué áreas y una reacción más rápida.

¿Hay un número máximo de sesiones de infiltración con productos de relleno?
Realmente, no. Pero recuerde que más no significa siempre mejor. El especialista busca siempre la naturalidad, por lo que recomienda espaciar las sesiones y no efectuar cambios drásticos. Es muy fácil pedir un tratamiento definitivo (que a veces sí será adecuado), pero se ha de recordar que el rostro cambia con los años. Hay partes de la estructura que descienden, se hunden, sobresalen... y se ha de prever cuáles. En este sentido, deje que el médico le recomiende.

3. Resurfacing con láser

A medida que vivimos, el tejido colágeno de nuestro organismo va degenerándose, al mismo tiempo que la grasa situada bajo la piel (y que contribuye a su tersura) se reduce. Como consecuencia, la piel adelgaza, los pequeños pliegues o líneas que no nos habían preocupado mucho se convierten en francas arrugas y, al mismo tiempo, aparecen las manchas cutáneas, pequeñas verruguitas y queratosis en una piel antes limpia de esos defectos. Un día lo observamos en el espejo, nos hacemos conscientes de nuestra edad y, de pronto, nos hacemos conscientes también de que ya podemos echar la mirada hacia un largo tiempo atrás.

Si bien aún pueden utilizarse peelings, dermoabrasión y la ayuda de la cosmética para paliar los efectos del tiempo, una solución práctica por su efectividad sobre el conjunto de estos cambios epidérmicos es el resurfacing, el uso del láser para eliminar arrugas leves y moderadas, suavizar las más profundas, devolver el buen tono a la piel y asegurarnos de la desaparición de manchas y demás imperfecciones. El procedimiento en sí lleva muy poco tiempo y el período de recuperación no requiere cuidados complicados. Si el paciente puede programar 2 o 3 semanas de descanso de sus obligaciones sociales, único inconveniente posible e inevitable (la piel necesita este tiempo para que el enrojecimiento inicial decrezca lo suficiente), los resultados lo justifican. Como dijo una paciente con un excelente sentido del humor, refiriéndose a las arrugas que aparecen con los años de forma inexorable:

> Haber vivido es fantástico, doctor. Pero que quede como secreto entre usted y yo, ¿vale?

El láser es un instrumento extraordinario. Su utilización en el tratamiento de distintas patologías le ha abierto un amplio campo en la cirugía plástica y medicina estética. Con él tratamos cuperosis, cicatrices pigmentadas, tatuajes y lesiones vasculares, además del envejecimiento de la piel de cara, cuello y escote. Para brindarle la oportunidad de saber qué es y cómo funciona, le hablaré un poco de él. Es posible que usted ya lo conozca o no esté interesado en saber más detalles. Si es así, sáltese el texto varias páginas hasta llegar al subtítulo «Procedimiento», donde describo cómo es una sesión de resurfacing con láser. Ahora me detengo para hacer un poquito de historia y explicar el principio del funcionamiento de este gran descubrimiento para la belleza y renovación de la piel.

Qué es y cómo actúa el láser en la piel

La denominación «láser» corresponde a la abreviatura de «light amplification by stimulated emission of radiation», o sea, la amplificación de la luz mediante emisión estimulada de radiación. La creación de luz de gran potencia se basa en hacer rebotar una y otra vez un rayo de luz entre espejos y lentes ópticos, amplificando su potencia con cada ciclo. Una vez que el rayo de luz es lo suficientemente potente para nuestros propósitos, se deja libre en una corta pulsación de energía que se posará sobre el objeto elegido. En medicina estética, el objeto será la piel.

Podríamos comparar el proceso a la acumulación de agua en una presa: si se abriera una de sus compuertas por un tiempo inferior a un segundo, caería una masa específica de agua bruscamente sobre el cauce del conducto. Ahora bien, hay importantes diferencias.

La primera es que la duración del golpe del agua sobre el cauce no podría controlarse con toda precisión, ni detenerse, ni se podría volver atrás. El impacto del láser, sí. Como se trata de luz, el simple control de apertura y cierre del impulso que origina la luz basta para controlar esta característica.

La segunda diferencia es que, por ajustado que fuese el cálculo matemático, sería imposible establecer con exactitud la energía del impacto, puesto que alguna parte de la masa de agua se dispersaría hacia los lados. En el láser, en cambio, esto no ocurre, porque su luz, de radiación monocromática, no se dispersa. Lo que implica que toda su fuerza se concentre en una línea que el especialista puede dirigir con precisión milimétrica hacia el punto que quiere tratar, controlándolo con la misma exactitud que su intensidad. Tiene la importantísima característica de la direccionalidad.

Poder controlar esta energía significa que podemos controlar su temperatura, una de las características de la luz. Pero, además, si elegimos la sustancia que estimularemos para que produzca luz, también podremos elegir el color de ésta. Hay muchos materiales que pueden ser estimulados, como el dióxido de carbono, los cristales de rubí o el gas argón y cada uno de ellos producirá un haz de luz de distinto color. Ya se sabe que a cada color le corresponde una longitud de onda. Esta capacidad es muy importante porque eligiendo el color, elegimos la longitud de onda con la que queremos trabajar y así la respuesta del objeto sobre el que se posará la luz: nuestra piel.

Y esta respuesta no será uniforme para todos los láser. La radiación láser es una emisión electromagnética que, al incidir sobre los tejidos de la piel, puede ser absorbida o reflejada. Que ocurra una u otra cosa dependerá únicamente de la longitud de onda en que se emita la radiación, porque la piel está compuesta por diferentes estratos y cada uno de ellos refleja o absorbe las radiaciones según distintas longitudes de onda.

Si queremos expresarlo en términos más científicos, diremos que la absorción dependerá de las características de los cromóforos (agua, colágeno, oxihemoglobina, melanina, etc.) que forman el estrato cutáneo.

Sea cual sea nuestra forma de explicarlo, queda claro que, aunque digamos láser, en realidad hay muchas clases de láser. Actualmente, es imposible obtener herramientas láser con más de 3 o 4 distintas longitudes de onda y, en realidad, la mayoría solamente tienen una.

Su aplicación comenzó en la década de los sesenta y ha supuesto una auténtica revolución en muchos campos, como el de la ingeniería, puesto que tiene unas propiedades extraordinarias.

Como fuente de calor de gran intensidad (de la que pueden seleccionarse el diámetro y la potencia del haz, su longitud de onda, temperatura y duración), en cirugía plástica y medicina estética sus aplicaciones son múltiples. En estas disciplinas, ha sustituido a muchas herramientas de corte antiguamente utilizadas. Se puede utilizar como bisturí. El corte se efectúa por microablación, vaporizando el tejido seleccionado.

El láser, además, tiene otra importante función, puesto que ejerce un efecto de microcoagulación, o sea, cicatriza el tejido al mismo tiempo y evita así la pérdida de sangre. Este descubrimiento ha contribuido enormemente a la actual tendencia mundial de cirugía ambulatoria, en la que el postoperatorio y sus molestias quedan enormemente reducidas.

La rapidez de las intervenciones con láser, su seguridad y la supresión del trauma han hecho de este sistema el método preferido por pacientes y médicos en muchas actuaciones.

Siempre he dicho que el láser es el gran amigo de la piel hermosa. Este tratamiento tiene una amplia gama de aplicaciones:

Recuperar la tersura de la piel.

Corregir manchas cutáneas.

Eliminar tatuajes.

Suavizar o eliminar pequeñas cicatrices.

Eliminar algunas verrugas.

Corregir las lesiones vasculares.

Eliminar el exceso de vello.

Procedimiento

La técnica de resurfacing con láser está concebida para actuar sobre las arrugas faciales que no son de expresión: la trama de finas líneas sobre las mejillas, las arrugas verticales en la frente...

El procedimiento se centra en eliminar la capa que alberga la arruga, con lo que ésta desaparece o, si ya es muy profunda, al sacar a la luz capas más profundas y menos afectadas, en las que el surco formado por la arruga en la superficie solamente se manifiesta como una suave línea, mucho menos perceptible.

El paciente acude a la consulta y, ya en la sala de tratamiento, se le aplica anestesia local. Una vez que ha hecho efecto, tras limpiar perfectamente la piel facial, el especialista le suministra unas gafas protectoras (hay gafas específicas para cada clase de láser). Luego procede a pasar el haz de luz del láser por todas las áreas que se deben tratar, que suelen ser las mejillas, la zona periorbital, el entrecejo y el área alrededor de la boca si el resurfacing es parcial.

Una vez finalizado el tratamiento, se coloca un apósito en el área tratada. Si el resurfacing es parcial, el paciente podrá irse a casa pasadas unas pocas horas. Si se ha tratado todo el rostro, la estancia en la clínica es de 2 días.

La duración del tratamiento oscila según la extensión tratada. Un resurfacing facial completo puede durar de 45 a 60 minutos.

Postratamiento

El resurfacing comporta un período de espera de unas 2 semanas para la nueva epitelización de la piel, si bien el natural enrojecimiento del cutis ya habrá decrecido mucho una vez transcurrido un mes desde la sesión. Durante las dos primeras, el especialista seguirá diariamente la evolución del proceso de curación y aconsejará sobre los productos que deban usarse.

Durante este tiempo, el paciente no podrá tomar aspirinas ni medicamentos que lleven ácido acetilsalicílico, una precaución común en todo proceso de cicatrización. Para controlar las molestias que ha generado el tratamiento, el especialista recetará otros analgésicos simples.

A partir de la tercera semana ya pueden utilizarse cosméticos y maquillaje, que ayudarán a disimular el tono rosado de la piel. Déjese aconsejar sobre los productos adecuados y pida una prueba previa de tolerancia. Antes del tiempo indicado, no deben usarse cosméticos de ningún tipo, que podrían desencadenar reacciones alérgicas.

¡Atención para los deportistas y los aficionados a broncearse!: después del tratamiento, recomendamos proteger cuidadosamente la piel del sol durante 12 meses. Un precio bien pequeño para recuperar la piel tersa, suave y bella de la juventud. Por otro lado, no es necesario decir adiós al aspecto bronceado. Hoy día existen cremas cosméticas que consiguen excelentes resultados sin necesidad de exponerse a la luz ultravioleta.

Resultados

Si pensamos únicamente en términos de eficacia, probablemente sería el tratamiento de elección para la eliminación de las arrugas faciales. Y es que sus resultados suelen ser óptimos. En una sola sesión puede conseguirse la renovación deseada, basta con unos pocos días para que la nueva piel luzca el esplendor de su evolución, y los únicos cuidados a los que debe someterse mientras tanto son de tipo cosmético, mediante la aplicación de cremas. El resurfacing ha producido un sinnúmero de pacientes muy satisfechos. Contra la breve molestia de esperar a que desaparezca el enrojecimiento, está el beneficio de una piel auténticamente renovada, libre de imperfecciones, lisa, con una nueva luminosidad y un aspecto muy rejuvenecido.

Turno de preguntas
Resurfacing

¿Es completamente fiable y seguro el láser?

Tanto que lo aplicamos a bebés en caso de lesión vascular.

Explicaré brevemente en qué se basa esta seguridad. El láser es un rayo de luz con una longitud de onda específica (cada láser tiene una) y que puede emitir calor. Hay longitudes de onda que, cuando dirigimos el láser sobre la piel, se quedan más en la superficie y otras que penetran con mayor profundidad. Para efectuar tratamientos sobre la piel, como el resurfacing, el especialista elige un láser con la longitud de onda y capacidad de penetración cutánea que le interesa. La característica fundamental de seguridad del láser es dicha selección.

¿Qué contraindicaciones tiene el resurfacing con láser?

Son diversas: la plaquetopenia acusada, el fototipo VI de Fitzpatrick, el síndrome convulsivo desencadenado por luz, el estar sometido a una terapia anticoagulante o a fármacos fotosensibilizantes asociados, la diabetes no controlada, colagenopatías, disproteinemias, infección herpética reciente, blefaroplastia o lifting reciente, la sobreexposición solar cutánea y el melasma.

El especialista, que habrá descartado la existencia de estos problemas, también efectuará con anterioridad al tratamiento un test de sensibilidad cutánea.

¿Qué riesgos específicos presenta?
Una duración ampliada del proceso de recuperación del colorido normal de la piel, que es muy rara, y ectropión si se profundiza más de lo debido en la zona de los párpados. La infección será posible si el paciente se expone a contacto cutáneo facial con elementos contaminados.

¿Con el resurfacing las arrugas desaparecen o sólo se suavizan?
Las arrugas se difuminan hasta tal punto que visualmente parecen haber desaparecido. Por regla general, el especialista deja que los pacientes observen fotografías de casos anónimos cuya piel ha sido tratada con resurfacing y en los que muestran la piel libre de cosméticos. Así conocerá mejor las posibilidades del resurfacing.

En cuanto al resultado que obtendrá el tratamiento aplicado a su piel, dependerá parcialmente de su edad, el estado de la piel y la profundidad de las arrugas. El especialista le dará indicaciones de lo que espera obtener.

¿Cuánto dura el resultado?
Desde la intervención su cutis envejecerá de forma natural, pero a partir de la nueva piel, fresca, sin arrugas y mucho más tersa. Empezará de nuevo de cero.

¿Qué es mejor, el resurfacing total o el parcial?
No hay respuesta general, cada caso es distinto. Si los especialistas optan más frecuentemente por tratar con el láser todo el rostro, es para asegurarse de que luego la tonalidad de la piel será uniforme, ya que el láser la baja ligeramente. Por ello, dependiendo de su pigmentación natural, decidirá evitar cambios de color entre zonas tratadas y no tratadas. Pero, sobre todo, es muy usual que, si necesita tratamiento por arrugas verticales alrededor de la boca y en las mejillas, también las presente en la frente. La mayor parte de las personas muestran signos de envejecimiento en todo el rostro a un tiempo.

¿Qué cicatrices pueden solucionarse mediante resurfacing con láser?
La cicatriz hipertrófica que es reconocible porque se «eleva» sobre el resto de la piel. Si el especialista se lo recomienda, es posible que también le indique otros tipos de láser que aclaran su color, con lo que se disimula aún mejor.

¿Cuándo podré recibir masaje facial?
En tanto la piel mantenga el eritema, no acuda a ningún tratamiento ni masaje facial. Esto supone aproximadamente entre 3 y 4 semanas.

¿Cuándo podré usar de nuevo mis cremas cosméticas?
Si están nuevas, sin usar, podrá usarlas tan pronto como el eritema haya desaparecido. Si las tiene abiertas, a medio usar, regálelas y cómprese otras nuevas, porque evitar la contaminación cutánea es muy importante después de un resurfacing.

Mientras tenga eritema, deberá utilizar unas que no contengan determinadas sustancias, particularmente ácidos como el glicólico, fítico o kójico, por ejemplo. El especialista le aconsejará.

¿Cuánto tardaré en poder volver a lavarme el pelo bajo la ducha?
El pelo puede lavarse inmediatamente, pero asegurándose de que no se salpica en absoluto la piel tratada. Al cabo de una semana, con una ducha de tubo flexible es fácil hacerlo en casa. Si no, vaya a la peluquería y adviértales de que tengan ese cuidado hasta que su piel se haya reepitelizado.

¿Cuándo podré volver a la piscina?
En principio, debe esperar unas 3 semanas, quizá algo más, para que la reepitelización haya concluido. Pero, cuando vaya por primera vez, no se tire de cabeza al agua, porque primero debe probar cómo reacciona su piel al contacto con los vapores del agua (no olvidemos que es agua tratada con productos específicos). Entre despacio en la zona menos profunda, permanezca allí un tiempo, haga el test de prueba en un trozo pequeño de piel y ase-

gúrese de que ha reaccionado bien antes de sumergir la barbilla y ponerse a nadar.

¿No es muy exagerado tener que abstenerse del sol y los rayos UVA durante todo un año después?
En absoluto, tómese muy en serio la recomendación del doctor. La piel sometida a resurfacing se ha quedado provisionalmente sin melanina, que es su protección natural contra los rayos solares. Si se expone al sol sin una fuerte protección (aunque sea involuntariamente, andando por la calle), pueden salirle unas fuertes manchas de muy difícil erradicación. Es el fenómeno de hiperpigmentación. Proteja siempre su cutis con una crema específica y, si ha de estar al aire libre, busque protección tan completa como sea posible de la luz ultravioleta.

Tengo acné. ¿Me dejarán marcas más fuertes los granos que me salgan tras el resurfacing?
Exactamente igual que antes.

¿Qué es el «milium», que afecta a algunos pacientes tratados?
Es un problema cutáneo que puede solucionarse con tratamiento médico. Son unos granitos muy pequeños que pueden salir al cabo de un tiempo en la zona tratada. No soy más preciso sobre el tiempo puesto que existe la posibilidad de que salgan al cabo de 48 horas de realizar el resurfacing, si bien, de salir, es más frecuente que lo hagan más tarde.

¿Deberé tomar algún tipo de medicación antes o después de la sesión de resurfacing?
Si es necesario en su caso, un medicamento para la prevención de un brote herpético.

¿No hará falta más que una sesión para eliminar mis arrugas?
En la gran mayoría de los casos, sí. Notará que las arrugas muy profundas se han suavizado y que las leves o moderadas han desaparecido.

¿El resurfacing puede combinarse con otros tratamientos?
Sí, con varios de ellos. Consulte al especialista.

4. IPL, mejor calidad cutánea

La investigación sobre las propiedades de la luz sobre la piel ha continuado a través de los años y se han creado diversas herramientas que la utilizan. Una de ellas son los sistemas de IPL (Intense Pulsed Light), luz pulsada intensa. Aunque en ocasiones se conoce como una clase de láser, en realidad es una clase especial de lámpara de flash y no posee una de las características específicas del láser, la coherencia de la luz, o sea, su capacidad de desplazarse en el espacio en la misma fase, amplitud y dirección.

El IPL fue investigado y usado para otros fines cuando se descubrió su posible capacidad de estimular los fibroblastos de la piel para que formasen más colágeno. El resultado es una mejoría visible en la calidad de la piel. El grano se vuelve más fino, la coloración uniforme, el cutis es más transparente a la vez que radiante, el tono se vivifica. Si bien la teoría de cómo y por qué el IPL funciona no ha sido aún probada de acuerdo al método científico, lo que es posible afirmar rotundamente es que, tras el tratamiento, todos los cutis presentan un aspecto mejor y, la mayoría, una apariencia de renovación que, en algunos casos, supera la conseguida con el láser.

Se suele utilizar para eliminar manchas solares y venitas rojas de la piel del rostro, cuello, escote y manos, y la desaparición de la cuperosis. Ahora bien, la mejora de la calidad de la piel tratada, sin que altere la estructura de la piel adyacente, impulsa a afirmar que, sencillamente, es un tratamiento aplicable a toda persona que desee mejorar la calidad de su piel de forma visible, especialmente si el tono cutáneo es apagado o hay necesidad de homogeneizar el color del cutis.

Procedimiento

No es necesaria una preparación previa a la sesión por parte del paciente, ni el uso de anestesia o sedación. El paciente se coloca unas gafas especiales de protección ocular que le habrá facilitado el especialista. Tras aplicar un gel conductor frío sobre la zona que recibirá tratamiento, el médico desplaza la luz IPL sobre el gel, en destellos, como un flash fotográfico. Primero realiza una prueba de reacción de la piel con unos pocos destellos. Una vez comprobada la respuesta cutánea, sigue hasta cubrir toda el área preestablecida y retira el gel. Todo el proceso llevará unos 20 minutos y la única sensación percibida por el paciente es la de calor, sin molestia.

Postratamiento

No hay necesidad de postratamiento. Al retirarse el gel, la piel tratada permanece levemente sonrosada por espacio de un cuarto de hora. Una vez transcurridos 15 minutos, vuelve a su color habitual y el paciente puede regresar a sus ocupaciones sin que nadie detecte por señales poco habituales que se ha sometido a tratamiento.

Resultados

Usualmente se realizan 5 sesiones, espaciadas 3 semanas entre sí, para conseguir un resultado óptimo, que parece ser acumulativo y permanece largamente en el tiempo.

Una paciente definió el efecto como «piel de ángel» y es que, curiosamente, confiere una tonalidad y transparencia únicas, junto con una finura del grano propia de la infancia. Esta paciente añadió: «Nunca había recibido tantos piropos referentes a mi piel como después de un tratamiento de IPL».

Turno de preguntas

¿Qué contraindicaciones tiene el tratamiento con IPL?
Haber tomado el sol o rayos UVA recientemente, porque se produciría una hiperpigmentación.

¿Presenta algún riesgo específico?
Únicamente existe el riesgo de formación de pequeñas costras finas, que forman parte, en realidad, del proceso de tratamiento de problemas específicos de la piel para los

que el IPL constituye una solución. Al cabo de unos días, desaparecen por sí solas.

¿Por qué cada sesión comienza con una prueba de reacción al IPL?
El organismo humano no presenta las mismas reacciones todos los días. Por simple precaución, se vigila que la piel no produzca una reacción inadecuada al tratamiento y para ello se observa su respuesta a los primeros impactos. Si no se efectúa con anterioridad, y se repite cada vez, es porque la respuesta de la piel a un tratamiento puede ser distinta día a día.

¿Deberé tomar o evitar algún tipo de medicación antes o después de la sesión de IPL?
Sólo debe evitar la medicación que pueda estimular la pigmentación. Indique al especialista todo lo que esté tomando.

¿Qué es más eficaz contra las arrugas, el resurfacing con láser o el IPL?
Son demasiado distintos para compararlos. Un resurfacing requiere «vacaciones», una baja laboral y apartarse del entorno social hasta que la piel recupere su aspecto normal. El IPL no, al contrario, la mejoría es rápidamente visible.

¿El tratamiento con IPL puede ser parcial, en la frente, por ejemplo?
Únicamente cuando se desea efectuar un tratamiento de varículas localizadas.

¿Sirve para mejorar cicatrices con relieve y secuelas de acné?

No serviría para una cicatriz con relieve, porque no es ablativo, no corta ni vaporiza la piel. Respecto a las secuelas de acné, debería valorarse físicamente el caso, aunque a priori no es el tratamiento de primera elección. En el 40 por ciento de los casos podemos recomendar IPL, pero generalmente el láser es mejor para solucionar el acné y sus marcas profundas, porque puede dirigirse la luz de forma más precisa. Incluso es posible que su caso lo resuelva un peeling.

¿Cuándo podré maquillarme y usar de nuevo mis cremas habituales?

A las dos horas podrá maquillarse o usar sus cremas habituales. Sólo si se presentan las pequeñas costras que he mencionado, deberá consultar al médico sobre dichos productos.

¿Cuándo podré tomar el sol y rayos UVA?

Una vez transcurridas 2 horas desde que haya finalizado el tratamiento.

¿Cuándo podré lavarme el pelo bajo la ducha?

Una vez transcurridas 2 horas desde el tratamiento.

¿Cuándo podré recibir masaje facial?

Al cabo de unas 2 horas, cuando la rojez de la piel haya desaparecido por completo. Sólo si se han formado pequeñas costras deberá esperar a que caigan para dejarse hacer masaje facial.

¿Cuándo podré ir a la piscina?
Después de 24 horas desde el tratamiento.

¿Puede combinarse el IPL con otros tratamientos?
Con los tratamientos estéticos que no incluyan calor. A propósito, si va a hacerse un peeling, es recomendable que la sesión de IPL vaya a continuación, pero debería ser anterior a un tratamiento con uso de rellenos.

5. Otros usos del láser y el IPL: fotodepilación

La luz de las lámparas de flash comenzó a ser investigada en Estados Unidos en la década de los noventa para el tratamiento de las lesiones vasculares. El año en que obtuvieron aprobación de la Food & Drug Administration Department (FDA) de dicho país para aquella aplicación, un estudio comentó que se había registrado la pérdida de vello como efecto secundario. En 1997, la FDA autorizó el uso de lámparas de flash para la fotodepilación. Particularmente, mis colegas y yo pensamos que el láser arroja mejores resultados.

Procedimiento

El concepto de fotodepilación es el mismo que para las herramientas con láser y para los sistemas IPL, se basa en enviar una pulsación de alta temperatura a la raíz del pelo para fundirla. El tratamiento puede realizarse sobre cualquier parte del cuerpo y se efectúa preferentemente en el rostro, brazos, piernas y muslos e ingles.

El procedimiento se inicia con la protección ocular de paciente y el especialista. Éste proporcionará unas gafas especiales que evitarán lesiones al globo ocular. El procedimiento es muy sencillo, consiste en proporcionar pulsos de luz sobre la zona que se quiera depilar. Esta luz penetra en la piel, eliminando los folículos pilosos (las raíces de los pelos) y dejando la superficie intacta.

El tiempo que lleva el tratamiento suele ser de 1 hora, aunque dependerá enteramente de la extensión del cuerpo que se desee tratar. Para dar una idea, son necesarias de 5 a 7 sesiones de 1 hora para fotodepilar piernas enteras e ingles. Las sesiones se espaciarán 45 días.

Postratamiento

La piel queda sin vello y algo sonrosada. Este eritema dura como tras un tratamiento con cera caliente, unas 2 horas. Los cuidados de postratamiento consisten en la aplicación de cremas con áloe vera durante 4 días y en evitar todo foco de calor sobre el área tratada (sol, saunas, piscina, bañera).

Resultados

Los resultados dependerán de dos factores: de la densidad folicular (a menor densidad, mejores resultados, como es natural), y de la fase de actividad en la que se halle el folículo. La raíz está completamente formada cuando el folículo se halla en fase activa y es éste el momento deseable para la fotodepilación, porque la eliminará por completo. Es un procedimiento que requiere perseverancia para gozar del fruto final. Después de cada sesión, el vello tarda más tiempo en aparecer de nuevo y crece menos y más fino. En cuanto a la durabilidad, puesto que es un tratamiento moderno, no ha transcurrido el tiempo suficiente como para aseverar que los resultados sean permanentes. Una vez hecha esta advertencia, puedo indicar que, si el vello no ha vuelto a crecer en los siguientes 7 meses en la zona fotodepilada, lo más probable es que el paciente nunca más vuelva a verse afectado por su aparición.

Turno de preguntas

Fotodepilación

¿Qué contraindicaciones tiene la fotodepilación?
Tanto si se realiza con láser como con IPL, está contraindicada en pieles bronceadas o con pelos blancos. Aparte de ello, evidentemente, no se realizará en la región abdominal o en las ingles de pacientes embarazadas.

¿Qué riesgos específicos presenta?
Ninguno. Si se realiza en pacientes bronceados, aparecen costras que pueden marcar la piel a topos (hipocromias) de forma transitoria.

¿Deberé tomar o evitar algún tipo de medicación antes o después de la sesión?
Efectivamente, tiene que evitar aquella que pueda estimular la pigmentación.

¿Cuándo podré tomar el sol y rayos UVA?
Una vez que ha desaparecido el eritema, se puede tomar el sol. En caso de hacerlo, debe aplazarse la siguiente sesión hasta que hayan pasado 2 meses como mínimo y la piel esté blanca de nuevo.

¿Cuándo podré usar agua y jabón sobre la zona fotodepilada?
Cuando desaparezca el eritema, normalmente después de 2 horas. La piel de algunos pacientes tarda hasta 2 días en normalizar el tono.

¿Cuándo podré recibir masaje sobre la zona?
Una vez que ha desaparecido el eritema.

¿Cuándo podré ir a la piscina?
Cuando desaparezca el eritema.

¿Debo ir depilado a la consulta?
Algunos especialistas opinan que es mejor rasurar la zona que se debe tratar antes de realizar la fotodepilación, sin embargo, la mayoría no lo recomienda, pues así se puede apreciar más exactamente la zona que se va a tratar.

¿Puedo depilarme entre sesiones?
Evidentemente sí, sobre todo en la cara. No obstante, se suele pedir que no se haga, particularmente las piernas en invierno, para valorar mejor la eficacia del tratamiento.

6. Botox, una puerta al futuro

Un poquito de historia

El Botox ha supuesto una revolución en el tratamiento de determinados trastornos que originan espasmos musculares y ya fue aprobado por la Food and Drug Administration (FDA) de Estados Unidos para tales usos en la década de los ochenta. Desde 1987 se utiliza ampliamente para el tratamiento del estrabismo. Esta indicado para la tortícolis, la distrofia muscular, el blefaroespasmo (espasmo de los párpados) y la sudoración excesiva. También se ha investigado ampliamente su uso en determinados casos de migraña.

El medicamento es una proteína purificada, la forma diluida de la toxina botulínica. Se obtiene mediante la fermentación de la cepa de Hall de la toxina tipo A del *Clostridium botulinum*, esterilizada y secada al vacío en el laboratorio, y cultivada en un medio que contiene hidrolisato de caseína, glucosa y extracto de levadura. Antes de su infiltración, se reconstruye mediante una solución salina.

Su reconocida capacidad para inhibir por relajación el movimiento muscular excesivo ha sido también aprovechada en Estados Unidos en el campo de la estética durante más de una década. El descubrimiento de su poder reductor de arrugas fue realizado por una oftalmóloga canadiense, la doctora Jean Carruthers. Tras administrar el fármaco a un paciente para corregir sus espasmos oculares, apreció que, junto con los espasmos, parecían haber desaparecido sus patas de gallo. El esposo de la doctora Carruthers es dermatólogo. Cuando ambos se dieron cuenta de la importancia del hallazgo, obtuvieron el permiso de la recepcionista del doctor para hacer la prueba sobre su rostro. El test demostró la espectacular capacidad del Botox para volver atrás las agujas del tiempo en el aspecto de la piel.

La FDA aprobó el uso de Botox para la eliminación de arrugas en mayo de 2002, tras recoger los resultados de múltiples estudios. En España también se ha aprobado recientemente para uso en determinados problemas estéticos (por ejemplo, la asimetría de las cejas o la corrección de las arrugas faciales). Vistabel es el nombre comercial de la toxina botulínica que se utiliza en Europa con finalidad estética aunque popularmente se conoce como Botox.

Cómo se aplica el Botox

Se realiza sin necesidad de ingresar en la clínica. En función de la zona que se va a tratar puede no llevar más que unos minutos y no requiere anestesia, puesto que la infiltración no es más dolorosa que la picadura de un mosquito. A veces se aplica, si se cree conveniente, para que el paciente esté más relajado.

Primero el paciente se acomoda en un sillón reclinable y se limpia la zona que se va a tratar con una solución salina estéril. Una vez limpia, se aplica hielo seco varios minutos con el propósito de estimular la vasoconstricción y así lograr que no se formen hematomas. Se pasa entonces a introducir unas gotas de Botox mediante infiltración en el músculo que hay debajo de la piel del área donde existan las arrugas del entrecejo o demás arrugas de expresión. Para ello se utiliza una aguja extremadamente fina. Es una técnica muy rápida, cada infiltración lleva sólo unos segundos, y eso es todo. El paciente puede irse a casa o volver a sus ocupaciones habituales.

El efecto

Sólo deberá esperar 4 días para comenzar a observar el resultado. Las patas de gallo, las arrugas causadas por fruncir el entrecejo, las arrugas horizontales de la frente y las finas arrugas del cuello y el escote se difuminan y terminan por desaparecer. Una vez eliminadas esas tensiones, las cejas se elevan ligeramente y devuelven a los ojos su tamaño aparente que había perdido con los años. La expresión facial es relajada a la par que vivaz y absolutamente natural, el rejuvenecimiento es muy visible. Todo este proceso se realiza gradualmente, en las primeras 2 semanas. En algunos casos, el efecto se produce más lentamente, pero en ningún caso supera las 4 semanas. Los resultados son altamente satisfactorios.

Actualmente, se recomienda realizar el tratamiento como máximo dos veces al año. Cada 6 meses puede efectuarse una sesión.

Muchos pacientes optan por estructurar las sesiones antes del verano y de Navidad. El sentido de estas sesiones (aparte de eliminar arrugas) es prevenir que se formen arrugas nuevas.

Antes y después del tratamiento

En la visita previa a la sesión, el especialista realiza una revisión física y manipula la piel de las zonas que el paciente desea tratar para determinar cuál será el resultado de su apariencia al producirse el efecto de estiramiento y si es, efectivamente, el Botox por sí solo el tratamiento que podrá dar mejores resultados. Se dan también indicaciones sobre los medicamentos que debe evitar los días anteriores y posteriores a la sesión.

Las precauciones del postratamiento están relacionadas con la manipulación de la zona tratada. No deberá tocarla durante unas 2 horas, porque el producto podría migrar a un área vecina y el efecto no sería el deseado. Durante otras 2 horas, tampoco deberá tumbarse, inclinar la cabeza hacia abajo o efectuar cambios muy bruscos de posición. Así, se da tiempo al producto para que se fije en el área donde se ha infiltrado. Cuando han transcurrido estas 4 horas en total, ya no hay más restricciones para el movimiento. Aquella noche deberá lavar y secar el rostro sin frotarlo ni masajearlo.

Si la infiltración ha producido un pequeño hematoma, que desaparecerá al cabo de pocos días, puede disimularse con algo de maquillaje.

Turno de preguntas

Botox

¿Qué contraindicaciones tiene el Botox?
Determinadas sustancias presentes en algunos fármacos pueden interactuar desfavorablemente con el Botox y los pacientes cuya medicación habitual los incluyan no serían aptos para el tratamiento. Creo preferible no dar una lista aquí de los mismos, puesto que los avances farmacéuticos son muy rápidos y cuando usted lea este libro, la relación podría ser incompleta. No crea, sin embargo, que se trata de una lista muy larga. Esencialmente, se incluirían en ella fármacos con poder anticoagulante y los aminoglicósidos (un grupo de antibióticos inyectables). Tampoco utilizaríamos Botox en pacientes que sufran determinadas dolencias neuromusculares, por ejemplo la miastenia gravis o el síndrome de Horner. Y, por simple precaución, no se administraría en casos de lactancia o gravidez.

¿Todo el mundo es candidato para el Botox?
No todo el mundo, hay características físicas que harían no recomendable el tratamiento, pero son excepcionales y el especialista las conoce bien.

¿Qué riesgos específicos presenta?
Migración del producto a una zona adyacente. Es un riesgo transitorio.

¿Debo tomar o evitar algún medicamento antes o después?
Debe evitar los anticoagulantes, que propiciarían la aparición de hematomas. En general debe evitar los vasodilatadores y vasoconstrictores, lo que también incluye alimentos picantes y bebidas alcohólicas, café y té.

¿Por qué relajar o inmovilizar el músculo «borra» las arrugas?
Este fenómeno era ya conocido en medicina por la observación del alisamiento de la piel en los casos de parálisis facial. Para comprender cómo se produce el proceso, recordemos cómo se suavizan los rasgos de la cara y se borran las arrugas cuando estamos sumergidos en un profundo y plácido sueño. La clave radica en la relajación de la musculatura facial, esta relajación es imposible conseguirla y mantenerla mientras estamos despiertos. Aun en las personas más impasibles y los momentos de mayor tranquilidad, la cara es móvil.

Tengo una amiga a quien el tratamiento con Botox le ha quitado 15 años por lo menos. ¿Conseguiré lo mismo?
Cada ser humano es distinto y no existe un solo tratamiento médico en el mundo que dé resultados exactamente iguales. Mejorará muy notablemente la apariencia de su rostro,

que se verá mucho más descansado y joven, y recuperará belleza, pero las arrugas de su amiga pueden haber sido más aparentes que las suyas, por ejemplo, en cuyo caso probablemente halle el resultado aún más espectacular.

Para que tenga una buena base de comparación y expectativas, el especialista suele mostrar un archivo de casos anónimos en el que el paciente observa el «antes y después».

A mí me preocupan las arrugas alrededor de los labios. ¿Pueden tratarse con Botox?

No, el tratamiento no sería efectivo. Para estos casos, hallará la solución en la técnica de resurfacing (láser) o en la infiltración de productos de relleno.

¿En quién puedo confiar para un tratamiento con Botox?

Ante todo, es el médico quien debe comprobar su historial clínico para descartar contraindicaciones. Luego, el tratamiento debe realizarse en el entorno estéril de una consulta clínica y por un profesional de la medicina que haya recibido formación teórica y práctica específica. La formación es muy necesaria, hablamos de relajar e inmovilizar músculos específicos de áreas muy pequeñas en tamaño y de infiltrar el producto en el punto preciso y con la profundidad exacta.

¿En qué especialidades médicas se trabaja con Botox?

En el ámbito internacional, en las especialidades de neurología, oftalmología, dermatología, medicina estética y cirugía plástica y estética.

¿Todos los pacientes necesitan un mismo número de infiltraciones?
Cuanto más grande sea el músculo, más infiltraciones necesitará, de manera que el número varía de paciente a paciente.

¿Es posible que el médico se equivoque al buscar el músculo que va a ser infiltrado?
Ningún médico especialista se equivocaría si tiene la correcta formación.

¿Cuántas infiltraciones se reciben para quitar las arrugas?
Cada caso es individual, pero puedo contestarle lo siguiente. Para tratar las arrugas horizontales en la frente, suelen aplicarse entre 6 y 11 infiltraciones. Para las arrugas del entrecejo, de 1 a 5. Para las patas de gallo, entre 3 y 6. En los casos infrecuentes en que se opte por el Botox para suavizar las arrugas radiales alrededor del labio superior (las arrugas perilabiales suelen tratarse con láser), se realizarían entre 3 y 5. Para las arrugas de labios a barbilla, 1 infiltración, quizá más. Finalmente, en las arrugas horizontales en el cuello y bandas del músculo platisma, pueden oscilar entre 6 y 24, repartidas a ambos lados.

¿Correría algún riesgo si me infiltrasen demasiado Botox?
Si se arriesga a recibir Botox sin dejarse guiar y tratar por un especialista y recibe una dosis excesiva, lo que ocurrirá será molesto pero transitorio. La relajación del músculo será excesiva y afectará a la movilidad de la zona tratada. El resultado será poco estético pero pasajero.

En la hipótesis de que fuese el paciente quien, deseando adelantar la siguiente sesión, acudiese a otro especialista que no le conoce y lograse así infiltraciones antes de tiempo, lo que quizá ocurra es que cree anticuerpos del Botox en su organismo, con lo que el producto dejará de hacerle efecto.

No le ocurrirá nada de esto si es tratado en un centro médico autorizado. Ahí las dosis se controlan perfectamente y las sesiones sólo se efectúan de acuerdo al calendario previsto, que las espacia cerca de 6 meses.

¿Puedo echarme la siesta al llegar a casa?
No, durante varias horas debe evitar todo gesto o postura que pueda contribuir a la migración del Botox, a su desplazamiento hacia otro punto como apoyar la cara o el cuello en un cojín, frotar la cara, ceñirse una banda en la frente, practicar aeróbic o deportes que impliquen gestos bruscos... El Botox queda fijo en el lugar de la infiltración, pero debe darle un tiempo «para asentarse». Con este mismo propósito recomendamos que no se esté en ambientes muy caldeados, junto a un fuego, por ejemplo. De todas formas, es sólo una precaución para las primeras horas.

¿Cuándo podré hacerme limpieza de cutis y recibir masaje facial?
Podrá hacerlo una vez transcurridas 24 horas.

¿Podré maquillarme inmediatamente?
En el mismo día no, tendrá que esperar 24 horas.

¿Cuándo salga de la consulta, se notará mucho que he recibido tratamiento?
Como máximo, se habrán producido minúsculos hematomas en los puntos de entrada de la aguja de infiltración. Es algo que no suele ocurrir y son muy poco visibles.

¿Muestra el Botox un resultado distinto en personas de diferentes etnias?
No, actúa en todas por igual.

¿El Botox tiene el mismo resultado a cualquier edad?
Su resultado depende de la edad, estado de la piel, profundidad de las arrugas y movilidad del músculo.

La edad es determinante para que el resultado sea más espectacular y contribuya a que las arrugas no se formen, porque si los tratamientos van siguiendo un calendario regular, no llegan a desarrollarse.

¿QUÉ TRATAMIENTO NO QUIRÚRGICO DEBO ELEGIR, CUÁNDO Y POR QUÉ?

Ahora ya sabe que el resurfacing resolverá sus arrugas faciales verticales, pero no eliminará las arrugas de expresión de la misma manera en que puede hacerlo el Botox; que un tratamiento con infiltración de productos de relleno y estimulación del crecimiento tisular puede ser la solución rápida y cómoda a determinados problemas; que el peeling y la dermoabrasión siguen siendo posibles métodos de elección...

¿Cuándo elegir uno u otro procedimiento?

No tengo una respuesta universal a esta pregunta, porque cada paciente es un caso específico. En su defecto, he preparado una pequeña tabla de evolución de la piel por edades. Cuando la lea y observe en un espejo si lo que allí ve corresponde a lo indicado para su edad, sabrá si su piel responde a los embates del tiempo dentro de lo que la naturaleza ha marcado como norma, o si lo está haciendo con antelación. En este caso, opte o no por un tratamiento que devuelva al cutis su belleza, tendrá una información útil sobre su salud. No olvidemos, como he dicho al principio, que la piel es nuestro «abrigo» y su calidad muy importante.

Evolución de la piel. Cambios significativos

20 – 25 años:	Comienzan las arrugas de expresión en el entrecejo. Arrugas muy finas en los párpados.
25 – 35 años:	Incipiente atonía en los párpados. Pequeñas arruguitas en el contorno de los ojos. Comienzan las arrugas en el contorno de los labios. Ligera pérdida de firmeza en la piel del cuello.
35 – 45 años:	Aparecen las patas de gallo. Acentuación de las arrugas de expresión en el entrecejo.

	Acentuación de las arrugas en el contorno de los labios. Atonía incipiente o ligera en el óvalo facial.
45 – 55 años:	Las patas de gallo son más profundas y visibles. Hay arrugas marcadas en el contorno de los labios. La textura de la piel del cuello se modifica.
55 – 65 años:	La textura de toda la piel de la cara, cuello, escote, se espesa. Relajación cutánea en las mejillas, óvalo, etc.

15

CELULITIS SIN MITOS

Este capítulo está dedicado prácticamente en un ciento por ciento a las mujeres, ya que la celulitis es exclusiva de ese sexo. Este capítulo deshace algunos mitos sobre la «piel de naranja», su tratamiento y la responsabilidad sobre su inicio y desarrollo, y comienza deshaciendo el mito de que celulitis equivale, de alguna forma, a obesidad o descuido físico.

Efectivamente, usted puede tener un peso normal, incluso estar muy delgada, y tener celulitis. Todas las mujeres lo saben, porque sólo un pequeño tanto por ciento se libra de ella. Se trata, simplemente, de una condición de la piel que comienza debido a un desorden circulatorio venoso y linfático prácticamente indetectable y termina dando un problema estético (el del acolchamiento o «piel de naranja»), que, a su vez, dificulta aún más la correcta circulación sanguínea y linfática.

Estamos ante un proceso de lenta evolución en su primer estadio. Comienza, como he indicado, por desórdenes aún indetectables de la microcirculación venosa y linfática, con dilatación de los pequeños vasos en la capa profunda de la piel (dermis), lo que implica una disminución en el normal drenaje del líquido intersticial, que revierte en un aumento de dicho líquido en los tejidos.

Pero ¿por qué ocurre esto? Muchas veces habrá oído decir: «Ah, seguro que la celulitis depende de algo hormonal, si no, los hombres también la padecerían». Bien, resulta un razonamiento lógico porque efectivamente se ha observado que el momento de la aparición de la celulitis en las mujeres está relacionado con los cambios hormonales propios de la pubertad, posparto, afecciones útero-salpingo-ováricas, dismenorrea, uso de anticonceptivos y menopausia, y que los cambios hormonales mantienen una estrecha relación con cambios en la circulación sanguínea. Lo cierto es que aún ignoramos el mecanismo que dispara inicialmente todo el proceso.

El segundo estadio del proceso es la formación de edema (acumulación excesiva de líquido) en el tejido conjuntivo. Se produce porque, al haberse ralentizado la microcirculación y aumentado la vasodilatación, la pared de los vasos venosos y linfáticos se torna más permeable y deja pasar el líquido que le es propio (muy rico en mucopolisacáridos y electrolitos) hacia el tejido circundante.

Es lo que se llama edematización del tejido conjuntivo. Por un lado, los mucopolisacáridos sufren una transformación química que aumenta la viscosidad del medio; por otro, dichos cambios químicos dificultan el normal intercambio de nutrientes entre vasos y células existentes alrededor del tejido conjuntivo. El aumento de la viscosidad hace que el tejido conjuntivo pase a tener una consistencia gelatinosa y aumenta así su densidad.

Como resultado, las células grasas tienen cierta dificultad para librarse de las sustancias «nocivas» de su funcionamiento normal en el medio, circunstancia que las conduce a una inflamación y a retener toxinas.

Cuando explicaba el porqué de la formación de la celulitis a una paciente, me dijo: «Ah, es como cuando pongo en mi maleta, que es de tela flexible, toda la ropa que quiero llevarme en vacaciones. Abulta tanto que la tela de cada compartimiento queda completamente tiesa y todo son bultos. Las costuras hundidas parece que vayan a reventar, mientras que el contenido sobresale». Efectivamente, a partir del momento descrito, hay un proceso interno de reorganización y lucha del propio tejido contra la patología. La apariencia de red acolchada ocurre porque la morfología normal de la piel en celdillas de paredes elásticas cambia a una de celdillas rígidas y repletas de sustancias. Al existir una compresión, se hace visible a través de la piel un conjunto de «puntos anclados» y de «puntos edematosos» cuya configuración recuerda la de un colchón antiguo. Los primeros son las fibrillas de las celdas y los segundos las células inflamadas. Y es que se ha dado progresivamente una proliferación de fibras que efectúan un englobamiento de las células «hinchadas». A su vez, éstas realizan progresivamente y con el paso del tiempo una compresión sobre los vasos linfáticos y venosos, y éstos empiezan a presionar las terminales nerviosas de alrededor. Con el paso del tiempo comienza la percepción de dolor en la zona generado por dicha compresión.

El tejido conjuntivo ha aumentado en espesor, consistencia y rigidez. Las «paredes» de las celdillas no han podido crecer, mientras que su contenido sí, y se han formado redes de nódulos perceptibles al tacto y que se pueden ver cuando pinzamos fuertemente la piel. Pero aquí no termina la evolución de la celulitis. En su desarrollo último, es fácilmente visible sin realizar acción alguna, porque el tejido conjuntivo afectado ya padece una fibrosis generalizada y los nódulos forman una espesa capa unida, cuyas ondulaciones corresponden al abultamiento forzado por un «contenedor» de fibras cuyas paredes no son lo bastante flexibles para adaptarse al contenido.

Todo esto dificulta el funcionamiento normal de los adipositos, que además experimentan dificultades para eliminar toxinas derivadas de su normal metabolismo y están más comprometidas porque la inflamación, que puede pasar a multiplicarse por el tamaño del grosor del tejido, dificulta así también su normal oxigenación por parte de la sangre y su normal drenaje por parte de la linfa, agravando cada vez más la enfermedad. Se ha creado un círculo vicioso, que se cierra aquí, y la enfermedad irá en progresión continua.

Vemos así que el mito de celulitis como simple gordura o descuido se desvanece. Si queremos hablar de los factores de riesgo de padecer celulitis, podemos mencionar los genéticos, hormonales y circulatorios. Añadiremos otros probables como los neurovegetativos y toxicoinfecciosos. Pero también aquellos que podemos evitar, como una alimentación inadecuada y todo lo que dificulta la circulación sanguínea: ingestión de alcohol, té, café y productos con cafeína, y un calzado y ropa que compriman.

Además de los factores ya mencionados, también se ha relacionado la celulitis con todas aquellas alteraciones osteomusculares a nivel articular (rodillas y pies) que puedan afectar a la bipedestación (estar de pie) o a la deambulación normal, y por consiguiente al retorno venoso. Por ejemplo, trastornos de la anatomía del pie como los pies planos producen un cambio de la postura que, con el tiempo, afectará a las rodillas e incluso a las articulaciones de la cadera, lo que conlleva que el retorno venoso también se vea afectado, máxime cuando es en el pie donde comienza una de las fuerzas que impulsan la sangre hacia el corazón. Pisar mal al andar conlleva una dificultad o insuficiencia en mayor o menor grado del retorno venoso.

De forma que nos hallamos ante un problema multifactorial y crónico que necesita un acercamiento diversificado. También hay que acabar con otro mito, el del tratamiento único de la celulitis: la crema anticelulítica milagrosa, el masaje que deja la piel lisa, el tratamiento definitivo y garantizado.

ABANICO DE ACTUACIONES

En realidad, hasta que tengamos un conocimiento exacto de por qué se inicia todo el proceso, no podremos pensar en hallar una solución que lo evite. El enfoque pasará, pues, por actuar sobre todos los puntos identificados de dicho proceso, tanto para prevenir la enfermedad como para frenar su desarrollo al máximo. O, por lo menos, por tener a punto estas armas y elegir las más adecuadas en cada momento. Se trata, en esencia, de cuidar hábitos de vida que ayuden a eliminar toxinas, mejoren la circulación sanguínea y linfática. Hay que ejercer una vigilancia médica sobre el sistema hormonal y elegir los tratamientos adecuados, tanto médicos como de tipo estético.

Clasificamos este abanico de actuaciones como sigue:

Introducción de hábitos de vida para mejorar la circulación sanguínea:

a. Ejercicio adecuado: natación, gimnasia acuática, bicicleta y gimnasia apropiada. Prácticas específicas como caminar.
b. Evitar deportes que conlleven microtraumatismos, como el squash y el jogging.
c. Utilizar calzado adecuado. No permanecer más de una hora en pie sin andar, ni quieta sentada. Usar en algunos casos medias de descanso.
d. Evitar la compresión del sistema circulatorio por el vestido, medias y calcetines, calzado, prendas de deporte o lencería.
e. Alternar duchas calientes (máximo 38 °C) durante 2 o 3 minutos y frías durante 20 o 30 segundos en sentido ascendente (del pie a la rodilla y hasta las ingles).
f. Combatir el estreñimiento.

Eliminación de hábitos tóxicos. Estimular la eliminación de toxinas:

a. Evitar el alcohol y el tabaco, este último por su gran incidencia sobre la microcirculación.
b. Beber mucha agua repartida a lo largo del día (mínimo 2 litros).

Vigilar posibles trastornos hormonales:

a. Evaluar la toma de anticonceptivos.
b. Acudir regularmente al ginecólogo.
c. Comunicar cualquier trastorno al especialista.

Aplicar soluciones personalizadas a cada problema, tanto médicas como estéticas, según recomendación del especialista:

a. Alimentación equilibrada.
   Ésta debe ser rica en frutas, verduras y agua, con los aportes necesarios de vitaminas y minerales. Debe ser también personalizada, vigilando el aporte necesario de proteínas y los excesos de grasas y azúcares. Hay que vigilar la sal y reducir el uso de salsas y condimentos.
b. Fitoterapia.
   El uso de las plantas y derivados con una buena indicación médica puede ayudar a mejorar diversos factores que producen celulitis. La fitoterapia puede aplicarse por vía oral (cápsulas, infusiones...) o por vía tópica (preparados de cremas, geles...)
c. Homeopatía.
   Los múltiples preparados de esta terapia hacen que la incluya en este apartado como otra arma contra diversas afecciones.
d. Fármacos específicos.
   Para diversas afecciones los venotónicos.
e. Drenaje linfático manual.
f. Mesoterapia.
   Método terapéutico que consiste en introducir, a lo largo de los trayectos venosos principales y en todas las áreas celulíticas, pequeñas cantidades de sustancias (homeopáticas) que pueden mejorar las manifestaciones de la celulitis.
   La técnica se basa en la infiltración intradérmica o subcutánea de dosis muy pequeñas de distintos fármacos en diversos puntos cercanos. Los medicamentos utilizados son eficaces para activar la circulación local. Éstos alteran la permeabilidad de las paredes celulares de los adipocitos, facilitan su normal funciona-

miento y la liberación de toxinas, aumentan la oxigenación tisular y producen una combustión local de las grasas.

Es la técnica de administración de fármacos más adecuada para actuar *in situ* en el foco exacto del problema, el área y puntos necesitados de terapia. Se lleva a cabo mediante jeringas desechables de 5 y 10 cc; y agujas desechables de 0,3 × 1,2 mm. Se realiza tanto manualmente como de forma mecánica, mediante pistolas automáticas que permiten una gran precisión de dosificación. Generalmente estas agujas penetran en la piel de 2 a 4 mm.

La mesoterapia se utiliza tanto en el tratamiento de la celulitis, como en los de afecciones vasculares periféricas, alteraciones osteoarticulares y otras enfermedades.

g. Hidroelectroforesis.

Mecanismo por el cual, mediante nuevos aparatos, se introducen sustancias a través de la piel con la ayuda de una pequeña corriente eléctrica y que permite actuar con otros tipos de sustancias que pueden ser necesarias y que no podrían utilizarse con otras técnicas. Se utiliza una microcorriente pulsada (que el paciente no llega a percibir) para hacer penetrar en el interior de los tejidos sustancias tratantes, que pueden ser fármacos habituales, medicamentos homeopáticos o productos fitoterápicos naturales. Para el tratamiento de la celulitis se transportan sustancias que disuelven las grasas y reducen el volumen de los adipositos.

Además, el efecto conseguido es duradero. La acción de las sustancias transportadas se prolonga en el tiempo.

h. Electroterapia:

I. Corrientes excitomotrices: con la ayuda de unas placas (electrodos), se efectúa una estimulación controlada de la musculatura. Se consiguen efectos de activación del retorno venoso, activación localizada a nivel celular, tratamiento de la flacidez...

II. Gimnasia pasiva: la estimulación produce una contracción, con acortamiento de las fibras musculares, cuyo efecto es la activación del gasto energético, la potenciación muscular, el tratamiento de la flacidez...

III. Ultrasonidos: se trata de vibraciones mecánicas de una frecuencia superior a la del sonido audible. La agitación molecular que los ultrasonidos comunican a los tejidos se traduce en la aparición de calor, nacido de los propios tejidos. Los efectos terapéuticos son: reducción de volumen, fuerte acción antiedematosa, aumento de la diuresis y tratamiento anticelulítico.

IV. Termoterapia: sistema de electroterapia por el cual se produce un aumento de la temperatura interna, que acelera la termorregulación y hace que se consuma energía de reserva en forma de calor. La temperatura utilizada es de unos 40 °, que es la de máxima disolución de la grasa, y la duración del tratamiento es de unos 50 minutos. Las aplicaciones terapéuticas de la técnica son la pérdida de peso y la reducción de volumen en las zonas deseadas.

V. Corrientes interferenciales: mediante el estimulador interferencial electrónico, se contrae repetidamente el músculo y aumenta su tonicidad. Realiza un tratamiento selectivo de los músculos profundos. Sus indicaciones son muy variadas: además de lograr una reducción y mejora de la celulitis, a nivel muscular actúa en la relajación del espasmo e incrementa la circulación muscular. Tiene un efecto diurético y mejora el tránsito intestinal.

i. Mecanoterapia:
   I. Presoterapia: aplicación de presión positiva mediante un aparato que consiste en unas botas que producen un drenaje mecánico linfático y venoso. Las cámaras hinchables pueden ser colocadas en las piernas, brazos y abdomen. También estimula la circulación de retorno venosa y linfática, los edemas venosos y los linfedemas, y mejora el trofismo de la piel.
   II. Endermología: depresoterapia con rodillo que efectúa un amasamiento de la piel y desestructura los cúmulos de grasa. En esta técnica de amasamiento tisular mecanizado, un micropocesador combina la acción de dos rodillos motorizados (que giran ejerciendo presión positiva sobre la piel) y una succión de la piel entre los rodillos.

j. Crioterapia: es el tratamiento de frío localizado que mejora la circulación sanguínea por cambio de temperatura.

Contribuir cosméticamente a los efectos logrados sobre la piel por las recomendaciones anteriores:

a. Hidratar la piel diariamente.
b. Utilizar algún producto anticelulítico de farmacia.

Turno de preguntas

¿Alguno de los tratamientos descritos está contraindicado en caso de embarazo? ¿Qué hago si tengo celulitis y estoy en estado?
Hay que esperar a iniciar cualquier tratamiento hasta después del parto y algunos hasta después de terminar la lactación.

¿Existen contraindicaciones para cada uno de los tratamientos descritos?
Sí, por eso el especialista elegirá, dentro del amplio abanico de tratamientos, cuál es el ideal para usted. Por ejemplo, si tiene flacidez en los muslos o en las piernas, la endermología no sería el tratamiento elegido.

¿Duelen mucho los tratamientos (inyecciones, mecanoterapia...)?
No, son totalmente indoloros. Por ejemplo, la actual y moderna mesoterapia con pistola no produce el dolor que se percibía anteriormente, cuando se utilizaban multiinyectores.

¿Alguno de los tratamientos me impedirá tomar el sol y rayos UVA?
No, al día siguiente puede tomar tanto el sol como rayos UVA e incluso ir a la piscina. Sólo deberá protegerse del sol en las raras ocasiones en que salga algún morado por el tratamiento.

¿Deberé dejar de ir a mi gimnasio habitual puesto que algunos ejercicios no son recomendables para la celulitis?
Los ejercicios que provocan microtraumatismos como el squash y el jogging no son tan recomendables como la natación o el ciclismo.

Viajo bastante por trabajo. ¿Me impedirá realizar correctamente el tratamiento? ¿Cuánto dura?
Los tratamientos suelen durar una hora y se realizan en sesiones semanales.

¿El «tratamiento estándar» para la celulitis incluye todos los aquí explicados?
Cada especialista tiene su «librillo», pero se suelen combinar varias de las técnicas aquí explicadas para conseguir los mejores resultados.

¿Qué trucos puede utilizar quien trabaja siempre de pie o siempre sentado para evitar la celulitis?
Utilizar medias de compresión y realizar cambios de posición lo más frecuentemente posible.

¿Debo perder peso para mejorar la celulitis?
No, sólo debe perder peso en caso de que tenga sobrepeso y sea necesario. Son dos circunstancias distintas.

Cuando haya hecho los tratamientos indicados para mi celulitis, ¿ya no tendré más?
No, esta patología es un trastorno activo que, por múltiples causas (si no es una, será la otra), seguirá avanzando.

La celulitis tiene tratamiento, pero no tiene cura. Por tanto, deberá hacer un tratamiento de choque para tratarla y seguir unas medidas higiénicas y sanitarias para mantenerla a raya.

¿Si me hago una liposucción mejorará mi celulitis?
No. La liposucción está indicada en zonas con excesiva acumulación del número de células de grasa y lo que consigue es mejorar la silueta, pero no la piel.

¿Alguno de los tratamientos interferirá en mi vida laboral o social?
No, ninguno de ellos le impedirá seguir llevando su actividad usual.

16

PIERNAS, ROSTRO Y ESCOTE: ESCLEROTERAPIA O LÁSER CONTRA LOS CAPILARES DILATADOS Y LAS VARÍCULAS

Solemos asociar las varículas únicamente con las piernas. Sin embargo, son muchos los casos que acuden al especialista en busca de soluciones para el escote y la cara. Y es que las «redes» de varículas azules, rojizas o violáceas son muy aparatosas y, si resulta extremadamente difícil disimularlas en piernas y muslos, es prácticamente imposible hacerlo en el rostro y el escote.

¿Por qué conocemos a personas afectadas de dilatación de capilares y varículas desde muy jóvenes mientras que la mayoría de la población se halla exenta de este problema?

Bien, hay varias causas posibles. Una de ellas es el factor de la herencia. Recientemente, se ha demostrado que los pacientes con insuficiencia venosa tienen un aumento de metabolitos reactivos de oxígeno. Otra causa puede ser hormonal: embarazos repetidos y/o el uso de anticonceptivos. Después están la obesidad, el estreñimiento, el sedentarismo, el hábito del tabaquismo, una nutrición inadecuada, los trabajos que obliguen a pasar muchas horas en una misma postura (de pie o sentados), el uso de ropa y calzado ajustado, la permanencia en lugares con un calor excesivo o una fuente de calor cercana a los pies y las piernas... Todas son costumbres que influyen negativamente en la correcta circulación de la sangre.

De forma que, sobre todo si ya existe una tendencia hereditaria a padecer este problema, deberemos cuidarnos más, vigilar nuestro peso y echarnos en el sofá o tumbona con los pies elevados en vez de acomodarnos en un sillón con las piernas bajas. Se deben elevar los pies de la cama de 10 a 20 cm, utilizar medias elásticas, habituarnos a terminar la ducha con un chorro ascendente de agua fría y hacer algo tan simple como quedarnos 5 minutos de puntillas cada 2 horas o descansar 30 minutos elevando las piernas cada mediodía. Se trata de estimular la circulación de retorno, evitando así que la sangre se estanque en la parte distal de las piernas.

Prevenir las venitas varicosas no es tarea fácil, sin embargo, ya que la predisposición genética prima sobre todos los demás factores y, debido a la importancia de las oscilaciones hormonales femeninas en la circulación sanguínea, las mujeres padecen el doble de riesgo que los hombres.

No obstante, vale la pena adoptar unos hábitos preventivos regulares. Se trata de favorecer una circulación fluida, de forma que, aparte de los hábitos ya indicados, es aconsejable el uso de zapatos de tacón bajo, olvidarse de los vaqueros que entran «con calzador» y practicar los deportes que favorezcan el retorno sanguíneo, como andar, nadar o practicar ciclismo. La natación está particularmente recomendada.

Finalmente, el cuidado de la nutrición (generalmente, una dieta muy rica en vitamina C y equilibrada en calorías, si bien será el médico quien debe indicarla) conllevará también evitar cambios de peso bruscos, que tienen una influencia negativa sobre el estado de las venas.

Si en estos momentos se está diciendo: «¿Y cuál será el estado de las mías? A veces noto las piernas pesadas, pero supongo que es normal...», le explicaré que las manifestaciones de la insuficiencia venosa (aparte de la obvia presencia de venitas, arañas vasculares y varices o úlceras varicosas) son bastante claras:

Piernas cansadas o pesadas
Hormigueo
Calambres nocturnos
Hinchazón de pies y tobillos
Sensación de pesadez
Prurito (sensación de picor o ardor)
Celulitis

Cuando las venitas ya son visibles, la solución se hallará en la escleroterapia o en el tratamiento con láser. Si se tratase de venas varicosas, el tratamiento adecuado vendrá orientado previo examen ecográfico (Eco-Doppler venoso).

LA ESCLEROTERAPIA

Se utiliza en la zona de muslos, piernas y pies. La idea que subyace bajo el tratamiento es muy sencilla: se trata de cerrar el vaso afectado. Para conseguirlo, el especialista infiltra una suave solución química en cada uno de los vasos afectados. Se trata de una solución esclerosante (irritante). Al irritar las paredes de la venita, el organismo reacciona de forma natural, cerrando el vaso. De esta manera, en el curso de 3 a 6 semanas, el vaso ha desaparecido y la sangre que circulaba por él ha pasado a hacerlo por una vena sana.

Puede someterse a un tratamiento de escleroterapia inmediatamente después de descubrir la primera varícula o capilar dilatado. Una gran parte de los pacientes, sin embargo, esperan a venir hasta que las venitas visibles ya forman una gran red en las piernas o los muslos. En estos casos, resulta necesario repartir el tratamiento en varias sesiones, espaciadas 3 semanas entre sí, de forma que el resultado final suele ser visible al cabo de unos 6 meses (tiempo orientativo, puesto que depende de la cantidad de varículas existentes).

La escleroterapia, totalmente indolora, es un tratamiento tan eficaz como seguro. Antes de iniciarlo, sin embargo, efectuamos una valoración de la circulación del paciente, el mapa de las zonas afectadas, estudios de fragilidad capilar así como los de fotosensibilidad y capacidad de pigmentación, en previsión de una posible reacción a este tratamiento.

Estas pruebas también permiten decidir qué vía de tratamiento es la recomendable. Se utiliza microesclerosis para los vasos menores de 3 milímetros de diámetro y crioesclerosis para los que superen dicho tamaño, y ya se ha comprobado la eficacia de esta selección.

Postratamiento

Los cuidados que siguen al tratamiento son sencillos. Se trata de un procedimiento indoloro, que no requiere internamiento. Durante las primeras 12 o 24 horas, el paciente mantiene las piernas protegidas por un vendaje o una venda elástica, si bien ya puede reanudar sus actividades usuales. Tras el primer día, se aplican a las piernas cremas hidratantes, fotoprotectoras (para evitar la hiperpigmentación) y antitrombóticas y se utilizan medias de compresión durante unas 3 semanas. En casos de celulitis, retención líquida y edema, asociamos el drenaje linfático y la mesoterapia al tratamiento.

TRATAMIENTO CON LÁSER

Se utiliza aquí el láser de colorante pulsado, cuya afinidad con el color rojo permite coagular los pequeños vasos sin dejar cicatrices y devolver a la piel su color natural, y el de Neodimio YAG. Es el tratamiento de elección para el rostro y el escote, y también lo es en las piernas cuando los vasos son pequeños. En algunos pacientes, se pueden combinar ambos tratamientos, láser y escleroterapia, si hay diferentes tamaños de vasos afectados.

Postratamiento

Los cuidados del paciente tras el tratamiento con láser comprenden asimismo las cremas hidratantes, fotoprotectoras y antitrombóticas. No son necesarias ni la compresión ni los vendajes en las piernas.

Turno de preguntas

¿Qué contraindicaciones tienen la escleroterapia y el láser para tratar varices, varículas, etc.?
Más que contraindicaciones, podríamos hablar de pacientes no idóneos para recibir el tratamiento por enfermedad o por hallarse bajo determinadas condiciones. Por ejemplo, el embarazo, hepatitis crónica activa, estados febriles, alergia cutánea, flebitis, etc.

¿Qué puede salir mal?
La hiperpigmentación en la zona tratada es una complicación infrecuente pero posible. Se trata de la aparición de una mancha oscura que, si no desaparece sola, puede ser tratada mediante otro tipo de láser.

¿Qué tratamiento es más cómodo para el paciente, la escleroterapia o el láser?
La escleroterapia tiene un postratamiento más incómodo, porque la paciente debe llevar vendaje compresivo durante un tiempo. Pero no se trata de elegir una técnica en función de la comodidad sino según el caso en que esté indicada.

La escleroterapia y el láser no son tratamientos alternativos, sino complementarios.

Respecto a cada tratamiento, ¿cuándo puedo reemprender hábitos como tomar el sol y rayos UVA?
Para tomar el sol y rayos UVA deberá esperar 4 semanas. Ahora bien, tenga en cuenta que determinadas pieles pueden reaccionar muy fácilmente con hiperpigmentación a la acción de los rayos ultravioleta durante los meses de verano. Por tal razón, el especialista no suele practicar la escleroterapia durante este período para evitar ese riesgo.

¿A partir de cuándo podré ir a la piscina y hacer deporte y gimnasia?
Podrá nadar o ir al gimnasio al cabo de una semana si el

tratamiento ha sido con láser. Si se ha realizado esclerote-rapia, deberá esperar 3 días.

¿Podré depilarme?
Al cabo de 7 días ya podrá hacerlo, pero la cera caliente está prohibida durante 1 mes.

¿Puedo ir a que me den masajes en las piernas?
Puede ir a la masajista a las 3 semanas.

¿Cuándo podré reemprender mi vida laboral y social?
Generalmente son procedimientos que se realizan sin necesidad de alterar su vida habitual.

17

¡FUERA MANCHAS CUTÁNEAS, TATUAJES Y CICATRICES!

Las manchas cutáneas fruto de la edad y, muy particularmente, de la repetida exposición al sol afectan en mayor o menor grado a todas las personas de procedencia caucásica y son extremadamente comunes en la zona mediterránea. Anteriormente, en muchos lugares el sentir popular las atribuía a enfermedades del hígado o la vesícula biliar, de ahí que aún se conozcan bajo la denominación de «manchas de hígado» a estas pequeñas lesiones de pigmentación más oscura que aparecen en manos y rostro a partir de cierta edad.

Tradicionalmente, se han combatido mediante el uso de zumo de limón, preparados cosméticos y mucha, mucha fe. En realidad, el tratamiento de primera elección es el láser, que destruye los pigmentos oscuros de la zona afectada sin tocar los adyacentes. De la misma manera, eliminamos las demás lesiones pigmentadas benignas de la piel que he nombrado, suprimimos o suavizamos notablemente los tatuajes y paliamos, o llegamos a eliminar, las cicatrices, estrías en el vientre, caderas y muslos y el tatuaje por incrustación de sustancias a raíz del roce en asfalto o en el suelo, en casos de accidente.

Es muy importante tener en cuenta, sin embargo, que todas las lesiones y manchas cutáneas no pueden ser tratadas con láser, únicamente las benignas. Algunas de ellas deben ser cuidadosamente exploradas físicamente por el especialista para valorar si requieren su extirpación quirúrgica y análisis detallado.

PROCEDIMIENTOS CON LÁSER

En cuanto a las manchas cutáneas y las lesiones pigmentadas de la piel, el médico procede a localizar las manchas y pone en funcionamiento la herramienta láser, enviando breves pulsaciones de luz al área de la piel que se debe tratar. La piel responde vaporizando su capa superior. En la zona tratada, se observa una coloración entre blanquecina y grisácea rodeada de un leve eritema, sobre la que el médico aplica frío local seco que descongestionará la piel y contribuirá a reducir su inflamación, y luego aplicará una pomada antibiótica con el objetivo de prevenir la infección.

Con las manchas cutáneas hiperplásicas (con relieve) benignas, suele bastar 1 sesión para su eliminación definitiva, como máximo 2. Se trata de sesiones cortas, de unos 15 minutos por regla general, aunque depende de la extensión de la piel que se va a tratar y puede variar bastante si deben tratarse cuerpo, rostro y manos. La técnica resulta indolora al administrar anestesia local al paciente antes de la vaporización de la piel.

Para eliminar tatuajes, efectuamos el mismo tratamiento, generalmente se necesitan de 4 a 8 sesiones, ya que la pigmentación del tatuaje se produce a niveles más profundos que los de una mancha cutánea simple. Cada sesión suele durar unos 15 minutos, tras los cuales la piel tratada queda ligeramente inflamada, una reacción que desaparece pasadas varias horas. Las sesiones se espacian entre sí con un intervalo de entre 2 y 3 meses como mínimo.

No es posible predecir cuántas sesiones tardará en ser eliminado un tatuaje. Por un lado, los resultados con los tatuajes en color rojo no son tan buenos como cuando se intenta eliminar otro color, como el azul. Por otro lado, el tiempo dependerá de la profundidad a la que haya sido inyectado el pigmento y la cantidad del mismo que haya penetrado en la piel. Los tatuajes realizados profesionalmente, utilizando una máquina eléctrica, suelen requerir entre 5 y 8 sesiones. Si el tatuaje es *amateur*, para eliminarlo pueden necesitarse entre 3 y 6.

Un dato curioso: el récord de «urgencias» en el campo de la medicina estética se lo lleva el especialista en láser y la razón es la petición de la rápida eliminación de un tatuaje. Por regla general, se trata de pacientes que necesitan la eliminación de un nombre del otro sexo que fue grabado en un momento en que se creyó que la relación sería eterna y, si bien se les advierte de que una sola sesión no puede lograr lo que debería hacerse en 4 o 6, no cejan en su empeño de suprimir el pasado a toda prisa para dar paso a un presente que tiene sus exigencias propias o un futuro que se prevé rosado.

Las cicatrices también son tratadas por láser en casos específicos. Si el proceso de cicatrización no ha permitido dejar los bordes de la cicatriz perfectamente alineados y existe un desnivel, un láser actuará suavizando el relieve e igualando ambos lados. Más adelante, si es necesario, se terminará el trabajo estético mediante micropigmentación de la cicatriz, consiguiendo que su color se confunda con el de la piel circundante; un sistema de camuflaje efectivo.

Las estrías que fármacos, embarazos o súbitos cambios de peso originan en muslos, caderas y vientre hallan asimismo una respuesta en el láser. Borrar totalmente una estría es en realidad muy difícil, pero el calor del láser permite disimular las estrías rojas y eliminar la coloración oscura.

Postratamiento

La duración del uso de frío seco en la zona tratada y de la pomada antibiótica la determinará el médico en cada caso. Aparte de ello, el período de postratamiento no exige más precauciones que la observación periódica del especialista. El eritema causado por el tratamiento con láser se convierte, al cabo de poco, en una costra que caerá una vez transcurridos cerca de 10 días si es en la cara y cerca de 20 si se trata del escote o manos. La piel resultante tiene una tonalidad rosácea que va cambiando paulatinamente al tono cutáneo normal en pocos días.

Resultados

La efectividad del láser para eliminar lesiones pigmentadas de la piel es mucho más alta (ni puede compararse) que la de los métodos puramente cosméticos. Si la mancha es superficial, en una sesión desaparecerá por completo, por lo que es aconsejable que el paciente acuda a la clínica cuando el problema se halle en su fase incipiente. Los resultados son permanentes, si bien, en cuanto a las manchas cutáneas fruto de la exposición al sol, es posible que se reproduzcan si no se siguen las precauciones debidas en futuras exposiciones solares.

Borrar un tatuaje artístico exige perseverancia por parte del portador, por el período de espera entre sesión y sesión.

Generalmente, los pacientes se declaran muy satisfechos, pero hay casos en los que el especialista hubiera deseado que se realizasen todas las sesiones recomendadas para no dejar ningún rastro del dibujo o suavizarlo tanto que resulte imperceptible a primera vista. En los tatuajes traumáticos, pueden conseguirse muy buenos resultados, pero depende de las circunstancias particulares de cada caso. En cuanto a las cicatrices, suelen conseguirse resultados totalmente acordes con las expectativas de los pacientes.

Turno de preguntas

¿Qué contraindicaciones tiene el láser respecto a estos tratamientos?
Más que contraindicaciones, podríamos hablar de pacientes no idóneos para recibir el tratamiento por enfermedad o por hallarse bajo determinadas condiciones. El embarazo, fármacos fotosensibilizantes, alteraciones cutáneas del área a tratar como herpes simple, dermatitis, infecciones, etc.

¿Qué riesgos específicos presenta?
Una duración más prolongada de lo normal del eritema e hiperpigmentación.

¿Deberé prepararme de algún modo antes de la sesión?
Si el tratamiento debe resolver manchas cutáneas, en la visita de consulta se habrá aconsejado al paciente que no utilice maquillaje ni otros cosméticos que puedan alterar la buena visibilidad de las manchas durante varios días antes.

¿Es cierto que me pondrán unas gafas durante las sesiones? ¿Por qué?
Sí, paciente y especialista se colocan unas gafas especiales destinadas a prevenir daños oculares que la potente luz del láser podría ocasionar. Hay gafas específicas para cada tipo de láser.

¿En qué casos administran anestesia local?
Muy pocas veces se necesita. Se administra cuando se necesita vaporizar lesiones algo más profundas. En estos casos, la costra tarda unos días más en caer.

¿Con qué podré limpiarme la zona tratada?
El especialista suele recomendar unas cremas específicas después de cada tratamiento. No es recomendable remojar la zona con agua hasta que la costra haya caído.

¿Cuándo podré volver a usar agua y jabón y mis cosméticos habituales para la limpieza y cuidado cutáneos?
Tan pronto como la costra haya caído.

¿Cuándo podré maquillarme?
Tan pronto como se produzca la costra, de forma que podrá disimularla. Una vez caída, deberá maquillarse o utilizar algún otro sistema fotoprotector, ya que la piel tratada queda sensible durante largo tiempo.

¿Cuándo podré tomar el sol y rayos UVA?
Durante 1 año como mínimo no debería tomar el sol ni rayos UVA, y preferiblemente de forma permanente. Ade-

más, debería usar una crema o loción fotoprotectora cuando salga. Aparte de ello, se recomienda no exponer la piel al sol el primer verano tras el tratamiento.

Mis manchas tienen relieves. ¿Puedo tratármelas?
El especialista debe efectuar una exploración y valoración previa de todas las manchas antes de hablar sobre el tratamiento. Las manchas hiperplásicas, o sea, con relieve, requieren un estudio médico previo. Algunas pueden ser sometidas a análisis.

¿Cuándo podré volver a tatuarme en la zona tratada?
No es frecuente que un paciente desee un nuevo tatuaje tras eliminarlo. De ser así, después de 3 meses podría tatuar el área de nuevo.

¿Cuándo podré someterme a micropigmentación de la cicatriz tratada?
Después de 3 meses.

18

SIEMPRE IMPECABLE SIN MAQUILLAJE

¿Por qué es tan importante lograr la definición de las facciones, de los ojos, cejas y boca? Una respuesta completa entraría dentro de la psicología de la estética, pero ahora no me adentraré en este fascinante campo. Me limitaré a recordar lo que todos sabemos: un rostro de rasgos delineados con precisión produce una impresión de belleza a la par que de limpieza, vigor, decisión y energía. Los rasgos borrosos producen el efecto contrario.

¿Qué hacer cuando la naturaleza no se ha mostrado generosa en este aspecto? ¿Si el tiempo ha borrado la delineación del perfil de los labios? ¿Si un accidente o una enfermedad han dejado como huella cicatrices o cambios de tonalidad cutánea? Aquí sí hay respuesta: podemos optar por el moderno tratamiento de la micropigmentación.

MICROPIGMENTACIÓN

La micropigmentación consiste en la implantación de pigmentos bajo la piel. Este tratamiento tiene como origen la milenaria técnica del tatuaje, un arte antiquísimo que, como toda manifestación cultural mundial, ha perdido sus orígenes en el fondo de la historia y son muchos los países cuyas culturas señalan ser su primera fuente, sin que exista en realidad certeza alguna sobre ello ni sobre su auténtico significado primigenio: decoración pura, invocación, protección, búsqueda de identificación individual o de grupo... Nunca lo sabremos, si bien se conservan algunas leyendas sobre el tatuaje y su uso estético actual. La más conocida es quizás aquélla de un tatuador que, por accidente, perdió para siempre los pelos de una ceja y tuvo la idea de tatuarse un ciempiés en su ubicación. El éxito conseguido le impulsaría, como a otros especialistas, a continuar el procedimiento para quienes hubieran padecido pérdidas similares o para corregir las cejas poco pobladas.

En la última década, la micropigmentación se ha transformado en una técnica muy utilizada. Sus principales aplicaciones cosméticas, dirigidas al cambio estético por mera elección, son bien conocidas. Los tratamientos, repetidos periódicamente, aseguran una apariencia siempre impecable desde que nos levantamos hasta que nos acostamos. Con ellos se corrigen además defectos de las cejas (tamaño, longitud, espesor o forma), se realza y mejora el contorno de la boca (labios borrosos, poco perfilados, imperfectamente formados, asimétricos), se aumenta la apariencia del tamaño de los ojos y se disimulan los casos de las pestañas poco pobladas. También pueden pigmentarse lunares o pecas en lugares estratégicamente elegidos para realzar la belleza del rostro, escote...

Ahora bien, sus objetivos van más allá del cambio estético por elección, cubren necesidades médicas como el tratamiento estético de cicatrices (secuelas de accidente, cirugía o lesiones cutáneas), del vitíligo (tratable en algunos casos), de las zonas de cuero cabelludo que han sufrido pérdida de cabello, por trauma u otras circunstancias, o la reconstrucción de areolas de pechos amputados.

El tratamiento ofrece también una solución a otros pequeños problemas, como es el caso de quienes padecen alergia a los productos de maquillaje o tienen dificultades para utilizarlo. Como una vez dijo una paciente: «A los 15, maquillarme los ojos era divertido; a los 30, algo automático; a los 40 lo convertí en un arte. Ahora tengo 60, vista cansada y me tiembla un poco el pulso. Se había convertido en una lucha».

También es muy útil a las deportistas, ya que es un maquillaje que, obviamente, no desaparece después del contacto con el agua.

Procedimiento

Es en sí mismo un procedimiento sencillo, ya que se trata de infiltrar mediante agujas unos pigmentos bajo la piel. La clave para su éxito es la experiencia del técnico, su capacidad para visualizar de antemano cuál será el resultado y el desarrollo del tratamiento en un entorno aséptico que garantice la ausencia de infecciones.

El tratamiento es ambulatorio y lleva, en conjunto, cerca de 2 horas, de las cuales, la fase de aplicación de los pigmentos puede cubrir únicamente de 30 a 60 minutos. La primera hora se invertirá en el estudio de lo que se va a hacer. Paciente y técnico conversan sobre ello desmenuzando los detalles sobre la forma, la definición del trazo, el color... Sólo cuando el técnico está satisfecho sobre qué desea conseguir el paciente, si es factible y si resulta aconsejable según su experiencia, se procederá a efectuar el primer paso, que es una simple simulación, una prueba de forma con un lápiz con el que se efectúan los trazos de las líneas, que se cambiarán tantas veces como sea necesario hasta lograr la forma exacta. Una vez que se han puesto de acuerdo sobre la forma, se busca el color o los tonos apropiados. Para ello, dentro de los pigmentos existentes se cuenta con prácticamente todas las tonalidades posibles de color, que se utilizan solas o mediante una mezcla.

Una vez que se está satisfecho con el dibujo, empieza la sesión, que se efectúa bajo anestesia tópica o local, según la zona que se va a tratar (los labios, por su extremada sensibilidad, exigen siempre anestesia local, no es suficiente con la tópica) y el umbral de sensibilidad del paciente. Un tiempo de 1 hora es suficiente para la micropigmentación de un área, sean labios, ojos o cejas. El tiempo necesario para otro tipo de problemas (cicatrices, etc.) depende de cada caso específico.

Precauciones previas

Aunque el estado general de salud sea perfecto, hay unas precauciones que deben tenerse en cuenta, como no tomar anticoagulantes (como la aspirina, por ejemplo) desde 24 horas antes del tratamiento y no usar maquillaje el día en que se realizará. Pero, además, no podrá realizarse la micropigmentación si en aquella fecha padece un hematoma en la zona que se va a tratar, si tiene fiebre o si sufre un brote de herpes labial.

Si existen antecedentes de herpes labial, aunque no sufra un brote, se le recomendará la aplicación de una pomada labial específica 3 días antes del tratamiento.

Postratamiento

Una vez terminada la sesión, el paciente puede volver a sus tareas habituales, pero deberá tener en cuenta algunas precauciones: no aplicar calor directamente en la zona tratada durante una semana, no exponerse al sol durante un mes (para evitar un cambio de color) y, cuando la micropigmentación se ha efectuado en los labios, no debe depilarse con cera caliente el labio superior durante la primera semana ni ingerir bebidas calientes (incluyendo la sopa) durante las primeras 24 horas.

También deberá cuidar más la piel de la zona tratada hidratándola con una crema específica. Como mínimo, debe aplicarse 3 veces al día.

Las zonas tratadas muestran una cierta rojez e inflamación durante cerca de 12 horas, en grado más o menos acusado según la sensibilidad de la piel. Durante una semana, se presentan pequeñas costritas que luego desaparecen. En muy pocas ocasiones, se producen pequeños hematomas, cuya duración suele ser de 5 a 7 días.

Resultados

Las zonas tratadas muestran una pigmentación más fuerte durante la primera semana. Este color más oscuro, debido a las costritas presentes, se desvanece transcurrido dicho tiempo, quedando el rostro con una apariencia natural.

Los resultados suelen ser muy satisfactorios para el paciente, ya que en todo momento se busca la naturalidad y son permanentes durante varios años. Por regla general, el color comienza a desvanecerse tras un período de 3 años, momento en el cual puede repetirse la sesión.

Turno de preguntas

¿Puede haber casos en los que la micropigmentación esté contraindicada?
Efectivamente, en zonas donde existan puntos de rubí, alergias en activo y herpes en activo. Antes de actuar en esas áreas, tiene que haberse tratado la alergia o el herpes, o eliminado mediante láser el punto de rubí.

¿Presenta riesgos específicos?
No, pero si la piel del paciente es muy sensible, la inflamación o la rojez posteriores a la sesión pueden tardar en desaparecer algo más que lo normal.

Yo sólo quiero micropigmentación para no tener que maquillarme. ¿Tendré un aspecto natural o parecerá siempre que voy muy arreglada?
Usted puede elegir si desea perfilar poco o mucho los labios, centrarse únicamente en las cejas o hacer solamente la raya de los ojos, de la que también elegirá su grosor.

Quiero hacerme la raya de los ojos. ¿Qué pasará cuando me ponga sombras?
Una vez aplicadas las sombras para los párpados, tendrá que pasarse un bastoncito con punta de algodón sobre la zona de la raya para que sea perfectamente visible, puesto que probablemente habrá quedado cubierta total o parcialmente por la sombra.

¿Por qué se ven más oscuros los pigmentos los primeros días? ¿Pueden quedar así para siempre?
La zona tratada se ve ligeramente más oscura los primeros días porque se están formando o se han formado minúsculas costras que luego se caen y dejan visible el color real del pigmento.

¿De qué están hechos los pigmentos? ¿Puedo tener alergia?
Son pigmentos minerales. Al tratarse de un material inerte, no producen alergia.

Me da miedo mi apariencia cuando los pigmentos empiecen a difuminarse pasados 3 años. ¿Desaparecen «a trozos»?
Los pigmentos se desvanecen gradualmente y de manera uniforme. Ni se cuartean ni dan una apariencia sucia a la piel.

¿Es efectivo someter las estrías de caderas, vientre y muslos a micropigmentación?
No, la micropigmentación no puede arreglar las estrías. Se ha intentado pero el resultado no es bueno.

19

ESTÉTICA DENTAL PARA UNA BELLA SONRISA

Aunque los problemas de odontología pueden ser muy variados, los que afectan a la estética dental son casi siempre los mismos: dientes manchados, defectos de forma, posición o textura, obturaciones (empastes) no muy acertadas en anatomía o color, o algún tipo de fractura. En la mayor parte de los casos, la respuesta a estos problemas puede ser el blanqueamiento, la colocación de carillas de porcelana o la restauración de los empastes por otros con materiales más estéticos.

Estas técnicas, que ahora ya nos parecen habituales, no datan históricamente de mucho tiempo atrás. En realidad sólo fue en los años ochenta cuando las estrellas de Hollywood las popularizaron mediante su uso, que comenzó por un problema profesional: los primeros planos ponían en excesivo relieve cualquier defecto dental. Al principio, aparte de otros trucos, los problemas de mayor calado, como dientes muy manchados o rotos, se solucionaron con carillas de «quita y pon», una técnica que pronto se depuró para conseguir el método que las haría fijas.

BLANQUEAMIENTO

Los dientes pueden oscurecerse o presentar manchas por diversas razones, entre las que está la ingesta de determinados medicamentos. Sea como sea, con el paso de los años perderán el blanco perlado que hace la sonrisa tan atractiva. El blanqueamiento es la respuesta, una técnica sencilla que puede tener lugar en el centro médico o en el propio hogar, bajo supervisión del especialista. Ahora bien, el procedimiento en la consulta lleva menos tiempo que el que se realiza en el hogar, para el que generalmente se necesitan una o dos visitas. El tratamiento tendrá una duración de 60 a 90 minutos.

El tratamiento se efectúa en tres pasos: protección de la zona gingival que limita al diente, aplicación de la sustancia blanqueadora y activación de la misma. Primero se protegen las encías y los labios y luego el especialista esparce una solución concentrada blanqueadora por los dientes. La activación de la sustancia se producirá de diferentes formas según sea el tipo de blanqueamiento.

En ocasiones, según el estado de los dientes, es necesario reforzar el efecto blanqueador conseguido con el tratamiento que haremos en casa. Para efectuarlo, es necesario tomar una impresión de la dentadura, gracias a la cual se realizará un modelo de escayola que servirá para crear un molde (férula) de plástico. Este molde se rellena con una solución blanqueadora, se coloca sobre los dientes y se deja allí durante el tiempo que especifique el dentista, que varía según la concentración de la solución y el tipo de blanqueamiento elegido. El proceso se repite diariamente y los resultados finales son visibles al cabo de 2 o 3 semanas. La combinación de estas dos técnicas logra así el resultado ideal.

Postratamiento

Tras el blanqueamiento, deberán tomarse algunas precauciones para evitar que las manchas vuelvan a aparecer. Si el procedimiento ha sido realizado con un molde dental en casa, durante el tiempo que dure éste, el paciente deberá abstenerse de comer o beber alimentos que puedan manchar los dientes (café, té, vino tinto, etc.) así como de fumar. Si el blanqueamiento ha tenido lugar en la consulta, dichos alimentos y el tabaco le estarán prohibidos durante las siguientes 24 horas.

Turno de preguntas

¿Qué riesgos presenta el blanqueamiento de los dientes?

La solución blanqueadora podría eventualmente causar irritación en las encías. Si los dientes presentan fisuras, el cambio de color en las mismas sería apreciable tras el tratamiento. También puede presentarse una reacción de sensibilidad al frío y al calor durante un tiempo después.

¿Qué solución hay si se presenta irritación de las encías tras el blanqueamiento?

La aplicación de vitamina E suele solucionarla en un período breve.

¿Puedo ser alérgico a la sustancia del blanqueamiento? ¿Qué me ocurriría?

Con el blanqueamiento siempre es posible que se produzca una reacción alérgica, aunque no es común y, simplemente, se interrumpiría el tratamiento hasta comprobar fehacientemente que su causa es la solución blanqueadora.

¿Podré comer inmediatamente?
Sí, teniendo en consideración no incluir en su dieta los alimentos y bebidas que puedan manchar los dientes, así como el tabaco.

¿Qué alimentos y sustancias deberé evitar antes y después del blanqueamiento?
Café, té, chocolate, regaliz, remolacha, cacao soluble y espinacas, por su capacidad de manchar los dientes. El tabaco también debe evitarse antes y después del blanqueamiento.

¿Cuánto tiempo duran los resultados?
Dependerá parcialmente de sus hábitos alimenticios, del consumo de tabaco y de la limpieza de los dientes. Por regla general, para lucir una bella sonrisa recomendamos repetir la operación de blanqueamiento cada 24 o 36 meses.

CARILLAS DE PORCELANA

Se trata de unas delgadas láminas de porcelana que, al igual que las uñas falsas sobre la uña natural, se pegan a la parte anterior de los dientes para igualarlos y embellecer el aspecto general de la dentadura.

Su éxito en estética dental obedece a tres razones: la primera es que al ser piezas de porcelana sin metal (recordemos que las fundas tradicionales son piezas de metal recubiertas de porcelana), dan un resultado similar a la capa de esmalte del diente. Consiguen así una mayor naturalidad y corrigen al mismo tiempo estos defectos de forma, color y textura. La segunda razón es que quedan firmemente pegadas al diente, de forma irreversible, convirtiéndose así en parte indivisible de la propia dentadura. Por último, la tercera razón es que la preparación del diente que se va a tratar (su desgaste) también es menor que la necesaria para colocar una funda tradicional, ya que sólo desgastaremos la parte de esmalte que necesitemos para corregir el defecto.

El procedimiento se inicia desgastando entre 0,5 y 0,8 mm aproximadamente de esmalte de la superficie del diente que se va a corregir. A continuación, se toma una impresión (molde) de los dientes y se envía al laboratorio para que confeccione las carillas definitivas. Mientras, si el caso lo requiere, se colocan unas carillas provisionales para cubrir las necesidades estéticas del paciente. En la siguiente visita, una vez que se tienen las carillas definitivas que han sido modeladas de forma precisa para que queden milimétricamente ajustadas, se procede a su colocación. Se pone cemento de resina al diente y a la carilla de porcelana y se coloca ésta en posición sobre el diente. La resina une ambas piezas.

En conjunto, se trata de un procedimiento sencillo, aunque de precisión total. Se efectúa con carácter ambulatorio y siempre se utiliza anestesia local.

Postratamiento

De 15 a 30 días después de ser colocadas las carillas definitivas se procede a una revisión, a partir de la cual las carillas no precisan cuidados particulares, basta con la higiene dental diaria.

OTROS PROCEDIMIENTOS DE ESTÉTICA DENTAL

Además de los dos indicados, la estética dental incluye otros, entre los cuales se hallan:

—La colocación de aparatos de ortodoncia para alinear correctamente los dientes, un procedimiento que puede comenzar a partir de los 7 años de edad.
—El cambio de obturaciones (empastes) de amalgama por otras de resina o porcelana en molares y premolares, ya que los de amalgama, al ser oscuros, producen un efecto antiestético.
—La gingivectomía, que reduce el tejido de las encías cuando éstas cubren los dientes en exceso, una intervención para la que se puede utilizar el láser o instrumentos más tradicionales según el caso.
—El injerto de tejido en las zonas de las encías que han quedado desnudas por recesión.

Turno de preguntas

¿Puedo ser alérgico a la sustancia de las carillas? ¿Qué me ocurriría?
La porcelana de las carillas es un material cien por cien biocompatible, por lo cual no existe riesgo de alergia.

¿Podré comer inmediatamente?
Sí, procurando comenzar los primeros días con dieta blanda.

¿Qué riesgos presenta la colocación de carillas de porcelana?
Siempre que en odontología se actúa eliminando parte de un diente, existe el riesgo de una reacción inflamatoria del nervio (pulpitis). En caso de que esta reacción fuese irreversible, podría obligarnos a tener que realizar la endodoncia del diente, o sea, al tratamiento del conducto extirpando el nervio.

¿Debo evitar algún fármaco antes o después de la colocación de las carillas?
Ninguno.

¿Me recetarán algún medicamento?
Según el caso, un analgésico y algún tratamiento desensibilizante.

¿Cuánto tiempo duran las carillas de porcelana?
Dependiendo del paciente, transcurren entre 5 y 10 años antes de que sea necesario efectuar retoques o una sustitución de las carillas.

¿Parecerán distintos mi cara y mis labios tras la colocación de carillas de porcelana?
Su sonrisa, desde luego, será distinta, más luminosa. Según cómo estuviesen colocados sus dientes antes (especialmente si había rotura en alguno de ellos) es posible,

aunque poco probable, que la forma de sus labios cambie sutilmente. Los dientes estarán perfectamente alineados y la curva de los labios será más simétrica si se comparan ambos lados. Quizá adquieran la apariencia de un ligerísimo aumento de volumen si la rotura de un diente había dejado un espacio vacío durante largo tiempo.

PROLONGAR LA JUVENTUD, MEJORAR LA SALUD: ANTIAGING

20

ANTIAGING, PROGRAMA INTEGRAL INDIVIDUALIZADO DE SALUD Y ANTIENVEJECIMIENTO

ENTENDER EL ENVEJECIMIENTO

1. Su edad biológica puede no corresponder con la cronológica

Lo que, dicho así, parece una novedad es conocido por todos. Hay numerosos ejemplos alrededor suyo. Aquella juvenil abuela que aún sube las escaleras de dos en dos, sigue dirigiendo un establecimiento comercial y encuentra tiempo libre el fin de semana para dedicarse a su afición favorita, mientras que uno de sus hijos arrastra pesadamente los pies al andar y se queja frecuentemente de estar agotado a pesar de dormir ocho horas diarias. El empresario que, a sus más de 70 años, continúa al pie del cañón con una energía y claridad de mente que parecen inagotables. El ama de casa que resuelve el traslado domiciliar, la atención a un enfermo crónico en su propia familia y los imperativos de una intensa vida social sin fatigarse y dando muestras del excelente humor que es signo de vitalidad. Los signos de una artrosis precoz en una joven de poco más de 30 años...

El primer aviso del envejecimiento lo tenemos pasados los 25 años, cuando la piel nos da un primer sobresalto estético, una llamada de atención hacia lo que se ha iniciado internamente. Una década más tarde, la exposición al sol, la polución, las sustancias químicas ingeridas con los alimentos, el hábito de fumar, el estrés, las comidas apresuradas entre semana, el cansancio y la falta de recuperación de las salidas nocturnas o el insomnio habrán dejado su marca en el equilibrio fisiológico del organismo. Una marca cuyas manifestaciones externas se habrán acentuado a los 40.

A partir de los 50, no son únicamente los cambios en el aspecto exterior lo que se percibe. Antes, ya puede haber aparecido una disminución del tono vital, del deseo o capacidad sexual, una mayor dificultad para recuperarse del cansancio, conseguir resultados con la dieta clásica de adelgazamiento, cicatrizar rápidamente una pequeña herida, lograr dormir de un tirón toda la noche. Entre los 50 y los 65, estos síntomas se generalizan y aparecen otros más molestos: estreñimiento, pequeñas pérdidas de orina, dificultades auditivas y del aparato locomotor, palpitaciones o mareo tras el esfuerzo, etc. Aunque... quizá no.

En las últimas décadas, hemos avanzado mucho en la comprensión del envejecimiento. Tenemos una visión más clara de cómo y por qué se produce y se prevé que, en el futuro, existirá un tratamiento basado en la investigación genética que abrirá las puertas de la longevidad hasta los 120 años o más.

Mientras tanto, la investigación científica nos ha permitido desvelar algunos de los secretos de la «larga juventud» y salud de aquellos individuos cuya edad biológica no se corresponde a la cronológica, esos «eternos jóvenes» sanos, vigorosos y vitales hasta edades avanzadas.

2. Una búsqueda que data de antiguo

El camino hacia el conocimiento de la vejez no ha sido recto y claro. El hombre ha buscado la solución a la vejez, que se ha visto como un problema desde los primeros tiempos de su desarrollo científico... aunque antiguamente por «ciencia» se tuviese un concepto del saber algo lejano de nuestra concepción actual. La referencia más antigua sobre el antienvejecimiento es un papiro egipcio escrito hace 2.600 años que se titulaba: *Libro para transformar un hombre viejo en un joven de 20.*

El primer intento serio conocido de desarrollar una prescripción científica para la longevidad fue publicado en el siglo XVIII por el médico alemán Christopher Hufeland, quien, en su colección de dietas y consejos sobre el estilo de vida titulada *Makrobiotik*, describe lo que puede ser considerado el primer intento para frenar el envejecimiento. Sin embargo, no es hasta el siglo XIX cuando el médico francés Jean Martin Charcot publica su *Clinical Lectures on Senile and Cronic Diseases,* considerado como el nacimiento de la gerontología. En su trabajo, Charcot define claramente los principios científicos para el estudio práctico del envejecimiento. Fue el primer tratado científico en describir la fisiología, cambios orgánicos y enfermedades asociadas con el envejecimiento.

Desgraciadamente, este desarrollo temprano sufre un gran retroceso 22 años más tarde cuando, a los 72 años de edad, Charles Edouard Brown-Sequard, profesor de fisiología y neuropatología en Harvard, pretende demostrar que los hombres viejos pueden recobrar la fuerza y el vigor de su juventud inyectándose un extracto de testículos de perro y de cerdo. Aunque Brown-Sequard fue sincero en la creencia de que este elixir testicular rejuvenecía, su experimento y los informes subjetivos que generó fueron el preámbulo de una larga cadena de charlatanes, vendedores de aceite de serpiente y demás aprovechados que han vendido con éxito pócimas antienvejecimiento al público, una práctica que desafortunadamente continúa hoy en día.

3. Afrontar el problema con ojos nuevos

Volvamos al rigor de la ciencia y a la nueva mirada con la que los investigadores enfocarían la cuestión, estableciéndose lo siguiente: si se va a abordar científicamente un problema, ante todo debería definirse. Luego, hallar un método para medirlo y, finalmente, intentar hallar su solución, que sólo resultará mesurable (dando fe de su eficacia) en tanto se hubiera establecido dicho método.

Así, siguiendo estos tres pasos, fue como se creó el programa antiaging.

PRIMER PASO: DEFINICIÓN DEL ENVEJECIMIENTO

El envejecimiento se ha definido como la acumulación de cambios que se van sucediendo en nuestras células y tejidos con el paso del tiempo como consecuencia de la incapacidad para mantener la homeostasis (el equilibrio fisiológico) bajo condiciones de estrés. La característica común de estos cambios es el declinar general de la mayor parte de las funciones fisiológicas. Con ello, se incrementa el riesgo de enfermedades y muerte. Las principales causas de esta última son el riesgo cardiovascular, el metabólico (bajo el que recae la diabetes), los neurodegenerativos (Alzheimer, Parkinson, esclerosis...), los tumorales (como el cáncer) y el infeccioso (particularmente en ancianos con depresión del sistema inmune).

Aunque no de la misma manera, el envejecimiento afecta a todas nuestras células, tejidos, órganos y sistemas. Nuestro estado de salud va a depender fundamentalmente del equilibrio entre la eliminación de las células dañadas y la proliferación y recuperación por otras células nuevas.

1. Las alteraciones del equilibrio fisiológico (homeostasis)

Si hemos dicho que los cambios en los tejidos y órganos proceden de nuestra incapacidad para mantener el equilibrio fisiológico, de ello se desprende que es del mayor interés establecer qué alteraciones de ese equilibrio se producen como consecuencia directa y simple del paso del tiempo y no de otros factores.

Diversos estudios nos han hecho llegar a la actual conclusión de que dichas alteraciones son las siguientes:

Desequilibrio ácido-básico, o sea, del pH de nuestro cuerpo (acidosis o alcalosis). Proviene esencialmente de la alimentación.

Desequilibrio hormonal.

Hipercoagulación, tendencia observada tanto en los

animales como en el hombre y que se cree que está causada por la dieta rica en grasa. Favorece los ictus cerebrales y las cataratas, por ejemplo.

Alteraciones en la capacidad de mantener la homeostasis normal del calcio, esencial como regulador de procesos biológicos a nivel vascular, cardíaco y cerebral, sobre todo en la neurotransmisión.

Desequilibrio con los ácidos grasos esenciales, que constituyen los fosfolípidos de las membranas celulares.

Desequilibrio del sistema inmune, que nos defiende de las enfermedades.

Desequilibrio digestivo intestinal, cuyas funciones no se limitan a los procesos de nutrición, sino también a la defensa inmunitaria del organismo.

Desequilibrio minero-metálico, o déficit de oligoelementos y minerales, que desempeña un importante papel en diferentes situaciones fisiopatológicas (por ejemplo, el magnesio es muy beneficioso en todas las fases del proceso que conduce a la isquemia coronaria, tanto el exceso como el defecto de hierro causan alteraciones en el funcionamiento mitocondrial).

Desequilibrio en detoxificación, cuyo sistema sirve para reducir la exposición del organismo a las toxinas, disminuir su vida media biológica y evitar su acumulación interna.

Una larga lista que, por sí misma, ya esboza los «males» del envejecimiento.

2. Factores no genéticos del desequilibrio fisiológico

Aunque quede mucho por descubrir, conocemos ya qué «condiciones de estrés» o factores (aparte de los genéticos) parecen ejercer una mayor influencia en el deterioro de nuestro organismo, en las alteraciones que se asocian al envejecimiento.

Se trata de los siguientes factores:

Estrés oxidativo. Se crea cuando se produce un desequilibrio entre la producción de radicales libres y los mecanismos de defensa, tanto endógenos como exógenos, de nuestro organismo para controlar dichos radicales. Ya sea por exceso de producción de los primeros, déficit de los segundos, o ambos.

Glicosilación. Es la reacción entre un aminoácido de una proteína y un azúcar, dando lugar, después de una serie de reacciones, a la formación de una proteína que pierde parte de sus funciones biológicas.

Inflamación. En las personas cuando envejecen se observa un patrón típico ocasionado por el desequilibrio del sistema red-ox que origina una activación de la expresión genética de citoquinas proinflamatorias. Éstas son responsables de la formación de un amplio abanico de señales extracelulares que causan inflamación, remodelado tisular, oncogénesis y apoptosis.

Disfunción mitocondrial. Cada vez existen más evidencias sobre la importancia que desempeña en el proceso de envejecimiento la disminución de la capacidad energética a nivel mitocondrial. Dicha disminución es debida a que durante el envejecimiento la mitocondria dañada por el estrés oxidativo es incapaz de mantener las demandas energéticas de la célula aumentando la producción de radicales libres. Ambos procesos, la disminución de la producción de ATP y el aumento del estrés oxidativo, pueden inducir la muerte de la célula.

Mecanismos de reparación del ADN. El envejecimiento normal es causado, al menos en parte, por la incapacidad para reparar el ADN dañado. La inestabilidad del genoma, producida fundamentalmente por el daño oxidativo, es la causa primaria de envejecimiento. Sin embargo, el mantenimiento del genoma es necesariamente imperfecto, ya que los organismos vivos no están diseñados para vivir eternamente y los cambios genéticos son necesarios para la selección natural. Las intervenciones que podamos realizar, ya sea a nivel genético como farmacológico, para reducir el daño en el ADN y provomover su reparación u optimizar la respuesta celular a dicho daño, prolongarán la expectativa de vida sana y frenarán el envejecimiento. La habilidad de las células para responder al daño de su ADN y comenzar su replicación, es esencial para prevenir la inestabilidad genómica, cáncer y muerte celular.

SEGUNDO PASO: MEDICIÓN DEL ENVEJECIMIENTO

Una vez que hemos definido el envejecimiento (tal como hoy lo entendemos), las principales alteraciones que produce y los factores que conducen a él, el siguiente paso sería contar con un sistema de medición que nos diese como base un parámetro de «envejecimiento cero» y unos marcadores para medir el mayor o menor grado de envejecimiento producido en cada ser humano.

Pero, llegados aquí, se nos planteó una duda: la edad biológica no puede medirse aún con la total precisión con la que, como científicos, estamos acostumbrados a exigir en nuestros planteamientos. Aún no conocemos con tal profundidad el misterio del organismo humano. Por ello, consecuentemente, tampoco podríamos medir el envejecimiento como se haría con el peso; aquí no hay báscula. Pongamos un ejemplo: por mucho que hayamos enumerado las principales alteraciones del equilibrio fisiológico, su presencia o ausencia no bastarían para darnos una medición. Porque, en un solo individuo en un momento determinado podría darse una sola alteración cuya importancia y desarrollo condujesen a un proceso rápido de envejecimiento muy superior al de otro individuo en el que se hubiesen registrado varias.

1. Los biomarcadores

Puesto que no existen marcadores válidos de envejecimiento, supuestamente no podemos objetivamente medir la edad. No tenemos medios biológicos objetivos de medición que podamos aplicar a cada individuo a una edad específica. Sin embargo, existían razones suficientes para saber que las investigaciones apuntaban hacia el camino correcto, la acumulación de evidencias en tal sentido era abrumadora. Por tanto, se hizo lo que más podía aproximarse al recto acercamiento ortodoxo y se abrió una vía indirecta. Se creó un sistema de biomarcación científicamente aceptable, identificando marcadores de enfermedad, factores de riesgo y medidores funcionales y bioquímicos, que muestran una gran correlación con la longevidad y calidad de vida.

Para su selección, se estableció el criterio de que los biomarcadores debían:

Incluir valores de los que se sepa que cambian con el envejecimiento.

Ser capaces de evaluar el estado de salud en un momento determinado y el porcentaje de envejecimiento en ese momento.

Detectar sutiles cambios, positivos o negativos, en el porcentaje de envejecimiento.

Causar el mínimo trauma.

Proporcionar resultados altamente reproducibles y reflejar el envejecimiento fisiológico.

La función medida debe mostrar una alteración significativa en un corto período de tiempo.

Dicha función debe ser crucial para mantener la salud y prevenir la enfermedad.

El grado de envejecimiento obtenido debe correlacionarse con la longevidad.

El conjunto de marcadores no debía ser redundante.

En la práctica, se dividió a los biomarcadores en 4 niveles:

Nivel 1: Medimos cómo funciona nuestro cuerpo, las funciones fisiológicas, que se pueden medir con diferentes aparatos y siempre se han relacionado con el envejecimiento.

Nivel 2: Medimos la cantidad de grasa, músculo, la densidad ósea, peso, altura y los perímetros corporales (COMPOSICIÓN CORPORAL).

Nivel 3: Efectuamos análisis bioquímicos de sangre, saliva y orina. En ellos se van a medir todos los biomarcadores bioquímicos relacionados con el envejecimiento (ANALÍTICA+BTA).

Nivel 4: Estudiamos el daño de todo lo anterior sobre nuestro ADN, que, como sabemos, tiene una importancia vital en la aparición de enfermedades y en la aceleración del envejecimiento. Lo medimos en la orina, respecto a una serie de metabolitos que se producen cuando el ADN se fragmenta. También se realiza un estudio genético.

TERCER PASO: EL PROGRAMA ANTIAGING

La aplicación del conocimiento que nos proporciona la definición de los factores y alteraciones del equilibrio fisiológico, unida a la creación del sistema de medición por biomarcadores, permitió desarrollar el programa antiaging.

Su síntesis sería la búsqueda del equilibrio bioquímico, físico y mental; el control de los factores intrínsecos: oxidación, glicación, inflamación, además del control de los factores de riesgo conocidos: cardiovascular, metabólico, neurodegenerativo, tumoral e infeccioso. Su explicación en detalle, posible técnicamente, variará en la práctica. No hay «Programa Base Antiaging». Justamente porque busca el equilibrio individual, no presenta unas pautas fijas a seguir. Aunque ello no significa que no pueda usted hacerse una idea bastante aproximada de en qué consiste. Ésta es una indicación de lo que su programa personal antiaging puede contener:

1. Primera medición

La primera medición se efectúa en su primera visita. Efectuamos el chequeo más completo existente, que incluye:

Análisis de riesgos por los antecedentes:
Familiares.
Personales.
Patológicos médicos.
Funcionamiento mediante exploración física del aparato:
Cardiovascular.
Respiratorio.
Otorrinolaringológico y cuello.
Digestivo.
Genitourinario.
Neurológico.
Locomotor.
Estudio ecosonográfico.
Prueba de esfuerzo.
Valoración psicológica:
Estilo de vida.
Síntomas asociados a trastornos psiquiátricos.
Estado de ánimo asociado al rendimiento cognitivo y bienestar psicológico y físico en general.
Determinación del grado de envejecimiento corporal (sistema Clinical Age Management) mediante:

a) Medición de funciones fisiológicas (H Scan 820 System). Ésta se efectúa sobre 12 funciones cuyas medidas representan una valoración funcional de la fisiología corporal. Da la edad biológica del paciente de acuerdo con unos parámetros preestablecidos que comparan los resultados con los de una población de muestra de 2.100 personas de su misma edad. Cada prueba muestra, o bien funciones cognitivas, sensoriales, motoras o pulmonares, o bien combinaciones de dichas funciones.

b) Distribución y composición corporal (ELG System).

Las ocho mediciones realizadas aportan una herramienta de valoración que permite afinar el análisis de riesgos. Una composición corporal alterada está unida a un aumento del riesgo de diabetes, enfermedades cardíacas e hipertensión.

c) Equilibrio óxido-reducción y ácido básico (BTA System).

El concepto del Análisis del Terreno Biológico (BTA) no es nuevo, pero con los avances en la tecnología, ahora es una herramienta de investigación muy útil para la evaluación de biomarcadores en el estudio del envejecimiento. El BTA System mide en la sangre, saliva y orina los niveles de electrones, el balance del pH y los minerales (resistencia).

Voy a poner un ejemplo que dé medida de su importancia: si usted tiene un terreno sano con todos los fertilizantes y abonos necesarios, tiene un árbol sano. Si pone un árbol sano en suelo malsano, tendrá un árbol enfermo que llegará a morir. De igual manera, si «nuestro terreno» está fuera del balance, debido a una forma de vida o a la acción de las toxinas ambientales, es posible que estemos incubando el terreno necesario para la aparición de múltiples desequilibrios y alteraciones físicas y orgánicas.

Nacemos alcalinos y morimos ácidos. La capacidad de nuestro ADN de repararse, la calidad de nuestras reacciones químicas, la prevención de la mayoría de las enfermedades y el mantenimiento del equilibrio electroquímico de la célula está influenciado en su funcionamiento por los niveles correctos de alcalinidad en nuestros fluidos (pH).

El rH2 (o redox) mide la cantidad de electrones en nuestros líquidos. Los electrones se necesitan en el cuerpo para producir ATP, la fuente de energía que nuestras células producen como resultado del metabolismo de proteínas, de carbohidratos y de grasas. Nuestro cuerpo procesa electrones y los canaliza (entre otras cosas) a las mitocondrias a fin de producir el ATP.

También necesitamos una abundancia de electrones. Cuando no hay bastantes electrones, se produce menos ATP. Existe un déficit de la energía que es producida por las células (y por lo tanto en nuestros cuerpos), lo que nos hace más lábiles a los daños ocasionados por la acción de los radicales libres y esto acelera el envejecimiento y favorece la aparición de enfermedades.

Muchos síndromes de fatiga crónicos comienzan (y necesitan ser tratados) a este nivel. Cuanto mayor es el número de electrones, mayor es la probabilidad de generar reacciones químicas de calidad (así como reacciones enzimáticas) y de una abundancia de energía celular, dando por resultado un óptimo estado de salud.

En resumen, la información que podrá el especialista obtener de la medición con BTA System será la siguiente:

El nivel de acidez de las células del cuerpo.

El nivel de alcalinidad de la sangre y de la saliva.

La capacidad de los riñones de excretar el exceso de ácidos que se producen dentro del cuerpo.

La capacidad de la hemoglobina para liberar oxígeno a las células.

La capacidad de las células de crear energía.

La cantidad de electrones presentes.

Los niveles de funcionamiento renal.

El nivel de elementos minerales en la sangre.

Si hay bastantes enzimas digestivas presentes.

Si hay bastantes antioxidantes presentes.

La capacidad de los riñones de excretar desechos orgánicos.

Una evaluación del funcionamiento adecuado del drenaje linfático.

d) Evaluación del ADN y el metabolismo celular.

Medición de más de 200 parámetros bioquímicos. La batería de datos bioquímicos es muy completa y nos aportará información muy importante, como nuestro nivel de antioxidantes, estrés oxidativo, daño del ADN o los valores de metales que hay en nuestro organismo.

2. Programa personal antiaging

Este programa se le entregará unas cuatro semanas más tarde, tras la recepción de los análisis y su informe correspondiente y el estudio conjunto de ambos añadido al de las mediciones evaluadas en la propia consulta.

Su programa personal antiaging puede incluir lo siguiente:

Tratamiento nutricional personalizado:

Reposición de carencias.

Equilibrio nutricional.

Dietas especiales (adelgazamiento, coadyuvantes a musculación necesaria, coadyuvantes a tratamientos médicos, viajes, etc.).

Reposición hormonal natural (ad hoc).

Medicamentos específicos para reponer el equilibrio en su organismo:

Suplementos nutracéuticos.

Vitaminas, minerales.

Antioxidantes.

Enzimas.

Equilibradores del pH.

Plan individual de entrenamiento físico:

Flexibilidad y tonicidad muscular.

Solución a un desequilibrio estético.

Mejora de la función pulmonar.

Mejora del estado mental y concentración.

Ejercicios ayurvédicos antienvejecimiento.

Paliación de problemas osteoarticulares y musculares.

Técnicas de control del estrés.

Estímulo de la memoria y concentración.

Hidrocolonterapia.

Recomendaciones de estilo de vida individual.

Evaluación periódica:

Ésta incluye la medición de todos los biomarcadores, así como la exploración física y la valoración psíquica realizadas al inicio para su comparación. Se efectúa a los 3, 6 y 12 meses del inicio del programa.

Una vez que se ha recibido la nueva analítica y se ha estudiado el conjunto de informes, el paciente recibe las recomendaciones oportunas para proseguir o modificar el programa, si bien es posible que, ya en la consulta, se le hayan dado las indicaciones oportunas relativas a alguna de sus partes.

3. Dónde se produce la mejora

El programa antiaging es un programa integral, holístico. La mejora en la salud del paciente se produce en todos los niveles, algunos de los cuales pueden ser percibidos subjetivamente, mientras que otros se ven reflejados en los análisis y en distintas pruebas.

En el núcleo de la célula:

Disminuye el daño sobre nuestro ADN producido por los radicales libres.

Aumentan los procesos de reparación del ADN dañado.

A nivel celular:

Disminuye la agresión por los radicales libres sobre nuestras estructuras celulares más importantes como las membranas y las mitocondrias.

Optimiza el funcionamiento celular.

Aumenta el aporte de nutrientes imprescindibles para la formación de energía en la mitocondria, que es la fábrica de energía en la célula.

A nivel de los tejidos:

Disminuye el daño sobre proteínas y aumenta la degradación y eliminación de las proteínas dañadas.

Disminuye las peroxidaciones lipídicas y el daño sobre las membranas y la formación de placas de ateroma en los vasos.

Disminuye el daño sobre hidratos de carbono y los fenómenos de glicosilación.

A nivel orgánico:

Mejora el funcionamiento y rendimiento de todos los órganos y glándulas de nuestro cuerpo.

Disminuye la velocidad de envejecimiento y protege los órganos de las agresiones producidas por dicho envejecimiento.

A nivel físico:

Aumento de la sensación de bienestar.

Mejora del rendimiento físico: aumenta el tono y la masa muscular, aumenta la densidad ósea y disminuye el porcentaje de grasa.

Mejora la inmunidad. Se tiene mayor resistencia a los catarros, gripe y todo tipo de infecciones.

Mejora la actividad sexual en ambos sexos.

A nivel mental:

Incrementa el rendimiento intelectual: memoria, capacidad de concentración, agilidad mental, reflejos.

Disminuye el riesgo de enfermedades neurodegenerativas.

Con respecto a la prevención de enfermedades:

Disminuye el riesgo cardiovascular.

Disminuye el riesgo de cáncer.

Turno de preguntas

¿El chequeo del programa antiaging es igual a los chequeos habituales para comprobar el estado general de la salud?

Es muchísimo más completo y tiene un enfoque y alcance muy distintos. No buscamos enfermedades existentes o latentes, es un programa para optimizar su salud, ralentizar el envejecimiento de su organismo, aumentar su bienestar físico y psíquico y darle un plan de vida para la prevención de muchas dolencias.

El secreto de la salud y una vida larga y agradable radica en la prevención de las enfermedades. El programa antiaging equilibra las funciones del cuerpo, lo resarce de sus carencias, lo desbloquea y refuerza los factores que son su mecanismo de defensa y de conservación de la juventud celular e implanta hábitos de vida que prolongan esta juventud y salud de forma natural.

¿Cuánto tiempo llevará hacerme todas las pruebas?
El paciente llega a nuestra clínica a las ocho de la mañana y se queda hasta las ocho de la tarde.

¿A cuántos especialistas visitaré?
Nuestro equipo antiaging está compuesto por diez médicos especialistas.

Habitualmente, quienes se acogen al programa son visitados sucesivamente por los especialistas en antiaging, medicina interna, cardiología, gastroenterología, psicología, radiología, ecografía y preparación física.

¿Cuánto deberé esperar hasta que me den la evaluación?
Se necesita un mes para evaluar todos los datos y poder entregar el informe.

¿Me darán la evaluación junto con el programa?
Sí, se entrega un dossier completo con todos los resultados e informes de las pruebas realizadas, junto con un programa de tratamiento personalizado.

¿Mi historial clínico queda en su poder? ¿Quién tendrá acceso a él?
Como cualquier historia clínica, está bajo la Ley de Protección de Datos. Usted dispondrá de una copia de todo su historial clínico.

¿Debo residir en Barcelona para cumplir con todo el programa?
La mayoría de nuestros pacientes de antiaging son de fuera de la ciudad. Es suficiente con acudir a la clínica 3 veces (el día de las pruebas, al mes para recoger los resultados y al cabo de un año, para evaluar el programa de nuevo).

¿Y si vivo en un lugar donde no tenga fácil acceso a un preparador físico?
No es necesario tener un entrenador personal para poder realizar las pautas de ejercicio que se le entregarán. No obstante, si lo desea, se le puede facilitar el contacto con preparadores físicos de su zona de residencia.

¿Son complicadas las dietas?
En absoluto. Se trata de consejos dietéticos en los que pueden estar incluidos ciertos alimentos que ayudarán a normalizar algunos valores analíticos que puedan haber salido alterados.

¿Pasaré hambre?
No. La dieta antiaging va destinada a mejorar la salud, no a perder peso, excepto en el caso de pacientes que tengan sobrepeso, a quienes se recomienda una dieta más hipocalórica.

¿Usualmente recetan muchos medicamentos y por mucho tiempo?

Dependerá mucho de cómo encontremos su estado de salud. Seguirá, eso sí, un tratamiento con medicamentos naturales, o nutracéuticos, que complementarán la dieta.

Con el programa antiaging aplicamos la técnica y los avances de la medicina puntera al mismo tiempo que colaboramos con la naturaleza para mejorar el aspecto, la salud y la capacidad de gozar de la vida de nuestros pacientes. No trabajamos contra la naturaleza, no luchamos contra ella. Al contrario, es la propia naturaleza quien, en el cuerpo humano, tiene las claves de cómo frenar las muestras del paso de los años. La naturaleza es la fuente de toda ciencia. De su estudio, y del ingenio humano, provienen todos los grandes descubrimientos del hombre.

¿Recetan fármacos disponibles en el mercado o fórmulas propias?

Se combinan fórmulas magistrales personalizadas para cada paciente con nutracéuticos que están comercializados, algunos bajo nuestra supervisión.

¿Puedo tomar vitaminas o antioxidantes sin hacerme ningún estudio?

No es aconsejable sin conocer primero si realmente hacen falta o no, cuáles son los que hacen falta y en qué cantidades. Una vez que se tienen todos estos datos, entonces se podrá o no recomendar alguna cosa concreta para la situación y necesidades específicas de cada uno. Ya hay muchos estudios publicados donde se ha podido comprobar cómo algunos antioxidantes se pueden convertir en pro-oxidantes en función de las circunstancias del paciente, y así actuar con un efecto contrario al deseado.

¿Puede haber incompatibilidad entre mi medicación habitual y algún fármaco que me receten?
El equipo médico se encargará de estudiar dicha compatibilidad en función del tipo de fármaco.

Me da miedo la reposición hormonal, he leído que es peligrosa.
En efecto, puede ser peligrosa cuando no se utilizan hormonas bioidénticas, en dosis no adecuadas, y con un ritmo que no sea similar al natural de nuestro propio cuerpo. También es muy importante la vía de administración y la metabolización y detoxificación de dichas hormonas. Es cuestión, en definitiva, de conocer e imitar a nuestro cuerpo y valorar en cada caso concreto la relación riesgo-beneficio.

¿Es compatible la homeopatía con los medicamentos que recetan?
Totalmente compatible.

¿Deberé hacerme más revisiones que la primera?
Sí, realizamos nuevas mediciones a los 3, 6 y 12 meses.

¿Incluyen tratamientos de medicina y/o cirugía estética o similares en el programa antiaging?
Si el paciente lo desea, puede recibir consejo sobre cual-

quier preocupación estética, pero el programa antiaging es un tratamiento interno.

¿Qué validez temporal tiene un primer programa antiaging?
Un año, si bien pueden realizarse pequeños cambios en el programa durante este tiempo a medida que vaya mejorando.

Viajo mucho. ¿Podré seguir el programa antiaging cómodamente?
Está diseñado para que sea cómodo de seguir. Son nuevos hábitos de vida fáciles de incorporar.

Si dejo bruscamente el programa, ¿qué puede pasarme?
Nada malo, pero los pacientes que lo han iniciado no lo han dejado porque se sienten mucho mejor que antes.

¿Cómo disminuye el programa antiaging los riesgos cardiovasculares y de cáncer?
Nuestro enfoque del cuidado de su salud es holístico, o sea, integral y de optimización de la salud. Un enfoque muy distinto del habitual en el día a día de la práctica médica, donde el paciente acude a la consulta persiguiendo la paliación de síntomas o curación de enfermedades ya existentes.

Este enfoque permite un control de su salud e implica el componente de la prevención.

El riesgo cardiovascular, como el de contraer cáncer u

otras enfermedades, no depende de un solo factor. El análisis que realizamos de sus antecedentes familiares y personales, el conocimiento adquirido sobre sus hábitos de vida e historial clínico anterior y las distintas pruebas del estado de su organismo nos dan las claves para efectuar la evaluación del riesgo.

Si mejoramos los valores bioquímicos que están en relación con las enfermedades cardiovasculares y controlamos el estrés oxidativo, disminuimos el riesgo de enfermedades cardiovasculares.

¿Cómo puedo asegurarme de que el programa antiaging es eficaz?

Hemos evaluado a los pacientes que han realizado el programa y hemos observado una mejora parcial o total de todos los parámetros bioquímicos que tenían alterados.

Por tanto, podemos no sólo obtener la valoración subjetiva de los propios pacientes (quienes explican que se sienten mejor, no enferman tanto, tienen mayor vigor sexual, pelo y uñas más fuertes, etc.), sino también comprobar, en los datos de laboratorio de todos ellos, la valoración objetiva de las mejoras obtenidas.

21

UN POCO DE AQUÍ, OTRO DE ALLÍ

MI TIENDA DE CURIOSIDADES

Practicar la cirugía plástica, reparadora y estética es coleccionar curiosidades. Pocas otras especialidades médicas están repletas de fascinantes anécdotas en su desarrollo histórico, vivencias poco comunes en la consulta y la insistente llamada de la moda, intrusa que quiere colarse por los resquicios de la puerta a pesar de haberla rechazado mil veces.

Desde mi época como estudiante, abrí un compartimento de mi memoria a las piezas de esa colección. Algunas han desaparecido porque es de humanos olvidar, otras quizá no despierten interés más que al coleccionista. Seguro que las hay que brillan aún hoy con luz propia, modestas piedras semipreciosas de conocimiento que, si bien para nada sirven según los prácticos parámetros del que va en pos de la ganancia, apaciguan el deseo de saber, entretienen o hacen reflexionar. Por si ello les sirve, aquí están.

1. Un recorrido histórico por la belleza.

En una tertulia, un conocido comentó un día que, cuando miraba el *David* de Miguel Ángel, percibía en su rostro una belleza eterna, y que le ocurría lo mismo ante las cabezas de muchos bustos de la antigua Grecia y del Imperio romano, mientras que la contemplación de la cara de la Venus de Milo, así como de las facciones de la mayoría de las estatuas griegas y romanas femeninas de dicha época, no despertaba en él igual placer estético. «Son rostros nobles, pero de una feminidad algo pesada, las mejillas y carrillos demasiado presentes, el arranque de la nariz excesivamente grueso, el cuello es robusto. Se parecen demasiado a los masculinos», dijo.

Casualmente, participaba en la tertulia un experto en arte clásico occidental junto a un pintor y un reconocido arquitecto. Aquello provocó un pequeño debate sobre la belleza del rostro humano particularmente interesante y en el cual tuve parte al principio. Pero, al cabo de un rato, me encontré absorto en mis pensamientos, sin seguir lo que decían. A sus argumentos y al debate, por rápida asociación de ideas profesional y personal, se habían interpuesto en mi mente los recuerdos de rostros de pacientes, mis experiencias en la consulta, recuerdos de representaciones plásticas del rostro humano en distintos museos, las estrellas de Hollywood que me encandilaron en mi niñez y adolescencia y un sinfín de imágenes y conceptos sobre la belleza, esa elusiva dama que, muy cortésmente, el 50 por ciento de la humanidad identificamos automáticamente como ente con forma femenina.

—¿En qué piensas? —dijo el arquitecto penetrando en mi silencio.

—Queréis atrapar lo inasequible —respondí sin vacilación.

Pasamos una hora discutiendo. No hubo forma de ponernos de acuerdo, si bien todos convinimos en que cada uno de nosotros tenía plena razón en tal o cual argumento. Terminaron la discusión las risas provocadas por lo que alguno de nosotros, no recuerdo quién, dijo finalmente:

—Esto es como discutir sobre el sexo de los ángeles. Que yo sepa, ninguno de nosotros ha tenido la experiencia.

La anécdota ha quedado en mi memoria porque, en la consulta, mis colegas y yo oímos muchas veces a pacientes que expresan su deseo de coger entre sus manos la belleza con todas sus fuerzas hasta poseerla. Claro está que no se expresan así. Mucho más razonablemente, en la charla de la primera visita, se pone sobre la mesa aquello que consideran un problema objetivo: pantorrillas demasiado delgadas, narices torcidas, orejas asimétricas, piel ajada, abdómenes flácidos, nalgas caídas, etc. Pero toda primera visita incluye la averiguación de su motivo psicológico y la valoración del mismo y ahí, directamente, se halla su deseo de belleza.

La mayor parte de las veces, la causa que les trae a una consulta profesional es objetivamente cierta: la pantorrilla es desproporcionadamente delgada, la nariz es muy grande y está torcida y así sucesivamente. En ocasiones, sin embargo, el problema es puramente subjetivo, sea porque el paciente padece un complejo que le hace ver negro lo blanco, o porque ha fijado excesivamente su atención en otra elusiva dama, la moda, confundiéndola con la belleza.

Como autoproclamado abogado del diablo de esta obra, prosigo hasta el final mi tarea. Es posible que alguno de mis lectores opine que estoy exagerando y que serán pocos los pacientes que sigan tan fielmente los dictados de la moda, y que si lo hacen no tiene importancia dado que existen para cualificar la belleza humana unos cánones inamovibles, sagrados, perfectos... Por ello voy a exponer a continuación los siguientes apuntes que he atesorado a lo largo del tiempo en mi tienda de curiosidades sobre los modelos de belleza femenina (para mí, la Belleza con B mayúscula, por excelencia) y sus cuidados a través de distintas edades históricas y pueblos. No es un recuento en absoluto completo, se trata de una simple pincelada.

Egipto, época de los faraones. La mayoría de los cuerpos son delgados, gráciles, de escasas curvas, flexibles. Cabezas posadas sobre cuellos largos e igualmente gráciles. Las mujeres adornan con mimo las mejillas, labios y, con especial énfasis, ojos y cejas. El maquillaje de fondo (de un color amarillo ocre que se tornaba dorado a la luz de las antorchas) se extiende sobre cuerpo y rostro. Se pintan de azul las venas de sienes y pechos; de rojo, las mejillas y labios; oscuras, las cejas, que a menudo se han depilado por completo; de una variedad de colores, los párpados superior e inferior, además de delinear el interior del ojo con el negro khol, que también tiene fines medicinales. Se pintan oscuras las pestañas, para lo que se utiliza una mezcla de khol y grasa, y con henna las uñas de manos y pies. Las grandes damas, en ocasiones especiales, hacen brillar sus pechos mediante la aplicación de auténtico polvo de oro, y las que no disfrutan de una melena abundante y hermosa la sustituyen por pesadas pelucas adornadas con hilos de oro, si bien, en la intimidad, uno de los placeres eróticos de la época era el tacto y la visión del cráneo afeitado.

Las figuras, algo filiformes del modelo ideal, se visten con graciosa elegancia cuando lo hacen. Pero lo hacen muy poco porque clima y costumbre se aúnan para mostrar los cuerpos prácticamente por entero del pueblo, y cubiertos por el privilegio tradicional de una túnica transparente en la familia real. Consecuentemente, estos cuerpos ideales de mujer se mantienen erguidos como husos. Los hombros son anchos sin exageración, la cintura delgada, los brazos, muslos y piernas son esbeltos. Todos los largos huesos parecen fuertes y delicados a la vez, la carne que los cubre es escasa y da la impresión de prieta y con piel lisa. Son figuras saludables, bellas y deseables, mas sin voluptuosidad. Los rostros transpiran inteligencia, pero ante todo, el espíritu parece impregnarlas.

En cuanto a los tratamientos de belleza, realizan un baño diario con agua mezclada con una lechada de cal natural y se frotan el cuerpo con una pasta de barro de aluvión del Nilo, se exfolian frecuentemente los pies y codos con piedra pómez, se dan baños de barro, se aplican henna, aromaterapia y usan aceites esenciales, se dan masajes... Un auténtico y completo cuidado del cuerpo y su belleza en una sociedad con grandes diferencias sociales (tampoco mayores que las existentes en otros lugares y hoy en día), pero en absoluto hipócrita, ñoña o puritana; el cuerpo y la belleza son dones que deben disfrutarse y cuidarse. Claro está que no lo cuidan por igual ricos y pobres, pero en el concepto de este cuidado está tanto la salud como la belleza y la salud es vigilada en un Egipto en el que la atención médica es gratuita y pagada por el Estado.

La Grecia antigua, tan preocupada por la belleza y la estética, practica el culto al cuerpo en todas las clases sociales. Cuerpos de proporciones dictadas por el estudio de un ideal en la anatomía basado en la armonía. Su descripción es innecesaria. Una vez creado el modelo ideal, se repitió incesantemente y todos nosotros, a más tardar, lo hemos visto fotografiado o en grabaciones desde nuestra primera clase de Historia del Arte en el colegio. Únicamente apuntaré que el rostro muestra una frente recta, nariz recta de hueso ligeramente ancho y largo en comparación con las proporciones de la moda actual, labios de línea bien marcada (ni muy carnosos ni delgados), cejas pobladas y bien marcadas, ojos grandes, cabello abundante liso o rizado, cuello sólido. Son cuerpos y cabezas no sólo proporcionados, sino también sólidos, poderosos. Quizá fuese esa fuerza, ese poder que irradian todos ellos, lo que molestaba al tertuliano con el que inicio esta parte del libro, al estar presente por igual en las estatuas de hombres y mujeres. La figura de la mujer modelo es carnosa, curvilínea. Sin embargo, no se tolera la grasa, ni en hombre ni en mujer, y los senos deben ser pequeños y fuertes; el cuello, fino y esbelto, y la piel perfectamente tersa.

Visten con estudiadísima sencillez. La mujer modelo parece querer transmitir una idea de inteligencia aplicada a la práctica, y el adorno personal es cuestión de conservar en todo la armonía. Dicha práctica debe estar sustentada en la austeridad, oficialmente tan valorada, con escasos cuidados personales. Sin embargo, los modelos oficiales son a veces engañosos y, aunque en el gineceo (el lugar de la casa donde habitan las mujeres) sólo se admite la frivolidad de los tintes rojo y rubio para el cabello, las cortesanas, abundantes e influyentes en aquella sociedad de doble moral, usan el maquillaje oficialmente prohibido. Una circunstancia que, junto a la influencia gradual del contacto con el exterior gracias al comercio, impulsa el cambio de costumbres y en el siglo V a. C. ya se escriben obras sobre cómo usar el maquillaje adecuadamente. De todas formas, hasta el siglo III a. C. las mujeres decentes no se maquillan o, si lo hacen, únicamente las cejas, porque el modelo de belleza de la época impone la mujer cejijunta y deben pintarse cejas en arco perfectamente unidas en el centro.

Curiosamente, se supone que una cara pálida es reflejo de intensa pasión o de capacidad para sentirla. Por tanto, cuando ya se admite el maquillaje, resulta muy distinto del impuesto por la actual moda de playas, esquí y deporte al aire libre. El cutis es pálido y contrasta con el negro y azul del maquillaje de los ojos. Los labios y las uñas se pintan de un único tono y las mejillas a veces se colorean con carmín.

El cuidado personal incluye la higiene. Ésta la practican a la griega, como un todo, e incluyen el ejercicio físico, el ayuno periódico y frecuentes baños corporales (si bien no tan frecuentes como los de los romanos) tras los cuales eliminan los aceites usados para la limpieza corporal mediante un instrumento frotador. También se efectúa el lavado de cabello y de dientes, y la aplicación de aceites desodorantes, aceites perfumados y otros para proteger la piel, una costumbre que debía de ser cara, puesto que se traía de Corinto, Chipre o Rodas. En cuanto a la frecuencia de los baños, no debe extrañarnos que sea menor en Atenas de lo que será en Roma, puesto que son baños de agua fría, precedidos por ejercicios gimnásticos, quizás para que el calor así adquirido ayude mejor a soportarlos.

Roma antigua: el ideal de la belleza femenina en la Roma antigua debe tanto a la Grecia clásica, que poco se podría añadir en la descripción del modelo de cuerpo y rostro femeninos que han dejado las estatuas que siguen reproduciendo cuerpos de proporciones y facciones parecidas, cubiertos por túnicas de pliegues formales. Sólo hallamos una ligera variación en los retratos encontrados en las ruinas bien conservadas de palacios y hogares, que reflejan la influencia que el contacto con Oriente ha tenido en el estilo real, vivo, de la mujer romana.

Lo que sí habrá cambiado, o mejor dicho, aumentado, es la importancia que se adjudica al adorno corporal y facial. Higiene, vestido, adorno y maquillaje ocupan una parte considerable de la *beautiful people* romana de ambos sexos y una parte más que considerable de su presupuesto. Es una auténtica locura por la estética, lo que ahora llamaríamos el *look,* y se observan, copian e intercambian las fórmulas para peinados, maquillaje, depilación, adorno corporal, vestidos, perfumes...

De sobra serán conocidas por mis lectores las costumbres de los romanos relativas a los baños, como el hecho de que fuesen públicos y, por tanto, se hubiesen convertido en centro de actividad social, como ahora lo serían los gimnasios o centros de belleza de élite. Los baños termales construidos en la época de Diocleciano tenían capacidad para 3.000 bañistas y los de Caracalla para 1.600. Veo en uno de mis apuntes que, en el siglo IV, la ciudad de Roma acogía 900 establecimientos de este tipo, y Roma, obviamente, no tenía las dimensiones de hoy día. A los baños iban los hombres, pero igualmente las mujeres de rango o de fortuna, incluidas las cortesanas, con sus esclavos y cajas de productos para la limpieza, exfoliación, depilación, perfume, nutrición de la piel, maquillaje y peluquería, e incluso postizos y pelucas hechas de cabello oscuro de la India o rubio del centro de Europa. También llevaban los tubos rizadores de hierro que han perdurado en nuestra sociedad hasta hace medio siglo solamente y las hierbas para perfumar el aliento, que deben masticarse. Varias horas son necesarias para realizar todo el trabajo. Tanta aplicación me ha hecho pensar que la mujer romana, cuya coquetería ha quedado bien reflejada en obras literarias, sabe sacar el mayor provecho de su rostro y su figura, y que pueden haber existido una mayor variedad de modelos de belleza que los mostrados en los libros de historia del arte. Lo que sí sabemos es que existió una gran variedad en moda de peinados y tocados, y estos últimos (en los que utilizaron toda clase de telas, mallas bordadas, flores y piedras preciosas, como las perlas) eran tan sofisticados, bellos y cambiantes como hoy lo son las máscaras del carnaval veneciano. Vayamos a la Edad Media europea. ¿Cuál puede haber sido el ideal social de mujer bella en una época en la que el espejo era considerado «la puerta del infierno»? La evidencia de los cuadros dejados por los mejores pintores de la época refleja unos rostros cuyo atractivo está bastante alejado del actual: frente muy alta y abombada, cejas depiladas casi por completo para redibujarlas, muy delgadas, mejillas llenas, boca no demasiado grande y barbilla muy pequeña en una cara completamente exenta de maquillaje.

La impresión que se quiere dar es de pureza intocable, puesto que la Iglesia clama contra la belleza y los adornos femeninos desde el púlpito y es la que controla en aquel tiempo todas las representaciones pictóricas, así debía ser. La belleza ideal cantada por los trovadores es bastante parecida a este ideal. La piel de la amada será blanca como el lirio, su altísima frente (que sólo puede albergar castos pensamientos o virginales rubores) pulida como el mármol, sus cejas finas y delgadas. Los ojos deben ser separados, los labios pequeños y rojos, con dientes de marfil. El cabello debe ser largo hasta los pies y de un rubio igual en color y brillo al oro puro, el cuello largo y esbelto, lo que propicia que la cabeza se adelante ligeramente. Los hombros han de estar suavemente curvados y caídos, las caderas deben ser estrechas, la cintura maravillosa y desproporcionadamente pequeña, el vientre redondo y prominente, y los pies grandes. Un modelo que, visto al completo, recuerda a la letra ese y que se repite, idéntico, desde el siglo XI hasta fines del XV, y de Flandes a Italia.

Pero ¿cómo pueden ser tan blancas y rubias las italianas? ¿Nacer con frentes tan altas casualmente todas las europeas nobles? Lo cierto es que el tocador de la mujer de alcurnia en la Edad Media no incluye carmín o sombra para los párpados, pero sí una variedad de complicados preparados para hacer la piel más pálida, transformar las crenchas oscuras del sur en nórdicas guedejas rubias y depilar cuidadosamente las cejas, el nacimiento del cabello e incluso las pestañas. El viernes, día de Venus (¡oh, paganas, qué razón tenía el sacerdote!), es cuando se preparan las pociones, entre cuya composición se encuentra tanto una lagartija verde como alas de abeja o sangre de murciélago, además de ingredientes menos estremecedores como el aceite de nuez o el ruibarbo, cenizas vegetales o mercurio.

En una época caracterizada por la austeridad, las frecuentes guerras y las grandes epidemias, las Cruzadas cambian un poco la severidad inicial. Los cruzados, al regresar de Oriente, traen bálsamos, afeites. La dama del castillo que les acoge como visitantes o dueños los guarda en su tocador, un mueble que por su belleza y eficacia (tiene múltiples espejos y cajones) da buena idea de la importancia que ella da a su adorno personal, aunque truene en los púlpitos el clérigo contra la mujer tentadora. El nombre del mueble es significativo, a pesar de que se asemeja a un escritorio se llama «muñeca para adornarse».

La higiene en esos tiempos es otra cuestión. Los frecuentes baños del comienzo de la Edad Media (el hombre asistía a baños públicos, mientras que la mujer se bañaba en casa con agua fría aromatizada con hierbas) se tornan cada vez más raros a medida que pasan los siglos, hasta llegar a ser excepcionales. más perfume y de olor más excepcionales. En los baños se utiliza menos agua, se cubre todo el cuerpo y cabeza y se usa más perfume y cada vez más fuerte.

El Renacimiento, con sus aires de renovación, cambia la silueta en forma de lánguida S de la época anterior, junto con muchas otras características del modelo ideal de mujer. El concepto que guía la nueva era es el humanismo, y la escala por la que se juzgará la belleza femenina también será humana, real. Al desaparecer las representaciones icónicas en las que, durante cuatro siglos, la mujer ha sido Eva o María sin más opciones, las posibilidades de ser bella se amplían. Al mismo tiempo, como en las antiguas civilizaciones, la teoría invade la representación de la mujer y el *Tratado de la belleza de las mujeres* de Agnolo Firenzuola (1540) explica su noción del modelo femenino como un acorde musical bien ordenado, una armonía de proporciones.

Hay una auténtica dedicación a la descripción de la mujer ideal. Un año antes del tratado de Firenzuola, Augusto Nifo dedica su obra *Sobre la belleza y el amor* a Juana de Aragón y define unos criterios muy estrictos de hermosura femenina inspirados en la reina. Entre ellos, un cuerpo alto, de anchas espaldas, pechos grandes en forma de pera, cintura estrecha, caderas y piernas redondas, pies pequeños y unas manos que, al poseer dedos delgados, tengan morbidez. En cuanto al rostro, que debe surgir de un cuello delgado, tiene que ser ovalado, con una frente alta, facciones regulares, nariz derecha y delgada y una boca pequeña. Aunque con todo ello no basta, porque existen requisitos esenciales respecto al colorido de la beldad: tanto los ojos como las pestañas y las cejas deben ser negros; las manos, piel y dientes, blanquísimos; los labios, mejillas y uñas, rojos. Finalmente, el cabello (suelto y largo o trenzado y con postizos, adornado con mallas, cintas y perlas) será uniformemente rubio, un gusto que no decae.

Para seguir rubias y blancas, en Venecia, las mujeres se pasan el día tiñéndose el cabello al aire al tiempo que protegen la piel del sol. Recogen en grandes sombreros sin copa el pelo, que pende cubierto por una mezcla de azafrán y limón que lo blanquea y le da el color deseado. El resto de la cabeza y el cuerpo están tapados por largos y espesos velos. Para ser hermosa, ya se sabe, hay que sufrir y las venecianas, junto con el resto de las mujeres europeas, sufren al unísono y se blanquean los dientes con fórmulas que Nostradamus recogió en *El tratado del maquillaje*, como la de sangre de dragón con polvo de coral rojo y algún otro ingrediente, y para blanquearse la piel soluciones tóxicas de plomo y una base de mercurio.

Todo vale para estar bella, porque al contrario que en la Edad Media, los esfuerzos (o la suerte otorgada por la naturaleza al nacer) se premian con el aplauso público. Como el que recibieron los restos mortales de Simonetta Vespucci, querida de Giuliano de Medici, en las calles de Florencia; un último tributo de los florentinos a su espléndida belleza. Y no es la única.

El ideal de belleza femenina descrito vale sólo hasta cierto punto. Una época en la que el individualismo es el concepto clave da cabida a un Botticelli y a un Tiziano. Éste pinta mujeres reales, modelos femeninos admirados, cuyas redondeces son indicativas de un gusto también existente y simbólico de ocio, opulencia y sensualidad. Las amantes de los reyes franceses Francisco I y Enrique II son exaltadas como diosas; de formas más delgadas que las italianas, tienen sin embargo pechos llenos en forma de pera y muslos y nalgas de generosas curvas.

Un último apunte sobre el siglo XVI: los monjes de Santa María Novella crean el primer gran laboratorio de productos cosméticos, y una amiga de Catalina de Medici, muy interesada por cremas, cosmética y perfumes, crea en París el primer instituto de belleza.

El Barroco trae un ideal similar al expresado en sus ricas iglesias. La mujer tiene un pecho uniformemente lleno, muslos pesados, curvas muy pronunciadas en las caderas, flancos amplios, pero, al tiempo que no existe ángulo en su cuerpo que no sea redondo, es grácil, suave y delicada. Rubens nos la ha retratado a la perfección.

Contra esa imagen de espléndido colorido y sensación de calidez, en España resalta el período siguiente, el de la Reforma y la Contrarreforma. Adiós a la exuberancia, bienvenido el negro atuendo de ascéticas resonancias que, en España, sigue perdurando casi cada invierno en la moda. La mujer lo adopta sin excepciones en nuestro país, aliviándolo únicamente con algo de encaje blanco en el cuello. Las caras son serias, si no severas, la figura delgada, la tez pálida, el cabello queda recogido. Mueren los escotes, sepultados por metros y metros de oscuro material. Los joyeros casi sólo trabajan con perlas, única piedra admitida por adorno. La belleza se ha tornado sombría a lo largo y ancho de la piel de toro.

Francia no está unánimemente de acuerdo con la hipocresía que ha generado la moda y el modelo. Mujeres como la Marquesa de Rambouillet continúan alegremente dando rienda suelta a su coquetería, y la sociedad las aplaude. Es la época de las falsas pecas de tafetán y escotes vertiginosos. Si la bella vive en París, puede que acuda al primer salón de peluquería del que se tiene conocimiento, abierto bajo el nombre de Champagne, donde puede elegir una variedad de peinados que parecen obras de arquitectura y pedir que, una vez finalizados, se realce su color rubio o castaño mediante la aplicación de los polvos pertinentes. En cuanto al rostro, hace furor la cosmética blanca y roja aplicada a la cara con exageración, hasta tal punto que Diderot describió el reinado de Luis XIV como «un horrible bermellón».

En Francia, las décadas finales de 1700 acogen aún mayores excesos y los visitantes extranjeros asombran a los suyos al regresar contando lo visto. Los peinados y pelucas son tan complicados que las damas viajan en sus carruajes de rodillas para que la elaboración sobre sus cabezas no sufra deterioro, el maquillaje es una obligación a todas horas y se reaplica antes de ir a dormir. Hoy día, basta ver los retratos de las bellas de la época para percibir cómo encendían sus mejillas con colorete con tal exageración que este cosmético estuvo a punto de ser objeto de un impuesto especial. Y no sólo en Francia. Toda Europa, así como las habitantes de la nueva colonia, América, usan colorete y otros cosméticos con esplendidez.

Los excesos comportan siempre una reacción; la excesiva fijación sobre la estética de las ricas clases aristocráticas no es sino una demostración más de su negativa a ver la realidad social. Ésta se impondrá mediante la revolución en Francia. Pero... seguimos en Francia, e incluso así, la belleza femenina es un objetivo.

Curiosamente, ya antes de la revolución se ha producido un cambio en este campo. El buen gusto se ha impuesto y se ha abandonado el maquillaje excesivo. La mujer ideal vuelve a ser, de la mano de madame du Barry, una joven con los colores de la naturaleza, ayudados por un maquillaje simple. Tiene el cuerpo algo rechoncho y un poco lánguido, su nariz es corta, los ojos vivos y oscuros, la piel blanca, los labios llenos. Presta igual atención al vestido que sus predecesoras, pero éste es más simple, al menos en apariencia y, desde luego, más elegante, con toques sutiles. Las pelucas se conservan al inicio, para desaparecer al imponerse el estilo de «desarreglo elegante» de una amiga de María Antonieta, la artista Vigée-Lebrun. Y toda Europa imita a Francia.

Cuando la revolución estalla, viene el retorno de la mujer natural y de una cierta dosis de individualidad. Aumenta la higiene, de la mano de una incipiente burguesía. Hay un retorno al clasicismo que opta por una mujer vestida con túnicas neoclásicas de estilo griego, que lleva el cabello de su color natural, más corto que antes y sujeto por una cinta que deja caer los rizos sobre la frente. Una nueva tanda de cosméticos surge, dejando la piel muy blanca, con una apariencia fría. El cuerpo es juvenilmente delgado, de senos altos y no muy grandes, brazos y piernas largas y una postura perfecta.

El Romanticismo presenta otras exigencias, puesto que tiene otros anhelos y ésos dictan que la mujer sea un poema. Un poema cuya tez debe ser tan pálida que las bellas de alabastro enferman por ingerir vinagre y negarse a comer; la buena salud debe ser disimulada, el aspecto tuberculoso (¡oh, Margarita Gautier!) está de moda. Cuerpos delgados, ojos enormes, cejas finas y marcadas, aspecto febril, caminar fluido, sin peso; son todo alma. El vestir acentúa el misterio, el presentimiento de la muerte. Escotes que muestran unos hombros algo caídos, muselinas, gasas chiffon, encajes que, aún en vida, las transforman en ángeles flotantes. Esas jóvenes románticas no sólo beben vinagre para palidecer, sino que utilizan belladona, atropina, lo que sea, para dar intensidad a la mirada. Al mismo tiempo vuelve la cosmética, porque estamos en un momento de auge para la cortesana, la *dèmi-mondaine,* y ya se sabe que ésta siempre ha querido el maquillaje. En cuanto al cabello, la simplicidad de la revolución ha desaparecido por completo; semirrecogido o en moño alto, ondulado o rizado artificialmente si es necesario, algunas guedejas caen naturalmente enmarcando la cara.

Dentro de la misma época pero un poco más tarde, la belleza se torna alegórica, con las espléndidas mujeres pelirrojas o de encendido castaño de los prerrafaelitas, de facciones marcadas con labios bien definidos, nariz fuertemente delineada, ojos grandes y cabello esplendoroso. Sin embargo, son un modelo al que pocas mujeres aspirarán, porque su mundo es un mundo de fantasía.

A fines de 1800, la naturalidad se ha impuesto en toda Europa. Se utiliza algo de maquillaje, pero más que nada polvos para el cutis y, como se obtiene a base de perlas, sólo las mujeres de clase pudiente se lo permiten. Otra cosa (colorete, pintura de labios...) está mal vista, únicamente las mujeres de mala vida lo usan. La mujer ideal es la mujer naturalmente bella, que no necesita demasiados artificios especiales: una buena higiene (tal como se entiende en la época), vestidos que siguen una moda variante sin excesos ni grandes sorpresas, peinados que enmarcan o dignifican el rostro. Todos mis lectores recordarán cómo se concebía la mujer bella de entonces por haberla visto reproducida en pinturas y los primeros retratos fotográficos, incluso en alguna película actual de fiel ambientación.

Luego vendrá el gran cambio, el de la mujer de los «años locos» de principios de 1900, con su pelo corto, sus vestidos enseñando las rodillas a la moda charlestón. Más tarde, la chica de hombros cuadrados, labios fuertemente pintados, de las dos guerras mundiales. Y luego, anteayer y ayer.

Sin casi darme cuenta, he hecho un periplo histórico, pero ahora me doy cuenta de que casi íntegramente me he ceñido a Europa, y mi tienda de curiosidades acoge un poco (no mucho más) que deseo mostrar.

Resulta harto sabido que los modelos tradicionales de belleza de los distintos pueblos están basados en la elección de los rasgos predominantes de la propia etnia y de sus especímenes en la flor de la juventud.

Así, los pueblos mediterráneos, por ejemplo, han valorado altamente las cabelleras de un negro azulado, los grandes ojos negros de pobladas pestañas y cejas muy definidas que corresponden a sus genes. En cambio, los centroeuropeos valoraron la piel de leche y rosas, los ojos azules o grises y el cabello claro de los suyos. Sin que, naturalmente, ello obste para la admisión de un segundo modelo ideal, el del contraste, resultando tan atractiva la rubia y algo plácida beldad nórdica a los sureños como el misterio del supuesto fuego de unos ojos como el carbón para los habitantes de regiones más frías, o que, por dominación cultural de un país sobre otro o sobre una región entera, se adopte como ideal y modelo el de aquél.

Si se toma la ley de elección étnica por válida, además de algunos apuntes sobre leyendas o hechos que recogí en su día, seguiré con mis ejemplos de la enorme variedad de tipos físicos y, por tanto, de la diversidad de opiniones sobre la belleza física que ha prevalecido en la humanidad. Se trata de un pequeño popurrí, una elección al azar.

Usted estaría orgulloso de su cráneo deformado de haber pertenecido al ya desaparecido pueblo esmeralda de la costa del Ecuador, a los antiguos mejicanos, a las tribus andinas desde Perú a Colombia antes de la invasión española y a la realeza faraónica de Egipto. Para dotarle de este atributo de belleza, siendo un bebé hubieran aplastado gradualmente su cabeza, enfajándola entre dos tablillas.

En Japón, el cuidado del cuerpo es una obligación de carácter espiritual. El gusto de los japoneses por la estética proviene de este hecho.

Los vedda, de Ceilán, difieren bastante de nosotros en su físico, probablemente no nos encontrarían nada guapos. Son bajos, de color moreno oscuro, tienen la cara ancha y baja, la nariz muy ancha con la raíz deprimida, arcos superciliares muy salientes y la frente huida. Casi carecen de vello.

El hombre se ha afeitado desde la más remota antigüedad depilándose la barba. Se han encontrado pruebas de ello que remontan la costumbre a 100.000 a. C. Para conseguirlo, utilizaba dos conchas dispuestas en forma de pinzas. Años más tarde, cerca del 30.000 a. C., ya se usaba «cuchilla» hecha de piedra afilada.

Un ideal de belleza para los indios hopi, de Norteamérica, es la delgadez. Así nos lo indica la leyenda sobre la bailarina Balongahoia, que, según lo relatan, conservó íntegra su belleza hasta la vejez puesto que no engordó, y la obesidad era el destino usual de las mujeres hopi.

La mujer tuareg, sin embargo, se considera hermosa según el volumen y abundancia de lo que nosotros llamamos michelines. Un abdomen huero tiene escaso interés para el hombre tuareg.

Las jóvenes en edad de merecer de Papúa Nueva Guinea (meras adolescentes) son ayudadas por las mujeres de su familia a estar guapas para encontrar marido... estirándoles los pechos para dejarlos tan caídos como les resulta posible.

Hay tribus etíopes en las que los labios de las mujeres se embellecen (según el gusto local) deformándolos hasta alcanzar medidas increíbles mediante la colocación de anchos discos de arcilla.

Los pueblos nómadas de la raza turania, que viven entre el sur de Rusia y el Turquestán, sin ser muy altos son esbeltos. En sus cánones de belleza entra una cabeza acusadamente braquicéfala, con cara larga, pómulos salientes, nariz cuyo dorso es a menudo cóncavo y ojos que, aun careciendo del pliegue mogol, guardan un cierto parecido con los de esta raza.

Los anatolios tienen el cuerpo macizo, altura media con piernas proporcionalmente cortas, cabeza estrecha y alta, cara larga y frente alta. Unas proporciones que no casan con el ideal occidental actual, sin que tenga la menor importancia; las nuestras no corresponden tampoco con su visión habitual de la hermosura.

Ante un esquimal, quizá se sienta alto, pero no comparativamente musculoso, más que nada por su robustez corporal y la impresión de fuerza que puede dar su cara. El esquimal es bajo. Su piel es morena, de un tono amarillento. Los brazos y piernas son pequeños con respecto al tronco, y las manos y pies también son de pequeño tamaño. La característica que les distingue más es la forma de la cabeza, muy alta, alargada y con la bóveda carenada. Su mandíbula es muy ancha y los pómulos salientes, la forma de la cara es pentagonal y su apariencia, maciza.

Entre las tribus del Brasil se halla la Txucarramae. Allí, la mujer se afeita la cabeza para que su esposo la encuentre atractiva y la acaricie. Las de otras tribus se liman los dientes casi por completo, se estiran las orejas con pesos o se tatúan todo el cuerpo.

El caso de las mujeres jirafa de Birmania es bien conocido. Su belleza se mide por lo largo que tengan el cuello, en el que colocan aros de latón desde muy jóvenes, alargándolo hasta el punto de quedar deformados. El alto de los aros llega a tener 25 cm.

Una bella joven polinesia es alta, con tendencia a la obesidad una vez pasada la pubertad. Tiene la piel de color claro y matiz oliváceo, moreno o amarillento; cabeza alta, ancha y corta; cabellos abundantes, oscuros y lacios; cara oval; los ojos frecuentemente con el pliegue mogol; nariz recta un poco ancha en las aletas, y labios ligeramente carnosos. Los europeos hallaron cercano su atractivo desde el descubrimiento de sus islas, cuando las mujeres aún adornaban cara y cuerpo con finos tatuajes geométricos de color azul y pinturas, y usaban joyas y plumas.

En Indonesia y Filipinas, además de restos de pueblos pigmeos, habitan los malayos, que pueden ser divididos en dos razas: deuteromalayos (los malayos propiamente dichos, de la costa) y protomalayos. Pues bien, en los primeros, la nariz es tan plana que se confunde con la cara.

Si fuese usted japonesa del tipo humano denominado de Satsuma, tendría la cara y la nariz anchas y los pómulos salientes, mientras que si perteneciese al llamado tipo de Choshin, su cara sería larga, la frente alta y la nariz pequeña, muy posiblemente prominente. Tanto en un caso como en otro, su talla sería media y la piel clara.

Si, en cambio, fuese una descendiente pura del pueblo ainu, que es la etnia original del archipiélago japonés y pertenece a la raza blanca, sería baja, robusta, de piel blanca mate y mejillas rosadas, con ojos claros o marrón oscuro ligeramente alargados, pómulos un poco prominentes, nariz derecha o cóncava, un cabello negro y ondulado muy abundante y... se tatuaría la imitación de un bigote en torno a la boca. Claro que, para poder disfrutar de este privilegio, debería estar casada; sólo las esposas tienen permiso para usar este símbolo de su estado y de belleza. A sus maridos no les hace falta porque registran una abundante pilosidad facial y corporal, particularmente en el pecho, los muslos y la barba, tradicionalmente desplegada en toda su abundancia.

Según antiguos tratados, las bailarinas de las danzas clásicas de la India (que son danzas sagradas) debían ser bellas. No ha quedado demasiada constancia de qué las hacía ser consideradas hermosas, excepto porque debían ser delgadas, jóvenes, tener los pechos redondos y los ojos grandes. Con toda seguridad, creo, otra característica de su belleza sería la de la flexibilidad corporal, necesaria para una danza en la que intervienen numerosos y difíciles movimientos corporales, cada uno de ellos pleno de significado. Otra característica sería la de tener bonitas manos, puesto que con ellas efectúan los *mudras* o gestos rituales que constituyen un auténtico lenguaje, de gracia plástica sólo igualada por su delicadeza.

En muchos lugares de África, la escarificación (formación ritual de cicatrices en rostro y cuerpo) es símbolo de belleza, además de riqueza, valor y afiliación tribal. Las ceremonias de iniciación que se conducen para marcar el fin de la infancia suelen incluir sesiones de escarificación.

Y... no creo necesario seguir. En resumen, si en cada tribu, país, continente, hay marcadas diferencias en los cánones de belleza, éstos también se modifican en cada uno de dichos lugares según el momento de la historia, el siglo, la época. Y cada vez es necesario menos tiempo para que lo que ayer definíamos como perfecto o ejemplo de belleza resulte repudiado hoy. Las opulentas curvas de Marilyn Monroe en los años sesenta pasaron tan rápidamente de moda como la falta de pecho de una modelo británica, Twiggy, efímeramente famosa en los setenta, o los prominentes senos de una «vigilante de la playa» de la serie televisiva de los noventa.

La cada vez mayor uniformidad internacional de gustos en la moda, incluida la referente al cuerpo femenino y masculino, puede hacer caer en la tentación de retocar o reformar algún punto de nuestro rostro o cuerpo porque no se atiene a los cánones actuales. Si esta pequeña recopilación de lo que sé y recuerdo sobre la evolución de los gustos en cuanto a belleza física sirve para que, antes de dejar que fructifique el pensamiento en acción, el lector se detenga a pensar que la moda sencillamente pasa mientras que lo cambiado permanece, me consideraré más que satisfecho.

2. De ahuyentar los espíritus a la microcirugía

Algo hemos adelantado. Entre 3.000 y 4.000 años a. C., un cirujano egipcio dejó cumplida constancia escrita de la operación que se practicaba para ahuyentar los malos espíritus que poblaban la mente o conciencia de los pacientes. Se trataba de la trepanación, que para completarse debidamente necesitaba cirugía plástica, con el cubrimiento de la zona trepanada. De ahí a la microcirugía, que permite por ejemplo la reimplantación de una mano cortada, ha habido un largo camino. Camino hecho a tropezones y reculando, como todo el desarrollo humano, que parece condenado a ir a trompicones y descubrir cien veces lo mismo gracias a la genialidad del individuo o al generoso mecenazgo que en raras épocas de ilustración hace brotar mil flores creativas, para perderlas en las épocas oscuras para la ciencia. Y así sucesivamente, en una espiral continua.

Si alguna vez se ha interesado por los libros sagrados Vedas de la India, le gustará saber que el *Ayurveda* es la obra semicientífica, semisagrada, que escribió el padre de la medicina de aquel país, Sushruta. De ello hace unos 4.000 años. Sushruta habla en su libro de la casta de los Koomas. Éstos eran alfareros que, además de hacer baldosas, se dedicaban a unir de nuevo la nariz a los malhechores a quienes se les había amputado como castigo al infringir alguna ley. No recuerdo ahora ya por qué lo hacían los alfareros, pero adivino que su elección estaba justificada por dos motivos, quizá tres. El primero es que para detener la hemorragia se cubría la herida con aceite de sésamo y una argamasa de barro, sustancia propia de su oficio. El segundo es que podían actuar como médicos sin serlo por el hecho de que su casta cubría también la profesión de la medicina, profesión que también podían ejercer los tejedores. Además, probablemente un médico, al menos uno de prestigio, no se sentiría a gusto ayudando a un malhechor. Quizá no sea así, pero *si non e vero, é ben trovatto*. A qué obedecía la agrupación de médicos, alfareros y tejedores, lo ignoro y soy incapaz de adivinarlo, pero desde que lo sé miro con especial cariño las tiendas de objetos artesanos de barro y siento particular simpatía por quien trabaje en el sector textil.

Los antiguos pueblos, tan propensos o resignados a la crueldad física impuesta por la autoridad, parecían tener una especial fijación por la nariz a la hora de dictar una amputación como castigo. Por alguna razón que me ha hecho pasar largos ratos elucubrando, la nariz era depositaria del honor del individuo, así como de otras cualidades como la habilidad o la fortaleza de carácter, puesto que en algunos países y en épocas remotas, los reyes eran elegidos únicamente entre los hombres con nariz más grande. Al mismo tiempo, la mutilación del apéndice nasal fue marca del esclavo en muchos lugares y una señal de deshonor. Si repasamos libros de historia, vemos cómo el vencedor marcaba de esta manera a los vencidos. Pero también se imponía este castigo, junto con la amputación de los labios y orejas, a esposas adúlteras y ladrones de ambos sexos. Los ofendidos maridos egipcios y griegos ejecutaban ellos mismos la sentencia ayudados por sus amigos, que sujetaban a la desgraciada víctima.

No tenemos que remontarnos a la Historia Antigua para estremecernos por esa costumbre. Los caballeros andantes inmortalizados por Don Quijote cortaban la nariz del rival para llevarla a la dama de sus sueños. Las mutilaciones han continuado a lo largo de las guerras, en todos los lugares del mundo, y hasta nuestros días. Y las mutilaciones autoinfligidas (siempre por mujeres) para conservar la virginidad y con ello el honor pueblan la literatura oriental, que ha premiado a esas heroínas con obras imperecederas, pero también está presente en las crónicas y relatos de la literatura e historia occidental. En esta última, quizás el caso de automutilación más multitudinario sea el de la abadesa del convento de Saint Cyr de Marsella, sor Eusebia, y sus cuarenta compañeras de hábito, que se cortaron la nariz ante un desembarco berberisco para hacer repugnante su aspecto y evitar la violación.

Con tan terribles costumbres de arraigo tan temprano en el desarrollo humano, no es de extrañar que los inicios de la cirugía tuviesen mucho de cirugía plástica reparadora y, en la medida de lo posible, estética.

Por esta razón, es natural que gran parte del esfuerzo de los antiguos cirujanos estuviese fijado en la reconstrucción de órganos y en los injertos. En la India, los cirujanos maharatas, tras apalear la región glútea de los pacientes para lograr una vasodilatación local, extirpaban los tejidos para utilizarlos como injertos. Su habilidad les permitió desarrollar el arte de rehacer órganos mediante colgajos cutáneos que pasaban de la frente o de las mejillas a otras partes de la cara, aunque sobre todo a la nariz. Estas reconstrucciones son denominadas método hindú y, aunque ya conocidas en Occidente por las antiguas culturas de Grecia y Roma, fueron aceptadas aquí sólo a finales del siglo XVIII.

Hubo un intento de reintroducción en Europa en el siglo XVI, por parte del ilustre profesor de anatomía y cirugía de la ciudad de Bolonia, Gasparo Tagliacozzi, que comenzó a utilizar colgajos de zonas distantes, especialmente del brazo, para reconstruir narices amputadas, y describió sus técnicas en un famoso libro. Su fama, empero, no le evitó que sus restos fuesen exhumados años más tarde para que no reposaran en tierra santa, ya que una polémica surgida poco después de su fallecimiento enfrentó a teólogos y filósofos. Se atribuían los resultados de sus operaciones a obra del diablo y tuvieron que pasar años hasta que su cadáver fuera restituido a su tumba original, donde aún se encuentra.

Una de las supersticiones de dicha época fue la de que la pieza injertada moría cuando moría el donante y el pueblo llano no sabía que tanto injertos como colgajos sólo pueden provenir del propio paciente, y creían que se utilizaba tejidos de otras personas. Pues bien, como la memoria de los intransigentes es larga, un canto de dos siglos más tarde, ya en el XVIII, contiene el siguiente verso, que si bien rinde memoria a Tagliacozzi, muestra la escasa consideración que las operaciones de reconstrucción tenían para algunos, además de su nulo conocimiento científico:

De la nalga carnosa de un gañán
el físico Gasparo Tagliacozzi
narices de repuesto fue a buscar.
Éstas corrían del gañán la suerte
y se iban con él por simpatía
al mandato imperioso de la muerte.

Entre tanto, durante la Edad Media se emitió la orden de quemar la parte amputada como castigo para evitar la restauración. Se supone con ello que se habían logrado algunos éxitos en intentos de devolver a su lugar original el trozo amputado. Así queda descrito por el médico Leonardo Fioravanti, de la Universidad de Bolonia, que explica el caso del español Andrés Gutiero, quien perdió la nariz (suponemos que sería solamente la piel de la punta) de un golpe de espada. Fioravanti relata que recogió la nariz de la arena y, en sus palabras, «la lavé con mi orina y la vendé con bálsamo artificato permaneciendo así 10 días. La nariz prendió y sólo tuve que vendarla una vez más». Fioravanti, gran viajero, había aprendido la técnica de reconstrucción nasal originalmente inventada en la India y utilizada por

Antonio Brancaen, en el siglo XV, cuyo secreto conocimiento fue poco difundido.

Las curiosidades respecto a la amputación de la nariz como castigo pueblan los libros de historia. El Imperio bizantino perdió Sicilia al condenar a Eufemius de Mesina, comandante bizantino, a la amputación de nariz sin impedir que huyese. Éste huyó y se pasó a los árabes, y después les incitó a conquistar la isla, lo que se produjo en el año 827. No disfrutó mucho de su venganza porque la orden de amputación provenía de su castigo por raptar a una religiosa de origen noble y, pasado un tiempo, los familiares de la monja le mataron. De habérsele amputado la nariz, no sabemos si Eufemius de Mesina hubiera conseguido que la reconstruyesen. Tanto el pensamiento cristiano como el coránico prohibieron durante mucho tiempo el derramamiento de sangre para curar al enfermo, lo que hizo olvidar muchos avances en cirugía y frenó su desarrollo temporalmente.

Que estos avances existieron quedó reflejado en numerosa documentación antigua, de la que doy a continuación algunos ejemplos. Hace 3.000 años, ya se describió cómo suturar heridas de forma eficiente y con material naturalmente reabsorbible por el organismo. Se utilizaban hormigas cuyas bocas estuviesen provistas de fuertes pinzas y una vez que habían mordido ambos lados del lugar que se iba a suturar, se cortaba y tiraba el tronco del animal y se dejaba la cabeza. Cuatrocientos años después, las suturas se realizaban con cabello de mujer o con pelo de caballo. La tela adhesiva para unir los bordes de las heridas llega en el siglo XVI, con el ilustre cirujano Ambrosio Pare.

En el siglo I d. C., Celso (Aulus Cornelius Celsus) efectuó la ingente tarea de reunir en una sola obra enciclopédica los conocimientos transmitidos por los médicos de India, Arabia y Egipto a la civilización griega, y que fueron recogidos luego por la latina. En su *De re medica*, Celso describe intervenciones de cirugía plástica para la reconstrucción de labios, narices y orejas mutiladas, por lo que se le considera precursor de la especialidad.

En el siglo II de nuestra era, Galeno (129-199 d. C.) no mostró un interés preferente por la cirugía, sino por la medicina, pero queda constancia en su obra de disecciones anatómicas de la mano y cirugías reparadoras de la cara, la nariz y las orejas que trataba con colgajos de vecindad. Esto no es de extrañar, puesto que era cirujano de gladiadores. Al parecer no tuvo experiencia en cirugía general. Aparte de ello, naturalmente, fueron fundamentales las disecciones que practicó sobre animales. Ahora bien, si su nombre ha perdurado ha sido gracias a su enfoque de la medicina interna, que perduró casi hasta el Renacimiento. Lástima que uno de sus grandes errores, el concepto de que el pus de las heridas infectadas era deseable para su curación, se sostuviera hasta pasada la Edad Media.

El primer trasplante documentado del que tengo conocimiento es el realizado por dos hermanos santos, los gemelos San Cosme y San Damián, quienes en los años 300 sufrieron la persecución de Diocleciano en Egea, Asia Menor. Trasplantaron la pierna amputada de un hombre negro, inmediatamente tras su muerte, a un hombre blanco que padecía gangrena en la suya. Desafortunadamente, no he obtenido más datos sobre una intervención que todavía hoy no se ha conseguido. Si consideramos las posibilidades de hace cerca de 1.700 años, sería un milagro más que extraordinario. Los hermanos fueron nombrados patronos protectores de médicos y boticarios.

En Alejandría, bajo el reino del emperador bizantino Heraclio I, Paul de Egina (625-690 d.C.) describió por primera vez una operación de ginecomastia, el exceso mamario masculino, en una enciclopedia médica y quirúrgica que, cuando fue traducida al árabe, influenció a los médicos del mundo islámico durante muchos años.

Finalmente, el libro *Leechbook of Bald*, probablemente datado el año 920, describe una operación de reparación del labio leporino, una intervención que ya se practicaba en la china de la dinastía Ching en el siglo IV.

Y es que la medicina y la cirugía, como toda ciencia, han avanzado y retrocedido en un movimiento de marea. El lego en estas disciplinas, por ejemplo, pensará que la anestesia es un invento exclusivamente moderno y que las antiguas razas luchadoras no disponían apenas de recursos para adormecer al paciente. ¿Quién no ha visto películas de romanos? Recuerdo que, por lo menos en una de ellas, el hercúleo protagonista sufre en valeroso silencio una cura muy dolorosa tras ser herido. Pero en la Antigua Roma, para las intervenciones quirúrgicas ya se utilizaba la anestesia mediante el uso de una esponja empapada en mandrágora. El método de la esponja somnífera perduró y en el siglo XIII la hallamos en la prestigiosa escuela quirúrgica de Bolonia empapada en una mezcla de mandrágora, opio, beleño y otras drogas.

Gracias a la medicina árabe no se perdieron los textos clásicos que Europa había olvidado. En aquel momento, los árabes no aportaron mucho a la cirugía, que despreciaban, pero a ellos se debe la primera utilización del yeso en medicina, ya en el siglo X, en Persia, así como muchos avances en medicina y algunos significativos en cirugía, respecto al tratamiento de fracturas, amputaciones, ligadura de las arterias, utilización de férulas acolchadas, uso de vendajes y un nuevo método para el tratamiento de las fracturas del pubis en mujeres, que evita ulteriores lesiones durante el parto. Las fracturas se reducen buscando la alineación correcta de los fragmentos. En la vagina, las fracturas se reducen introduciendo una vejiga de cordero que luego se hincha para conseguir así la alineación adecuada.

Los avances en medicina y cirugía tímidamente conseguidos en la Edad Media acaban fundiéndose en el siglo XIV con los del Renacimiento gracias al ingente avance que hace la técnica como fruto de un magnífico invento, la imprenta. En el siglo XV, asistimos a los albores de la difusión escrita generalizada, que se incrementa en el XVI.

Estos dos siglos, XV y XVI, aportan grandes nombres a la difusión del conocimiento médico. El siglo XV tuvo años espléndidos, abarca a otros genios como Vesalio, verdadero fundador de la anatomía, que se atrevió a diseccionar directamente un cadáver, tarea considerada como despreciable para un médico, y además propició el uso de láminas (algo impensable) para estudiar medicina y cirugía. Es un momento en el que la cirugía europea se halla en realidad en Sicilia, donde en 1442, la famosísima familia Branca contribuye al renacimiento de la cirugía reconstructiva y reintroduce el método hindú del colgajo para la reconstrucción de nariz. La técnica pasa de padre a hijo. Éste, Antonio Branca, introduce modificaciones utilizando tejidos del brazo para reparar narices, labios y orejas defectuosas. Con el tiempo, el secreto de estas intervenciones pasará a la familia de médicos Boiani de Calabria.

Junto al florecimiento de la libertad de pensamiento y el estímulo del individualismo, se halla la facilidad de intercambio de conocimientos traída por un avance que parece diseñado ex profeso para el estudiante de medicina: la facultad de reproducción exacta y barata de diseños del cuerpo humano, tan necesarios en la descripción anatómica y de la cirugía. Es la época del hombre completo, interesado por todas las artes y las ciencias. Genios como Leonardo da Vinci, auténtico pionero del estudio anatómico, Miguel Ángel, Alberto Durero y Rafael pasan a colaborar con los grandes de la medicina en abrir este conocimiento a los no iniciados gracias a su perfecto arte. No olvidemos tampoco que Durero dio difusión a la antropometría con su tratado *De Simetría* en el año 1532. La ruptura con los errores de la anatomía clásica fue el pistoletazo de salida del avance de la medicina en general y, muy particularmente, de la cirugía.

Un punto y aparte que podría ser punto y seguido: Leonardo realizaba sus investigaciones anatómicas en el hospital del Espíritu Santo, de Roma, desde 1513 con la intención de escribir un tratado de anatomía. Nunca pudo terminarlo. En 1515, el papa León X le prohibió la entrada en el hospital porque se le acusó de prácticas sacrílegas al hacer dibujos de los cadáveres allí diseccionados. Nos han quedado algunos bosquejos, muy poca cosa más. El grueso del trabajo de aquel genio se perdió para siempre.

Un nombre destacado para la cirugía plástica en el siglo XV fue Serafeddin Sabuncouglu. A mitades de 1900 se descubrió una perdida joya de la literatura médica de dicha época, el libro *Cirugía imperial*, que fue manuscrito por ese médico turco, obra de la que sólo se conocen tres ejemplares en el mundo. Bellamente ilustrado con dibujos a color de instrumentos e incisiones quirúrgicas, describe 193 tópicos de diversos campos de la cirugía, entre los que se incluyen el diagnóstico, clasificación de la enfermedad y las técnicas quirúrgicas empleadas por el propio Sabuncouglu, que desarrolló muchas técnicas originales. Entre las descritas, se halla una de cirugía plástica: la técnica de reducción mamaria masculina para el tratamiento de la ginecomastia. Fue el precursor de la moderna mamoplastia. También describe métodos de cirugía maxilofacial y el tratamiento quirúrgico de desórdenes del párpado. Los principios básicos que enseña allí para la corrección del ectropión y el entropión son aplicables aún hoy.

Fue como si el transcurrir sin novedades en el campo de la cirugía plástica de los siglos XVII y XVIII hubiesen resultado necesarios para tomar aliento antes de la carrera final. En los últimos años del siglo XVIII, ya en 1791, es cuando el cirujano Chopart enciende las primeras chispas de un nuevo interés por la cirugía plástica al reconstruir un labio con un colgajo de la nuca. Pero quien será el responsable de encender el fuego es un cirujano británico apellidado Lucas que se limita a observar cuidadosamente una operación realizada en la India y dar cuenta de ella en una publicación de difusión general, el *Gentleman's Magazine*. Estamos en 1794 y se trata de una reconstrucción de nariz efectuada (como es tradicional) por un alfarero Kooman. El paciente es un conductor de búfalos castigado por los patriotas indios por trabajar transportando material para los odiados ingleses. La carta del cirujano Lucas es recogida como un desafío por otro cirujano británico, Joseph Carpue, que declara que si un alfarero indio es capaz de reconstruir una nariz, un médico inglés podrá hacerlo también. Afortunadamente, lo logra entrado ya el siglo XIX, en 1814, y repite el primer éxito. El método hindú ha vuelto definitivamente a Europa y la publicación de las experiencias de Carpue en 1816 le confiere amplia difusión.

A partir de allí, se suceden las rinoplastias y el desarrollo y refinamiento de la técnica, incluyendo los métodos basados en un acercamiento estético y no meramente reconstructivo. Este desarrollo se lo debemos a un estadounidense, John Roe, que presentó un ejemplo de su trabajo en 1891, aunque el padre de la rinoplastia moderna, por su análisis, clasificación y técnicas de intervención, es indudablemente Jacques Joseph, de nacionalidad alemana y que trabajó en la misma época. Este gran cirujano, que fue idolatrado en la época por sus resultados en rinoplastia pero también repudiado porque cobraba un dólar por pregunta, se suicidó en su casa cuando la Gestapo le buscaba por su origen judío.

No obstante, la cirugía plástica sigue siendo la Cenicienta de la profesión durante un tiempo más. El cirujano plástico no obtiene el respeto y reconocimiento de la sociedad de la misma forma en que lo hacen otras especialidades de práctica médica. ¿Por qué? Parece que porque no salva vidas. Una respuesta que siempre me ha parecido ir tan íntimamente ligada a una concepción seudorreligiosa de la profesión por parte de la sociedad, como al exagerado afán de reconocimiento del colectivo de cirujanos, que se vio relegado al desprecio durante demasiados siglos y ahora no quiere perder su estatus.

El siglo XX y las dos guerras mundiales son los encargados de cambiar radicalmente esta concepción. Las guerras no significan únicamente la posibilidad de muerte física, sino del alma y de la ilusión de vivir, especialmente si el horror de la contienda forma para siempre parte cotidiana en la propia carne, en la mutilación, la herida, la deformidad impuesta. Las nuevas armas, ya en la primera guerra mundial, hacen terribles destrozos en el cuerpo humano y la sociedad no sólo admite, sino que agradece, el esfuerzo del cirujano por efectuar una reconstrucción plástica. Por otro lado, para la cirugía plástica, esta guerra y la siguiente proporcionan no sólo un material humano tristemente abundante, sino también el inicio de una organización, de una estructura que hasta entonces no había tenido. Los oficiales médicos de numerosos países siguen cursos intensivos de cirugía reconstructiva y así, en campaña, aprenden para el futuro. No es de extrañar, pues, que las guerras, particularmente la segunda guerra mundial, con sus bombardeos a la población civil y el gran uso de tropas, hayan supuesto saltos de gigante para el desarrollo de la cirugía plástica. Unos avances fruto de otros desarrollos en el campo médico, como la penicilina y las sulfamidas, el uso del plasma, las mejoras de la anestesia, etc., que llegaron a significar un índice de mortalidad y morbilidad cero en los hospitales de campaña.

Me detengo en el siglo XX, demasiado repleto de novedades ampliamente difundidas como para pretender dar un recuento de las mismas, ni tan siquiera superficialmente. Hemos llegado ya a lo prometido en el subtítulo, la microcirugía, la auténtica revolución para la cirugía en general. Ésta se inició a mediados del pasado siglo y ha significado la posibilidad de hacer lo que antes era impensable.

Para la cirugía estética, este avance, junto al nacimiento de técnicas que han dado fuerte impulso a esta vertiente de la cirugía plástica, ha transformado radicalmente el panorama de posibilidades y, con ellas, primero el reconocimiento social y luego la más amplia aceptación de la especialidad. Por fin, el cirujano plástico puede disfrutar plenamente de su especialidad y no sólo porque es acogido con un respeto sin trabas, sino porque los obstáculos técnicos que interrumpieron su camino durante miles de años han ido cayendo uno tras otro, cada vez con mayor rapidez.

De la trepanación para ahuyentar los malos espíritus efectuada 5.000 o 6.000 años atrás a las técnicas actuales media un abismo. Una vez que hemos entrado ya en el siglo XXI, ¿qué será dentro de sólo 10, 20 años, al ritmo actual de los avances técnicos? Francamente, no me atrevería a augurar nada, pero espero el futuro con ilusión.

EL FACTOR DE LA POSIBILIDAD

Creo que hay una concepción equivocada de lo que actualmente ocurre con la cirugía plástica reparadora y estética y la medicina estética en muchos países. También opino que el fenómeno del *boom* de su aceptación en España se está malinterpretando y que, en general, tanto aquí como fuera de nuestras fronteras, se ha olvidado analizar lo que yo denomino el factor de la posibilidad.

A mi parecer, el gran uso actual de la cirugía plástica no corresponde a un incremento del hedonismo, la vanidad, la superficialidad o el egoísmo. Corresponde al surgir de una posibilidad por primera vez realmente eficiente y eficaz, en un campo de demanda que siempre había sido preexistente, e insatisfecha desde los primeros días de la historia del hombre y la mujer; es decir, desde que un primer accidente físico, al crear un defecto, creó la necesidad, física o psíquica; y desde que una primera mirada crítica sobre los atributos corporales propios o ajenos alimentó una insatisfacción.

Debemos recordar que la cirugía estética es de reciente creación. Veamos por ejemplo qué posibilidades hemos tenido de remodelar nuestro cuerpo y comencemos por la eliminación de las adiposidades localizadas. Éstas suelen hallarse en el submentón, las cartucheras, los muslos y el abdomen. Pues bien, hasta 1980 no nació la llamada liposucción (perfeccionada en 1992), el nuevo sistema de vaciado de grasa por aspiración. La liposucción ha permitido modelar la figura humana sin dejar señales antiestéticas, pero sólo desde hace 20 años. Antes no existía la posibilidad de mejorar la silueta quirúrgicamente y, también aproximadamente desde esa época, existen intervenciones de otro tipo, como los microinjertos de pelo o las técnicas de láser.

Los descubrimientos hechos sobre las propiedades de la luz, que parecían confinados a la *Guerra de las galaxias* décadas atrás, nos han llevado a una antes impensable ralentización del envejecimiento cutáneo facial gracias al resurfacing con láser, que parece barrer literalmente las arrugas y proporciona una extraordinaria luminosidad, o a una recuperación del tono y juventud de la piel que realiza el IPL al estimular los fibroblastos. También a la posibilidad de hacer que desaparezcan manchas cutáneas, varices, tatuajes y a la depilación definitiva.

Aunque las prótesis se propusieron en 1960, no fue hasta los ochenta que se extendió su uso, y los implantes y el riesgo de contractura mejoraron desde hace pocos años. Los años hacen que las nalgas se ablanden y cuelguen, los senos se vacíen y las pantorrillas adelgacen. Hoy día, unos glúteos atractivos, unos senos hermosos y una línea de pantorrillas armoniosa son posibles con prótesis especiales de forma perfectamente adaptada a la figura, gracias a procedimientos quirúrgicos rápidos y seguros, con poco dolor o molestias, bien controlados y con períodos de recuperación reducidos.

Lo mismo podríamos decir de los avances que han permitido el desarrollo de las técnicas e instrumentos quirúrgicos actuales y de los descubrimientos sobre fórmulas químicas que contribuyen a acelerar los procesos de recuperación, realizar anestesias con una notable reducción de riesgos y efectos secundarios, etc. En 1940, cuando mi padre estaba recién doctorado, la anestesia se realizaba con mascarilla y mediante gotas de éter y cloroformo. El cirujano no sólo debía dedicarse a operar, sino que también tenía un ojo puesto sobre la anestesia, que era realizada por la monja del hospital o el último estudiante llegado al mismo. Hoy en día, es un especialista en anestesia y reanimación el encargado de esa faceta de la cirugía. La técnica anestésica y los instrumentos disponibles han evolucionado de forma ostensible. En cuanto a la prevención de infecciones, los antibióticos no aparecieron hasta mediados del siglo pasado; la comercialización de la penicilina se inició en 1943.

Es decir, hoy podemos conseguir proporcionar nuestra silueta o los rasgos faciales con el mínimo riesgo. No debe, pues, asombrarnos que exista este gran incremento de los procedimientos estéticos. En el ámbito del deseo, en cuanto aparece el factor de posibilidad de satisfacerlo, intentamos alcanzarlo. La belleza ha sido objeto de deseo desde que la humanidad existe. Pero no ha sido sino hasta la consolidación de la cirugía plástica hace pocos años cuando hemos podido eliminar complejos estéticos con la consiguiente mejora psíquica. No se trata de vanidad, sino del uso de la posibilidad.

Ahora bien, debemos ser cautos e inteligentes y hacer uso de la posibilidad con mesura y moderación, por motivación propia y buscando siempre la armonía, el equilibrio y la proporción.

Nos hallamos en un momento, en España y otros lugares, en el que la divulgación de las técnicas de nuestra profesión, y su uso por parte de determinado tipo de personas ávidas de aparecer en la pantalla de televisión, puede conducir a la frivolidad de su tratamiento en los medios de comunicación y en el propio entorno familiar y social del público general. Hay un exceso de divulgación, un bombardeo de imágenes, de anuncios publicitarios.

Junto a ello, están el mal uso y el exceso. Al mirar según qué programas de televisión sólo vemos imágenes deformadas. Bocas que no pueden ni comer, pechos que parecen a punto de escaparse; no han conseguido atrapar la belleza. Durante siglos, en busca de la belleza, los hombres y las mujeres han buscado la proporción. Ahora que está al alcance de todos, un pequeño porcentaje abogan por lo contrario.

Debemos huir de la imagen de esos personajes exageradamente operados que aparecen de forma continua en televisión y buscar la elegancia de la armonía. Los excesos y la falta de naturalidad casi han logrado que pase desapercibida la posibilidad de una buena cirugía: ésta existe y persigue la armonía y la naturalidad, el equilibrio. Las modas pasan, los cuerpos permanecen.

Si su opinión es igual a la mía, dirá como digo yo ahora: sí, la búsqueda de la belleza es una necesidad psíquica o espiritual de la humanidad y forma parte de la esencia del individuo. Es, por tanto, legítima y es legítimo que para hallarla utilice los recursos que estén a su alcance. Mientras esta búsqueda se realice de forma equilibrada con respecto a sus otros intereses y necesidades, contribuirá a su salud psíquica, y con ello, a la física.

Todo, al fin, es cuestión de armonía.

Este libro se ha impreso
en Gráficas Rógar S. A.